四川省第二届十大名中医

陈天然医案

CHENTIANRAN YIAN

李云安　张　利 ◉ 主编

四川科学技术出版社

图书在版编目（CIP）数据

陈天然医案 /李云安，张利主编. —成都：四川
科学技术出版社，2023. 3

ISBN 978-7-5727-0915-9

Ⅰ. ①陈… Ⅱ. ①李… ②张… Ⅲ. ①医案-汇编-
中国-现代 Ⅳ. ①R249. 7

中国国家版本馆 CIP 数据核字（2023）第 051262 号

陈天然医案

CHENTIANRAN YIAN

主　　编　李云安　张　利

出 品 人　程佳月
责任编辑　杜　宇
助理编辑　王星懿
责任出版　欧晓春
出版发行　四川科学技术出版社
　　　　　成都市锦江区三色路 238 号　邮政编码 610023
　　　　　官方微博：http：//weibo. com/sckjcbs
　　　　　官方微信公众号：sckjcbs
　　　　　传真：028-86361756
成品尺寸　185mm × 260mm
印　　张　14. 25
字　　数　285 千
印　　刷　四川机投印务有限公司
版　　次　2023 年 3 月第 1 版
印　　次　2023 年 3 月第 1 次印刷
定　　价　68. 00 元

ISBN 978-7-5727-0915-9

邮　　购：成都市锦江区三色路 238 号新华之星 A 座 25 层　邮政编码：610023
电　　话：028-86361758

《陈天然医案》编委会

主　审　陈天然

主　编　李云安　张　利

副主编　程文章　徐兴培　李永平

编　委（编者排名不分先后）

王兆荣　龙昱浩　庄景专　刘　玲

李云安　李永平　李建伟　张　利

张　霞　陈　蓉　杨贵生　段定山

徐兴培　龚仕良　程文章

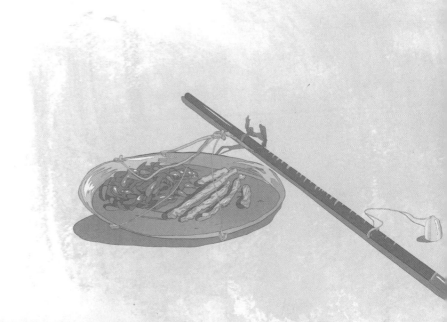

主编简介

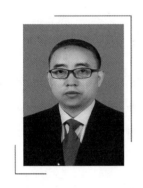

李云安，男，毕业于成都中医学院（现成都中医药大学），主任医师，四川省名中医，第三批全国老中医药专家学术经验继承人，师承"四川省第二届十大名中医"陈天然，四川省中医药管理局学术和技术带头人，四川省第五批老中医药专家学术经验继承工作指导老师。曾荣获四川省首届"新时代健康卫士"称号，广元市政府科学技术进步三等奖。从事临床医疗工作30余年，在省级刊物发表学术论文20余篇，任《川派中医药名家系列丛书·陈天然》第一副主编。在脾胃病诊治方面提出"脾宜健，胃宜和，肝宜疏，久病及虚损之疾病重视从脾胃入手"的观点，在哮喘的治疗方面主张用温法，善于将经方与时方合用，治疗多种疑难杂症。

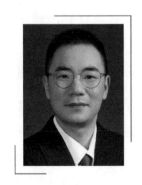

张利，男，毕业于成都中医药大学，副主任医师，医学硕士，成都市名中医，四川省第五批、全国第七批老中医药专家学术经验继承人，师承"四川省第二届十大名中医"陈天然。从事临床医疗工作20余年，在省级及以上刊物发表学术论文24篇，主持或主研国家级、省级、市级课题5项，区县级、院内课题5项，课题成果曾荣获四川省医学会科学进步三等奖1项。作为副主编或编委参编著作3部。擅长中西医结合治疗神经系统疾病，在眩晕、缺血中风、头痛、失眠治疗等方面积累了较为丰富的临床经验。临证时主张病-证-症结合，中西医互参，经方与时方并用。

陈天然简介

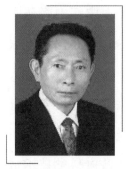

陈天然（1951.3—），主任医师，四川省第二届十大名中医。全国第三、七批老中医药专家学术经验继承工作指导老师，四川省第二、三、四、五批老中医药专家学术经验继承工作指导老师，成都中医药大学兼职教授，中国中西医结合学会基层工作委员会委员，四川省基层常见病多发病中医药适宜技术推广项目专家指导组专家，四川省中医药强基层"百千万"行动技术指导委员会专家，四川省中医药学会第六届理事，原广元市、成都市中医药学会副会长。2011 年退休后被成都市中医药管理局聘为成都市中医药特别师承教育指导老师，成都临床特别师承教育指导老师。

陈老 15 岁随叔父陈绍啟学医，18 岁独自行医乡里，1975 年师承川北名医王柄如先生，继承了王老临床经验，跟师 5 年，工作之余，精读《黄帝内经》《伤寒论》《金匮要略》《濒湖脉学》《医学衷中参西录》《针灸甲乙经》和《证类本草》《滇南本草》等。陈老长期扎根基层，服务大众，对脾胃病、肝胆病、肾病、老年病、小儿疾病及多种疑难病的治疗均有丰富的临床经验和良好的临床疗效，出版发行专著三部，在省级以上学术交流会和刊物发表论文 50 余篇，"消胆冲剂治疗慢性胆囊炎临床疗效研究"获广元市科技进步三等奖；"中医时间医学研究"获剑阁县科技进步三等奖。2010 年国家中医药管理局批准建立"全国名老中医药专家陈天然传承工作室"，四川省中医药管理局同意分别在剑阁县中医院、成都市中西医结合医院、青白江区中医院和温江区中医院建立"全国名老中医药专家陈天然传承工作室"，20 余年来，陈老在剑阁县及成都市各区（县）先后以师承方式带教了 83 名学术继承人，现大部分已成为省、市、区（县）名中医及临床业务技术骨干，其中 8 人被评为四川省名中医、18 人被评为市、区县级名中医。陈老 2020 年应四川省和海南省中医药管理局要求，又为海南省澄迈县中医院带教 3 名师承学生。

序

四川山水隽秀，人杰地灵，自古出名医，产中药。川派中医药历史悠久，四川素有中医之乡、中药之库的美誉，是我国中医药重要的发源地之一。

四川省广元市剑阁县，以峰峦倚天似剑，断崖峭壁入云的剑门关著称，有"剑门天下险"之美誉，剑阁县其实还有一个响当当的名号——全国农村中医工作先进县，还出了一位"四川省第二届十大名中医"——陈天然。

陈天然，为全国第三、七批老中医药专家学术经验继承工作指导老师，四川省第二、三、四、五批老中医药专家学术经验继承工作指导老师，2013 年获评"四川省第二届十大名中医"。陈天然青少年时期秉承家学，随叔父陈绍啟学医，20 世纪 70 年代在剑阁县中医院工作期间又师承川北名医王柄如先生，熟读经典，博采众长，奠定了扎实的中医药学基础。

陈天然坚持临床一线工作，五十年如一日，学验俱丰。他基于临床实践，提出了中医临床"病-证-药"三结合思想，首倡以脏腑为基、六经为向、突出主症的辨证思路，提出无症从病、无病从证、病证结合的三种分类诊断方法，临床坚持以验为先，证药合一，精准加减的用药原则。他坚持立足基层中医药工作，临床特色鲜明，于内、外、妇、儿、五官等科疾病均有涉猎，疗效显著。

今有陈天然弟子李云安、张利医生，率领陈氏众弟子整理了老师近几年的部分真实临床医案，共 140 余案，涉及临床多个学科，内容广泛，突出反映了陈天然老师用药特色和临床经验。整理后的病案经陈天然老师亲自审定，记录保持"原汁原味"，真实可信。医案汇集了陈氏临床治疗的有效案例及辨证思维方法，理、法、方、药明晰，按语切中肯綮，启迪后学，可法可师。

欣闻是书即将付梓，是书既传承了名老中医陈天然先生的学术思想和临床经验，又为广大医务人员、爱好者提供了可资学习借鉴的实用案例，同时也为川派中医药的"百花园"增添了光彩，是书的出版发行，必将嘉惠于医道同仁，故乐于推荐！并以上琐言，爰之为序。

中华中医药学会副会长

四川省中医药学会会长

成都中医药大学教授、博士研究生导师

2022 年 3 月 25 日

前言

陈天然教授是四川省第二届"十大名中医",国家及四川省老中医药专家学术经验继承工作指导老师,四川省基层中医药工作指导评审专家,秉承家学,后师承川北名医王柄如先生,熟读经典,博采众长,学验宏富。又历50余年临证,学术上自成一家,临床特色鲜明,提出中医临床"病—证—药"三结合理论,首倡"脏腑为基,六经为向,突出主症"的辨证思想,创立"无症从病,无病从证,病证结合"的三分类诊断方法,坚持"以验为先,证药合一,精准加减"的基层用药原则。半个世纪以来,陈老诊治患者无数,遍涉内、外、妇、儿、五官等领域,常证难证,尽在其中,辨证精当,用药有度,取效令人叹服。诊治疑难杂病,常独辟蹊径,妙思不断,施治精彩,常有奇效。陈老门人弟子83人,学生遍及省内、省外,大江南北,其中有26人被评为省、市、县名中医。陈老不仅是一位睿智的长者,一位严谨的学者,一位人品医德都无比高尚的医者,更是一位可亲、可敬、和蔼、慈祥的师者。他常教导弟子要"先做人,后学医,无德不行医",并以身垂范、身体力行,指导后学不遗余力,倾囊相授。

我有幸列入陈老门墙,随师侍诊,聆听教诲,已十余年,深感陈老学术经验之可贵,师恩深厚,无以为报。今组织陈老门人弟子,整理陈老近几年的部分医案,取名为《陈天然医案》,公之于世,以与同道共享,以效后学。本书所选140多个医案,涉及临床多学科,按照陈老提出的医案"一看能仿"、方药"一看能搬"、辨证"一看能解"的要求,所有方药都保留"原汁原味",内容真实可靠,整理后均经陈老审阅而定。案中评证,法扣医理,突出反映了陈老治疗咳喘病、脾胃病、肾病、痹证、眩晕病、妇科病、皮肤病等的独到经验。本书虽经全体编写人员通力合作,数易其稿,也难免有疏漏之处,敬请同道提出宝贵意见,以便修订提高。在编写过程得到陈老之长女陈蓉、外孙龙昱浩的大力协助,一并表示感谢。

李云安

2022 年 3 月

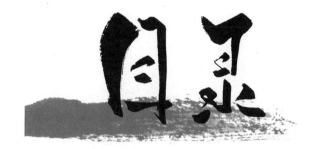

上篇　内　科

下篇　妇科 男科 皮肤科 五官科

上篇 内 科

感冒 1

病案 1

刘某，男，47 岁，个体户，剑阁县人，2018 年 3 月 12 日初诊。

主诉：恶寒，头痛，鼻塞流涕，咳嗽 5 天。

病史：患者 5 天前受凉后出现发热恶寒，测体温正常，自行用药（具体不详）后未见明显好转，为求中医治疗，今日来陈老处就诊。诊时症见：体型中等，精神较差，头痛，恶寒身热，无汗，肢体酸痛，鼻塞流涕，咽痒咳嗽，咯痰为稀薄痰，无口渴等症，舌苔薄白，脉浮。

诊断：感冒。

辨证：风寒束表证。

治法：疏风散寒，辛温解表。

方药：辛夷防风散加减。

辛夷 12g	苍耳子 15g	防风 15g	薄荷 15g
僵蚕 12g	蝉蜕 10g	细辛 6g	川芎 15g
白芷 15g	荆芥 15g	柴胡 15g	羌活 15g
独活 15g	枳壳 15g	桔梗 15g	生姜 15g
甘草 6g			

煎服法：2 剂，每剂水煎成汁 900ml，温服，每次 150ml，1 日 3 次，2 日 1 剂。

二诊：2018 年 3 月 17 日，服药后头痛、恶寒身热、鼻塞流涕、肢体酸痛均好转，但仍感咽痒咳嗽，予上方去辛夷、苍耳子、僵蚕，加法半夏 15g、前胡

15g、陈皮 15g、茯苓 15g，2 剂，水煎服，2 日 1 剂，嘱患者避风寒，忌食生冷之品，服药后诸症皆除。

病案 2

何某，男，17 岁，学生，剑阁县人，2018 年 5 月 5 日初诊。

主诉：发热，咽痛 3 天。

病史：患者 3 天前淋雨后出现发热、咽痛，在校医处诊断为上呼吸道感染，用药（具体不详）后未见好转，患者为求中医治疗，今日来陈老处就诊。诊时症见：形体偏瘦，精神较差，面红身热，咽部充血水肿，扁桃体 Ⅱ 度肿大，声嘶，咳嗽，咯黄痰，舌苔薄黄，舌边尖红，脉浮数。查体：体温 38.5℃，脉搏 86 次/分，呼吸 20 次/分，血压 120/70mmHg。血常规：WBC 12.4×10^9/L；N 86%。DR 示：双肺纹理增粗。

诊断：感冒。

辨证：风热犯表证。

治法：辛凉透表，宣肺化痰。

方药：银翘马勃散加减。

银花 12g	连翘 15g	马勃 15g	玄参 30g
射干 10g	牛蒡子 10g	薄荷 15g	桔梗 15g
法半夏 30g	陈皮 15g	茯苓 30g	柴胡 15g
木蝴蝶 10g	黄芩 15g	枳壳 15g	甘草 6g

煎服法：2 剂，每剂水煎成汁 900ml，温服，每次 150ml，1 日 3 次，2 日 1 剂。

二诊：2018 年 5 月 10 日，服药后热退，咽痛、咳嗽稍有好转，体温 36.4℃，仍感头痛、乏力、食欲不振，舌苔白燥，脉浮数。上方去马勃、射干、木蝴蝶、法半夏、陈皮、茯苓，加羌活 15g、川芎 15g、山楂 15g、神曲 15g、炒麦芽 30g、鸡内金 15g，2 剂，水煎服，2 日 1 剂，服药后诸症皆除。

病案 3

张某，男，65 岁，农民，剑阁县人，2019 年 7 月 6 日初诊。

主诉：头身困重 5 天。

病史：患者 5 天前因劳作后冲凉出现头身困重，微恶寒，肢体乏力，胸闷，呕恶。于当地卫生院西医治疗（具体用药不详）未见明显好转，患者为求中医治疗，今日来陈老处就诊。诊时症见：精神较差，头昏胀痛，身热恶风，肢体乏力，心烦口渴，胸闷呕恶，小便短赤，舌苔黄腻，脉濡数。查体：体温 38.3℃，脉搏 86 次/分，呼吸 20 次/分，血压 116/76mmHg。血常规：WBC $7.8×10^9$/L，N 76%，L 65%，M 2%。

诊断：感冒。

辨证：暑湿侵表。

治法：清暑祛湿解表。

方药：藿佩夏苓汤加减。

藿香 15g	佩兰 15g	法半夏 15g	茯苓 15g
薄荷 15g	芦根 30g	陈皮 15g	银花 15g
连翘 15g	厚朴 15g	扁豆 30g	滑石 30g
香薷 10g	荷叶 30g	黄连 6g	甘草 6g

服法：2 剂，每剂水煎成汁 900ml，温服，每次 150ml，1 日 3 次，2 日 1 剂。

二诊：2019 年 7 月 11 日，药后热退，体温 36.8℃，上述症状皆有好转，但仍感头痛肢倦，偶有腹痛，大便稀软，日行 3 次。上方去银花、连翘、香薷，加白芷 15g、木香 20g、车前草 15g，2 剂，水煎服，2 日 1 剂。服药后诸症皆除。

病案 4

王某，女，51 岁，教师，剑阁县人，2020 年 8 月 20 日初诊。

主诉：反复多汗，乏力 2 年。

病史：近 2 年来患者稍受凉就出现多汗、乏力、鼻塞、流涕、头昏、头痛等症，曾于多家医院接受中西药治疗（用药不详），效果不佳，经人介绍于今日来陈老处诊治。诊时症见：寒热交替，但体温正常，动则汗出，恶寒乏力，鼻塞流涕，纳眠差，精神差，面色萎黄，舌淡苔薄白，脉浮细。

诊断：感冒。

辨证：气虚证。

治法：扶正固本，平调寒热。

方药：柴胡玉屏风散加减。

柴胡 15g	黄芪 30g	白术 15g	防风 15g
党参 15g	辛夷 30g	苍耳子 15g	白芷 15g
川芎 15g	法半夏 15g	陈皮 15g	茯苓 15g

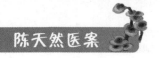

山药 15g　　　　山楂 15g　　　　神曲 15g　　　　炒麦芽 30g

甘草 6g

煎服法：3 剂，每剂水煎成汁 900ml，温服，每次 150ml，1 日 3 次，2 日 1 剂。

二诊：2020 年 8 月 27 日，服药后上述症状稍有减轻，患者仍觉多汗、疲倦，舌淡红。去柴胡、党参、山药，加人参 15g、桂枝 15g、白芍 30g、浮小麦 30g、麻黄根 30g，2 剂，水煎服，2 日 1 剂。

三诊：2020 年 9 月 2 日，服药后患者自述汗已止，饮食尚可，但仍面色萎黄，失眠，舌淡红，脉细弱。在二诊方的基础上加当归 15g、枣仁 20g、远志 15g、首乌藤 30g，后门诊随访 2 月，病情明显好转。

【按语】　病案 1 为风寒感冒，其特征为头痛、鼻塞、流涕，无汗，病位在肺系卫表，故治疗应因势利导，从表而解，遵《素问·阴阳应象大论》"其在皮者，汗而发之"之意。采用解表透达的治疗原则。故陈老认为治疗风寒感冒应疏风散寒、辛温解表。方中荆芥、柴胡、防风、生姜辛温散寒，发汗解表，辛夷、苍耳子、白芷、细辛、川芎通窍止涕，僵蚕、蝉蜕合用化痰利咽，羌活、独活辛温发散、祛风散寒，通治一身上下之寒邪，为治肢体酸痛之要药。二诊加半夏、前胡、陈皮、茯苓以宣肺理气、止咳化痰。

病案 2　本案为风热感冒。其特征为发热，咽痛。《诸病源候论·风热候》："风热病者，风热之气先从皮毛入于肺也。肺为五脏上盖，候身之皮毛，若肤腠虚，则风热之气先伤皮毛，乃入肺也……"采用辛凉透表、宣肺化痰为治则。陈老认为风热犯表，邪在卫分，卫气被郁，开合失司，则发热咽痛，治宜疏散凉解。方中银花、连翘、马勃、薄荷、牛蒡子、射干清热解毒、透邪解表，法半夏、陈皮、茯苓燥湿化痰；枳壳、桔梗宣降肺气，二诊加羌活、川芎以治头身疼痛，山楂、神曲、炒麦芽、鸡内金健胃消食，服药后诸症皆除。

病案 3　夏季感受当令之暑邪，暑多夹湿，每多暑湿并重，暑湿伤表，表卫不和，故身热，恶风，肢体酸痛；暑夹湿上犯清空，则头昏重胀痛；暑热内扰，热灼津伤则心烦口渴，小便短赤；湿热中阻，气机不展，故胸闷泛恶；舌苔黄腻，脉濡数为暑热夹湿之征。方中藿香、佩兰、香薷、薄荷清暑透表，法半夏、茯苓、陈皮、厚朴燥湿化痰，理气和胃，治胸闷呕恶，银花、连翘、荷叶清暑解毒，六一散（滑石、甘草）清暑利湿。二诊加白芷芳香化湿除头痛，木香行气和中，解腹痛止泻，车前草清热利湿，"利小便以实大便"，诸药合用，效果极佳。

病案4 本案患者为体虚所致感冒，因绝经前后气血俱虚，卫气不固，腠理疏松。正如《证治汇补·伤风》谓"如虚人伤风，屡感屡发，形气病气俱虚者，又当补中，而佐以和解，倘专泥发散，恐脾气益虚。腠理益疏，邪乘虚入，病反增剧也。"故陈老认为治以扶正固本，平调寒热。方中玉屏风散（黄芪、白术、防风）益气固表止汗，柴胡、法半夏、陈皮、茯苓、党参和解少阳，二诊加桂枝人参汤扶正止汗，三诊调养心脾而补气血而收工。

程文章整理

感冒2

张某，男，30岁，农民，剑阁县人，2019年12月5日初诊。

主诉：恶寒，身痛，项强，咳嗽3天。

病史：3天前患者受凉后出现恶寒发热，周身痛，肩颈背强，咳嗽，院外口服西药（用药不详）2天病情无好转，要求服中药治疗，遂就诊于陈老处。诊时症见：恶寒发热，体温38.3℃，无汗，身痛，项背强，咳嗽，吐白色稀痰，鼻塞，流清涕，口不干，饮食尚可，小便不黄，大便正常，舌质淡红，苔薄白，脉浮紧。胸部X线片示：双肺未见异常。

诊断：感冒。

辨症：太阳伤寒表实证。

治法：散寒解表。

方药：葛根汤加味。

葛根30g	麻黄10g	桂枝15g	白芍15g
大枣10g	杏仁10g	白前15g	金沸草15g
生姜15g	甘草6g		

煎服法：3剂，每剂水煎成汁450ml，每次150ml，1日3次，1日1剂。

二诊：2019年12月8日，患者服药后汗出热退，恶寒、身痛、项背强症状缓解，咳嗽好转，但汗出较多，舌质淡红，苔薄白，脉浮缓，上方去葛根、麻黄，加麻黄根15g、浮小麦30g、紫菀15g、款冬花15g，连服2剂，病愈。

【按语】 《伤寒论》："太阳之为病，脉浮，头项强痛而恶寒""太阳病，或已发热，或未发热，必恶寒，体痛，呕逆，脉阴阳俱紧者，名曰伤寒""太阳病，项背强几几，无汗，恶风者，葛根汤主之。"患者感受风寒之邪，外束肌表，卫阳被郁，故见恶寒，发热，无汗；风寒外束，经气不舒，阻滞津液使其不能散布，致太阳经脉失于濡养则身痛，项强；风寒上受，肺气不宣而咳嗽，鼻塞流涕；寒为阴邪，故口不干，舌质淡红、苔薄白、脉浮紧俱为表寒征象。方中桂枝辛温，解肌祛风，白芍酸寒，敛阴和营，两药配伍有调和营卫之功，麻黄发汗解表，宣肺平喘，葛根生津舒经，并助麻、桂解表，杏仁宣降肺气而止咳，白前、金沸草温化寒痰。二诊时患者出汗较多，卫表不固，故去葛根、麻黄，加麻黄根、浮小麦固表收涩止汗，加紫菀、款冬花化痰止咳。陈老认为患者首诊时符合太阳伤寒表实证，由于患者偏瘦，不耐麻、桂发汗，二诊出现太阳中风表虚证，及时使用桂枝汤，汗止病愈，告诫我们临床上使用麻桂剂，应注意患者体质，对于那些体型偏瘦、易感冒人群慎用麻桂。

李云安整理

太阳病

吴某，女，57岁，已退休，剑阁县人，2021年06月14日初诊。

主诉：反复发热、咳嗽8天，复发加重1天。

病史：患者8天前受凉后出现发热（体温38℃），恶寒，鼻塞流涕，咳嗽，咳痰，痰色白，量多，质稀，于青城山社区医院行胸部X线检查，考虑肺部感染，予左氧氟沙星注射液0.5g静脉滴注抗感染及口服羧甲司坦片、雾化、口服中药等治疗7天，体温恢复正常，咳嗽好转出院。1天前患者无明显诱因再次出现发热，体温最高升至38.8℃，咳嗽、咳痰加重，咳白色黏稠痰，量多，咳嗽呈阵发性连声咳，偶有喘促，无胸闷，无呼吸困难，无恶心呕吐，无咯血。今为求中医治疗，遂来陈老处就诊。诊时症见：发热，体温38.8℃，恶寒，无汗，咳嗽，咳白色黏稠痰，量多，咳嗽呈阵发性连声咳，偶有喘促，口不渴，饮食尚可，大小便正常，舌质淡红，苔薄白，脉浮。

诊断：太阳病。

辨证：外寒里饮证。

治法：解表散寒。

方药：小青龙汤加减。

麻黄 15g	桂枝 15g	干姜 10g	细辛 3g
法半夏 15g	五味子 6g	白芍 15g	蜜紫菀 15g
蜜款冬花 15g	陈皮 15g	茯苓 15g	浙贝母 15g
地龙 15g	甘草 5g		

煎服法：8 剂，每剂水煎至 600ml，分 3 次服用，每次 200ml，1 日 1 剂。

二诊：2021 年 06 月 21 日，患者无发热，咳嗽、咳痰明显减轻，遇风则咳，平日咳嗽不明显，多汗，动则汗出不止，怕冷，精神可，纳可，眠差，二便调。予桂枝汤原方，具体方药如下：

| 桂枝 30g | 白芍 30g | 生姜 15g | 大枣 10g |
| 炙甘草 10g | | | |

煎服法：6 剂，1 日 1 剂，每剂煎取 600ml，分 3 次服用，每次 200ml。

后电话询问患者服药情况，患者诉汗出症状明显好转，怕风症状明显减轻，甚是喜悦。

【按语】 患者有受凉史，风寒袭击肌表，则恶寒无汗，邪正相争则发热；风寒犯肺，肺失宣降则咳嗽，咳白色痰，气喘；口不渴，亦为热象不明显；舌质淡红，苔薄白，脉浮为外感风寒之征。陈老认为：有汗与无汗是鉴别伤寒表实与表虚的要点，该患者无汗应为伤寒表实证。《伤寒论》："伤寒表不解，心下有水气，干呕发热而咳，或渴，或利，或噎，或小便不利，少腹满，或喘者，小青龙汤主之。"故用小青龙汤解表散寒，加紫菀、蜜款冬花止咳，茯苓、陈皮与法半夏合为二陈汤化痰，浙贝母、地龙化痰平喘。

二诊时患者无发热，咳嗽、咳痰明显减轻，以自汗为主，遇风则咳，平日怕冷等，陈老未用常规的玉屏风散固表止汗，而是选用经方，即《伤寒论》"第一方"桂枝汤。条文中曰"太阳中风，阳浮而阴弱，阳浮者，热自发，阴弱者，汗自出。啬啬恶寒，淅淅恶风，翕翕发热，鼻鸣干呕者，桂枝汤主之。"桂枝汤证属外感风寒表虚已有汗出，本证自汗是由风寒外袭，卫阳不固，营阴失守，津液外泄所致。故外邪不去，营卫不和，则汗不能止。桂枝汤虽曰"发汗"实为解肌发表与调和营卫双重用意，逼外邪去而肌表固密，营卫和则津不外泄。故如法服用本方，于遍身微汗之后，则原证之汗出自止。

陈老指出：经方乃古代先贤集一生智慧而成，其疗效显而易见，作为医者，运用经方辨证论治是基础，只有运用好经方，才能凸显临床疗效。这是传承发扬中医精华必经之路。

李芳整理

外感发热

司某某，男，39岁，个体户，成都市龙泉驿区人，2020年8月2日初诊。

主诉：反复发热7天。

病史：7天前，患者受凉后出现发热，最高体温为39℃，伴全身酸痛、乏力，无咳嗽、流涕，无胸痛、气促，无腹痛、腹泻，无尿频、尿急、尿痛，院外诊所给予口服感冒药物（不详）治疗，发热仍反复发作，求治于陈老。诊时症见：发热，体温38.3℃，轻度畏寒，无汗，肢体酸痛，乏力，头昏，咽部异物感，口干，咽部充血，未见扁桃体肿大化脓，精神可，饮食正常，大小便正常，舌质红，苔白腻，脉濡。胸部CT：未见明显异常。

诊断：外感发热。

辨证：外感风寒湿，郁里化热。

治法：解表清热。

方药：荆防麻黄败毒饮加减。

荆芥 15g	防风 10g	麻黄 10g	忍冬藤 15g
葛根 15g	羌活 15g	薄荷 15g	茯苓 15g
浙贝母 15g	连翘 15g	厚朴 15g	川芎 15g
白芷 15g	知母 20g	藿香 15g	薏苡仁 30g
甘草 5g			

服法：1剂，每剂水煎成汁900ml，每次温服150ml，1日3次，2日1剂。

配合刮痧：全头部刮，以百会穴为起点，向四周由上而下呈放射状刮拭，直到头皮有热感。

颈部：以风府穴到大椎穴，风池穴到肩井穴，由上而下刮拭。

背部：先督脉，后两侧膀胱经，由上而下，再沿着肋骨走行方向由内及外刮拭。

二诊：2020 年 8 月 3 日，患者昨日服用中药后未再发热，体温正常，伴多汗，汗后背部发冷，咽部轻度异物感，酸痛及乏力缓解。故停用未服完中药，前方去荆芥、葛根、羌活、薄荷、麻黄、连翘、知母，加桂枝 15g，山药 30g，法半夏 10g，陈皮 15g，紫苏 10g，白芍 20g，浮小麦 30g。2 剂，煎服法同前。

三诊：2020 年 8 月 7 日，患者仍有少许出汗，咽部仍旧有异物感，未再发热，背部无发冷，大小便正常。二诊方去紫苏、浙贝母、白芷，加黄芪 20g、炒白术 10g，服用 2 剂，煎服法同前。并嘱其饮食清淡，多饮温热水，保持充足睡眠，调整情绪。后随访，已治愈。

【按语】 外感发热，中医有"发热""寒热""壮热"等称谓，一般以感受六淫之邪或温热疫毒之气为诱因。本医案中患者感受风寒湿邪，邪束于肌表，皮毛闭塞，阳气不得外达，所以恶寒发热无汗；寒湿阻于经络，气血运行不畅，所以肢体酸痛乏力，头昏；寒邪郁久化热伤津，则口干，咽部充血，舌质红；苔白腻，脉濡为湿之象。陈老指出："急则治其标""寒者热之""体若燔炭，汗出而散""治疗上抓主症"。予自拟方荆防麻黄败毒饮加减发汗解表，散风祛湿，兼清里热。以荆防败毒散为主方，加用麻黄散寒解表，厚朴、藿香、薏苡仁化湿，忍冬藤、连翘、知母清热解毒；配合刮痧疏解肌表的风寒湿邪，畅达邪气外出通道。二诊时患者热退，但汗多，考虑发散过度，故中病即止，及时改弦易辙，去荆芥、葛根、羌活、薄荷、麻黄、连翘、知母等发散之药，加用桂枝、白芍、浮小麦、山药调节营卫、固表止汗；咽部仍有异物感，舌苔厚腻，考虑痰气阻喉，予法半夏、厚朴、陈皮、紫苏取意半夏厚朴汤以理气化痰。三诊时患者症状明显好转，但仍有轻微出汗，"邪之所凑，其气必虚"，故加用玉屏风散益气固表止汗而收功。

李宝伟整理

传染性单核细胞增多症

朱某某，女，6 岁，学生，成都市郫都区人，2019 年 5 月 10 日初诊。

主诉：发热 20 天。

病史：20 天前患者出现发热、出汗、乏力，体温达 39℃，伴咽喉肿痛溃烂，双眼水肿，肝脾肿大，肝功能异常，全身淋巴结肿大。郫都区人民医院诊断为传染性单核细胞增多症，经住院治疗后咽喉肿痛消失，肝功能恢复正常，肿大的肝、脾及淋巴结缩小，白天体温正常，夜间体温波动在 37～37.9℃，于今日求治于陈老。诊时症见：患者精神差，面色白，发热，体温 37.6℃，全身乏力，瘫软欲卧，不思饮食，动则汗出，头晕，大便稀，小便黄，咽部稍红，舌淡红，花剥苔，脉细数。

诊断：传染性单核细胞增多症。

辨证：气阴两虚证。

治法：益气生津，兼清余热。

方药：竹叶石膏汤加减。

淡竹叶 10g	生石膏 30g	太子参 10g	麦冬 10g
茯苓 15g	龙骨 20g	牡蛎 20g	五味子 10g
连翘 10g	建曲 20g	青蒿 20g	地骨皮 15g
黄芪 20g	甘草 5g		

服法：3 剂，每剂水煎取汁 600ml，每次 100ml，1 日 3 次，2 日 1 剂，熬药时加大米 30g。

二诊：2019 年 5 月 16 日，患者已无发热、汗出，饮食开始恢复，神疲乏力好转，舌淡红，苔薄白。在上方基础上去生石膏，加白术 15g，麦芽 30g。再进 5 剂。

三诊：2019 年 5 月 26 日，无头晕，四肢有力，精神转佳，饮食恢复，二便调，舌淡红，苔薄白。予以中成药生脉饮（党参方），每次 1 支，每天 2 次，口服一月善后。后电话随访，患者已痊愈。

【按语】 传染性单核细胞增多症，是由疱疹病毒中的 EB 病毒引起的，以侵犯淋巴系统为主的急性或亚急性感染性疾病。临床以发热、咽峡炎、淋巴结肿大和肝脾肿大、周围血象中淋巴细胞总数及异性淋巴结增多为特征。

此例患者为传染性单核细胞增多症病程后期，急性期各症状已缓解，高热已除，唯有反复低热，为余热留恋气分，故见身热、汗出不解；脉数，口干，舌淡红，苔花剥是阴伤之兆；气短神疲，动则汗出，脉虚是气虚之征。气分余热宜清，气津两伤宜补，治当清热生津，益气和胃，方中淡竹叶配生石膏、青蒿、地骨皮、连翘清透气分余热，除烦止渴为君；因患者为儿童，故改人参为太子参，配麦冬、五味子补气养阴生津，为臣；黄芪、龙骨、牡蛎补气敛汗；甘草、大米、建曲、茯苓和脾养胃，为使；全方清热与益气养阴并用，祛邪扶正兼顾，清而不寒，补而不滞，为本方的配伍特点。本方实为清补两顾之剂，使热清烦除、气津得复，诸症自愈。

热病后虚羸少气，虽药后诸证均除，为防止病情反复，故投以服药便捷且味道较好、患儿乐于接受的中成药生脉饮口服1月，巩固疗效。

庄景专整理

内伤发热

王某，女，64岁，农民，剑阁县人，2019年12月4日初诊。

主诉：下腹部发热2月。

病史：2月前患者出现下腹部发热，起初发生在夜间，后逐渐白天出现下腹部灼热，测体温正常，伴口苦、尿黄，无腹痛，无尿频、尿急、尿痛，无白带，饮食尚可，大便通畅，在县人民医院做妇科、膀胱B超及行尿常规等检查均未见异常，服西药治疗无效（用药不详），后又服中药白虎汤、葛根芩连汤等方药也无效，于今日求治于陈老。诊时症见：下腹部灼热，体温正常，口苦，口干，不欲饮水，阴部潮湿，尿黄，大便不干燥，目不黄，舌质红，苔薄黄微腻，脉弦数。

诊断：内伤发热。

辨证：肝胆湿热。

治法：清热利湿。

方药：龙胆泻肝汤加减。

龙胆草10g	山栀15g	黄芩15g	柴胡10g
生地黄15g	当归10g	滑石15g	车前草20g
黄柏10g	佩兰15g	甘草10g	

煎服法：3剂，每剂水煎成汁900ml，每次150ml，1日3次，2日1剂。

二诊：2019年12月10日，服上方后患者腹部灼热感减轻，口不苦，阴部不潮湿，但仍觉口干明显，欲饮冷水，上方龙胆草减为5g，加天花粉15g，5剂后诸症

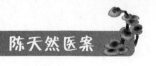

悉愈。

【按语】 足厥阴肝经起于足大趾，沿着股部内侧，进入阴毛中，绕过阴部，上达小腹，挟着胃旁，属于肝脏，联络胆腑，布胁肋，上连目系，与督脉会合于巅顶。湿热循经下注，则腹部发热，阴部潮湿，尿黄；肝胆之火循经上炎则口苦，口干；口干，不欲饮水，为湿热之因；舌红苔黄腻，脉弦数，皆为火盛及湿热之象。选用龙胆泻肝汤清泻肝胆实火，清利肝经湿热，加黄柏清下焦湿热，佩兰芳香化湿，以加强清热除湿之功。二诊时口干明显，欲饮冷水，多系苦燥之药伤阴津，故减龙胆草剂量，加天花粉生津止渴。陈老认为：文献报道木通含马兜铃酸易引起肾功能损伤，故常用滑石代替木通。

李云安整理

湿温病

李某，女，58岁，成都市双流区人，已退休，2020年9月11日初诊。

主诉：咳嗽，全身酸痛，发热3天。

病史：患者于3天前受凉后出现咳嗽，咯少许清痰，伴流涕喷嚏，咽干不适，全身酸痛，头晕，头闷痛，伴发热，体温达39℃，在药店自购药服用（为抗生素及感冒药，具体不详），咳嗽有所好转，但反复发热，体温波动在39.2℃，伴胸闷气紧，在双流区第一人民医院就诊，查血常规提示：WBC 10.7×10^9/L，N 88%，hs-CRP 220mg/L，PCT 55ng/ml，胸部CT见少许炎变，腹部、泌尿系彩超、大小便常规等均未见异常，支原体检查提示滴度1200∶1，考虑支原体肺炎可能，予静滴"阿奇霉素"治疗，病情无缓解，遂求治于陈老。诊时症见：T 39.4℃，咳嗽，胸闷，口苦口臭，纳差，大便溏，小便黄，舌质淡，黄腻苔，脉滑数。

诊断：湿温病。

辨证：湿热内蕴，邪居少阳。

治法：清热利湿，和解少阳。

方药：藿朴夏苓汤合小柴胡汤加减。

| 藿香15g | 厚朴15g | 茯苓20g | 豆蔻15g |

猪苓 15g	泽泻 15g	薏苡仁 30g	杏仁 10
小通草 10g	栀子 10g	金钱草 15g	太子参 15g
柴胡 20g	黄芩 15g	法半夏 15g	大枣 15g
生姜 15g	甘草 10g		

煎服法：2剂，颗粒剂，每日1剂，每次1格，加开水150ml冲服，每日3次，体温超过39℃予物理降温。

二诊：2020年9月13日，患者诉服药当晚体温高达40℃，予物理降温，第二天以后体温一直正常，舌质淡红，苔薄黄腻，小便淡黄，大便溏，日3~4次，纳差。前方柴胡减为10g，余方药同前，2剂，服法同前。

三诊：2020年9月16日，患者诉乏力、纳差，未发热，大便成形，小便淡黄，舌质淡，苔薄黄，脉细数，予竹叶石膏汤善后，后随访已治愈。

【按语】　本例患者有受凉史，其发热为外感发热，《素问·热论》云："先夏至日者为病温，后夏至日者为病暑。"陈老指出：患者为立秋后发病，但此时气候炎热，热蒸湿动，使空气中湿度增加，故暑邪为病，常兼挟湿邪以侵犯人体。患者有口苦口臭，纳差，大便溏，小便黄，黄腻苔，脉滑数等湿热内蕴之象，而往来寒热、咽干、口苦、头晕为少阳病之征。并强调小柴胡汤为退热有效方，其退热关键在于柴胡用量，至少在20g以上。藿朴夏苓汤出自《医原》，宣通气机，燥湿利水，主治湿热病邪在气分而湿偏重者。陈老方中柴胡、黄芩、法半夏、太子参、大枣、生姜、甘草即小柴胡和解少阳退热；藿香、豆蔻、厚朴疏表芳香化湿；厚朴、法半夏燥湿运脾，使脾运则水湿自去；杏仁开宣肺气、通调水道；茯苓、猪苓、泽泻、薏苡仁利水渗湿；小通草、栀子、金钱草清热利湿，使湿热俱去。现代药理研究表明：方中藿香具有抗菌、抗病毒、助消化、解痉、镇痛、镇吐、抑制胃肠推进运动，促进胃肠功能正常化，抑制锌异常所致的肠道损害等作用；杏仁、半夏、豆蔻等具有平喘、镇咳、化痰等功能；茯苓、泽泻、猪苓、薏苡仁等具有较强的利尿作用。由于辨证准确，故取效甚捷。

张利整理

咳嗽 1

陈某，男，45岁，农民，剑阁县人，2019年10月15日初诊。

主诉：咳嗽5天。

病史：5天前患者因受凉后出现咳嗽，痰少，咳白色稀痰，咽干，咽痒，微恶寒，经院外口服西药（用药不详）欠佳，于今日求治于陈老。诊时症见：咳嗽，咳痰稀薄色白，咽痒，鼻塞流清涕，恶寒，无汗，口鼻干燥，饮食尚可，舌质淡红，苔薄白，脉浮。

诊断：咳嗽。

辨证：风燥伤肺。

治法：疏风清肺，润燥止咳。

方药：杏苏饮加味。

杏仁15g	紫苏15g	陈皮15g	生姜15g
法半夏15g	茯苓15g	枳壳15g	桔梗15g
荆芥10g	防风10g	辛夷15g	紫菀20g
百部20g	款冬花20g	天花粉15g	甘草10g

煎服法：2剂，每剂水煎成汁900ml，每次150ml，1日3次，2日1剂。

二诊：2019年10月26日，患者服2剂后，咳嗽，咳痰明显好转，恶寒、鼻塞流涕缓解，前方去辛夷、荆芥、防风，再进2剂，病愈。

【按语】　陈老认为，本病发生在晚秋，乃燥邪与风寒并见的凉燥证，古云：凉燥乃秋令"小寒"为患。凉燥伤肺，肺失宣降，津液不布，聚而为痰，则咳嗽，痰稀色白；燥邪上受，肺窍不利，则鼻塞，咽干，咽痒；寒邪外束肌腠则恶寒无汗。遵《素问·至真要大论》："燥淫于内，治以苦温，佐以甘辛"之旨，选杏苏饮轻宣凉燥，理肺化痰，加紫菀、款冬花、百部温润止咳，天花粉生津润肺，荆芥、防风、辛夷散寒解表，宣通鼻窍。

李云安整理

咳嗽 2

张某，男，18 岁，学生，剑阁县人，2019 年 6 月 20 日初诊。

主诉：咳嗽 7 天。

病史：6 天前患者因受凉出现咳嗽，咽干咽痛，鼻塞流涕，恶风怕冷，经口服西药（用药不详）治疗无效，于今日来陈老处求中药治疗。诊时症见：咳嗽，咳黄色痰，咽痛，口渴，鼻流黄涕，恶风，无汗，舌红，苔薄黄，脉浮数。体温 37.2℃，胸部 X 线片示：双肺未见异常。

诊断：咳嗽。

辨证：风热犯肺。

治法：疏风清热，润肺止咳。

方药：桑菊饮加味。

桑叶 10g	菊花 15g	连翘 20g	杏仁 15g
桔梗 15g	芦根 30g	薄荷 10g	玄参 15g
麦冬 15g	牛蒡子 15g	板蓝根 15g	枇杷叶 30g
麻黄 6g	甘草 10g		

服法：2 剂，每剂水煎取汁 600ml，每次 200ml，1 日 3 次，1 日 1 剂。

二诊：2019 年 6 月 22 日，患者服上方后体温恢复正常，恶风缓解，咳嗽等症状有明显好转，上方改麻黄为蜜炙麻黄绒 6g，连服 2 剂，病愈。

【按语】 风热犯肺，肺失清肃，则咳嗽；肺热伤津则见口渴；风热之邪犯咽则咽痛，热邪内郁，蒸液成痰，故咳痰为黄色、鼻流黄涕；夏季气候炎热，患者又吹电风扇过久，寒邪外束肌表故恶寒无汗；舌红苔薄黄，脉浮数为风热在表之征。方中桑菊饮疏风清热，宣肺止咳，玄麦甘桔汤（玄参、麦冬、桔梗）和板蓝根清热解毒利咽喉，麻黄解表散寒，温凉并用，既不过寒邪表散，又不温燥助热，使在表之寒热俱解。二诊时，寒邪已解，去麻黄改为蜜炙麻黄绒，意在宣肺止咳。

李云安整理

咳嗽 3

潘某某，女，25 岁，护士，成都市龙泉驿区人，2019 年 11 月 19 日初诊。

主诉：咳嗽 5 天。

病史：5 天前，患者受凉后出现咳嗽，咽痒，少痰，无流涕、咽痛及气紧，因有孕在身，自服蒸梨及川贝母，效果不理想，故就诊于陈老处。诊时症见：咳嗽，干咳为主，少痰，咳痰不爽，咽干咽痒，饮食一般，二便正常，舌红，苔薄白，脉沉细。咽部检查见咽腭部干红，面色偏白。

诊断：咳嗽。

辨证：风燥伤肺证。

治法：疏风清肺，润燥止咳。

处方：蝉蒺止嗽散加减。

炒蒺藜 20g	蝉蜕 5g	蜜紫菀 15g	蜜百部 15g
茯苓 15g	陈皮 15g	浙贝母 15g	蜜桑白皮 20g
蜜枇杷叶 20g	芦根 20g	山药 30g	生甘草 5g

煎服法：1 剂，每剂水煎成汁 1200ml，温服，每次 200ml，1 日 3 次，2 日 1 剂。

二诊：2019 年 11 月 21 日，患者咳嗽较前稍好转，咽痒好转，仍干咳，口干，咽干，大便干，咽部红，上方加用天花粉 15g、玄参 20g、紫苏 15g，继续服用 2 剂。并给予艾条悬灸大椎穴、双侧肺俞穴、双侧风池穴、天突穴。1 周后随访，患者咳嗽基本痊愈。

【按语】 咳嗽为中医一个病症，可以独立成病，也可夹杂于其他疾病中。"五脏六腑皆令人咳，非独肺也"，故咳嗽病位在肺，可与多脏腑有关。病因有内外因之分，外感病多以风邪外袭为主。患者咳嗽咽痒，少痰，咳痰不爽，秋季发病，结合秋季多燥邪，故考虑风燥伤肺，舌红，咽红，故为温燥，治以祛风清燥润肺。"正气存内，邪不可干；邪之所凑，其气必虚"。患者面色偏白，脉沉细，怀孕 6+月，提示正气不足。故予蝉蒺止嗽散（止嗽散合蝉蜕、炒蒺藜）以疏风清肺，润燥止咳。考虑到患者为孕妇，蝉蜕用 5g。患者咽干，舌红，燥热内存，故祛风同时加浙贝母、蜜桑白皮、蜜枇杷叶、芦根以轻清肺胃郁热；《医学衷中参西录》之一味薯蓣饮中指出："山药……是以能补肺补肾兼补脾胃……在滋补药中诚为无上之品，特性甚和平"，故加山药30g以滋补肺脾肾，茯苓补益脾胃，渗湿利痰，培土生金，陈皮配山药、茯苓健脾理气，补肺安胎。

二诊时患者较前好转，仍有咽干咽红，大便干，考虑内热未除，故加用玄参、天花粉以清热生津，润肺止咳；考虑到患者处于孕期，加用紫苏安胎理脾胃。为避免久咳耗气，对胎儿不利，药之不及，必须灸之，给予悬灸大椎穴、双侧肺俞穴、双侧风池穴、天突穴祛风利咽止咳，收效甚好。

陈老指出：临床中对于孕妇这类特殊患者，需更加警惕十八反十九畏，避用有毒、大寒大热、活血化瘀之品。艾灸应用温和悬灸，穴位多取肺经及膀胱经，避开腹部，辨证施治。

李宝伟整理

咳嗽4

赵某，女，38岁，干部，剑阁县人，2015年11月5日初诊。

主诉：咳嗽1月余。

病史：患者1月前不慎淋雨受凉后出现咳嗽，咳时痰少，难以咳出，呈白色泡沫状，咽喉部发痒难忍，以夜晚及晨起为甚，气紧胸闷，遇油烟或冷空气时加重，曾行多项西医检查均未见明显异常，服用抗生素及糖皮质激素效果均不明显，述口服"富马酸酮替酚片"能暂时缓解症状，但遇刺激性味道后复发，遂前来求治于陈老。诊时症见：咳嗽，咳黄痰，咽喉部发痒，发干，口苦，舌淡红，苔薄白腻，脉弦滑。有支气管炎病史3年。

诊断：咳嗽。

辨证：痰热犯肺。

治法：清热化痰，宣肺止咳。

方药：麻杏前胡饮（经验方）加减。

炙麻黄绒15g	前胡15g	法半夏15g	黄芩15g
苦杏仁15g	瓜蒌仁15g	蜜百部15g	牛蒡子15g
蝉蜕10g	桑白皮15g	地龙15g	桔梗15g
浙贝母10g	甘草6g		

煎服法：3剂，每剂水煎成汁1200ml，温服，每次200ml，1日3次，2日1剂，嘱其忌食生冷、卤味及腌制食物，外出时避风寒。

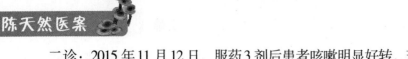

二诊：2015年11月12日，服药3剂后患者咳嗽明显好转，现痰少，咽喉部仍发痒，口苦，舌苔白腻，脉弦滑。上方去浙贝母，加入柴胡15g，续服2剂。

三诊：2015年11月16日，续服2剂后患者余症已消，因患者有支气管炎病史，易受凉咳嗽，加之体型瘦弱，自诉平素食纳不佳，咽喉部时有痰饮，为巩固疗效，易方为六君子汤加味，再服4剂。

随访半年内未复发。

【按语】 该案患者初诊时自述1月前因淋雨后受凉出现咳嗽，咳时痰少，咽喉部发痒，苔薄白，当时为风寒袭肺之证，西医治疗后症状一直未见明显好转，就诊时诊见咳嗽时咯黄痰，咽喉部发干，口苦，舌淡红苔薄白腻，脉弦滑，此乃风寒化热之象，此时应辨证为痰热犯肺，故选用麻杏前胡饮加减治疗。该方为陈老经验方，方中麻黄辛散苦泄，温通宣畅，主入肺经，可外开皮毛之郁闭，以使肺气宣降，内降上逆之气，已复肺之肃降之常，治疗肺气壅遏的咳嗽，选蜜炙后的麻绒能使麻黄的燥性减轻，避免发汗，起到润肺的作用；前胡、苦杏仁、瓜蒌仁能降肺气；黄芩、桑白皮清肺热；蜜紫菀、蜜款冬花、蜜百部三药合用温而不燥，润降肺气，化痰止咳；再加入地龙、蝉蜕二药抗过敏，陈老认为过敏性咳嗽是因为机体免疫力低下，肺脾肾亏虚，不能耐受外界的致敏因素而发生，在选药时多选用僵蚕、蝉蜕、地龙、甘草等。现代药理研究证实，地龙有抗组胺的作用，能松弛支气管平滑肌，降低气道高反应，而蝉蜕对神经有阻断作用，缓解支气管高敏反应，有较强的抗过敏作用。二诊时患者咳嗽症状减轻，上方中加入柴胡，与方中法半夏、黄芩组成半个小柴胡汤。《黄帝内经》云："五脏六腑皆令人咳……此皆聚于胃，关于肺"，又《伤寒论》第96条"……或咳者，小柴胡汤主之"，现代药理研究证实，小柴胡汤具有激素样作用及增强免疫功能的作用，治疗半表半里证之久咳有明显的效果，小柴胡汤作为和解少阳的代表方剂，有调和枢机，调畅气机的作用，在外感咳嗽中能使枢机合，邪能速从外解，在内伤咳嗽中，又能使气机条畅，邪能在内平息，气血调和，邪气不生，麻杏前胡饮佐小柴胡汤，使未尽之外邪自外疏散，入里之热清解，行气以健运脾气。三诊时患者咳嗽已愈，遵循急则治标，缓则治本的思想，改方为六君子汤加味，起到调理患者体质，使其气血调和的作用，正所谓"正气存内，邪不可干"也。

何怡整理

咳嗽 5

李某，女，68岁，农民，成都市高新区人，2020年3月26日初诊。

主诉：咳嗽、咳痰2月。

病史：患者2月前感冒受凉后出现咳嗽，初咳白色泡沫痰，逐渐出现咳嗽声重，胸闷，咳痰不爽，咳白色黏痰，冷热俱咳，活动后加重，偶有咽痒，伴腰痛，口舌起泡，咽痛，二便调，无流涕、鼻塞、头痛。自服抗生素及清热化痰中成药未见明显好转，遂求治于陈老。诊时症见：咳嗽、咽痒、咳痰，伴腰痛、口舌起泡，舌质淡红，苔薄黄，脉浮数。

中医诊断：咳嗽。

辨证：痰热壅肺，肺失清肃。

治法：清热化痰，宣肺止咳。

方药：麻杏前胡饮（经验方）加减。

麻黄绒15g	苦杏仁15g	前胡15g	法半夏15g
酒黄芩15g	金银花15g	连翘15g	浙贝母15g
马勃15g	炒牛蒡子15g	桔梗30g	蜜紫菀15g
蜜款冬花15g	秦艽15g	炒露蜂房15g	醋香附15g
醋延胡索20g	盐杜仲20g	盐补骨脂20g	桑白皮20g
甘草6g			

煎服法：3剂，每剂水煎成汁1 200ml，温服，每次200ml，1日3次，2日1剂。

二诊：2020年4月2日。患者诉咳嗽、咯痰、腰痛均减轻，体检时查出血脂偏高，守原方加用调脂药，加山楂30g、荷叶20g、炒鸡内金20g、茯苓20g、陈皮15g以健脾化痰消脂，3剂。

三诊：2020年4月6日。患者诉咳嗽、咳痰、腰痛明显好转，仍感咽喉部有黏痰，咽痒咳嗽，继续守原方治疗，共3剂。

2020年4月23日患者带家属来诊治，自诉服药后咳嗽、咯痰、腰痛均已治愈。

【按语】 咳嗽为最常见的肺系疾病之一，《内经·宣明五气篇》云："五气所病……肺为咳。"指出咳嗽病位在肺。《景岳全书·咳嗽》指出"以余观之，则咳嗽之要，止惟二证。何为二证？一曰外感，一曰内伤而尽之矣……但于二者之中当辨阴阳，当分虚实耳。"陈老认为该患者初为外感风寒咳嗽，但日久迁延不愈化热，热与痰相媾，酿生痰热，故咳嗽、咳黏痰，肺气失宣则气紧，咽喉为肺之门户，故咽痒。证属痰热壅肺，肺失清肃，治以清热化痰，宣肺止咳。麻杏前胡饮为陈老治疗肺系病之经验方，方中三拗汤加前胡，以祛外邪，宣降肺气，止咳化痰；桔梗、苦杏仁相配恢复肺的宣发和肃降功能；加用酒黄芩、桑白皮清泄肺热；金银花、连翘、炒牛蒡子、马勃解毒利咽，取意银翘马勃散；法半夏、浙贝母、蜜款冬花化痰止咳，此方清宣合用，方与证合，故疗效显著。

何旭整理

咳嗽 6

周某某，男，4 岁，幼儿，成都市人，2020 年 11 月 20 日初诊。

主诉：咳嗽、咳痰 7 天。

病史：患儿 7 天前受凉后出现咳嗽频繁，夜间明显，喉间有痰响，流涕，打喷嚏，低热，体温 37.8℃，无咯血，无全身乏力，无肌肉酸痛，胸部 DR 示正常，经院外治疗欠佳，于今日求治于陈老。诊时症见：咳嗽，夜间明显，喉间有痰响，流涕，打喷嚏，咽痛，低热，体温 37.8℃，精神食欲尚可，眠差，小便色黄，大便调。查体：咽红，扁桃体无肿大，双肺呼吸音稍粗，舌红，苔黄少，脉浮数。

诊断：咳嗽。

辨证：邪热壅肺，肺失宣降。

治法：辛凉宣肺，止咳利咽。

方药：麻杏石甘汤合银翘马勃散加味。

蜜麻黄绒 5g	苦杏仁 10g	石膏 20g	金银花 15g
连翘 10g	马勃 10g	牛蒡子 5g	桔梗 15g
浙贝母 10g	辛夷花 10g	苍耳子 5g	白芷 10g
知母 15g	地骨皮 15g	白果仁 10g	蜜桑白皮 15g
蜜枇杷叶 10g	鱼腥草 15g	白芍 15g	炙甘草 5g

煎服法：共 3 剂，两日一剂，加水浓煎至 600ml，分早中晚 3 次饭后温服，每次 100ml，嘱多饮水。

二诊：2020 年 11 月 27 日，体温正常，咳嗽频率明显减少，干咳为主，偶有痰响，咽痛缓解，晨起仍有流涕、打喷嚏，精神可，纳少，眠可，小便色黄，大便 2 日一次，量少。查体：咽不红，扁桃体无肿大，双肺呼吸音清，舌红，苔黄少，脉浮数。前方去石膏、知母、地骨皮，加芦根、鸡内金、焦山楂、建曲、砂仁、豆蔻、薏苡仁等消食醒脾健胃之品。3 剂，煎服法同前。后随访，服药后患儿咳嗽咳痰缓解，食量恢复，二便调。

【按语】 《素问·咳论》云："皮毛者，肺之合也"。患儿为纯阳之体，外感寒邪，入里化热，肺气失宣，故发热、咳嗽、咯痰；肺通调水道不利，则流涕，打喷嚏，喉间痰鸣；邪热壅滞咽喉，则咽红、咽痛。麻杏石甘汤为《伤寒论》"麻黄杏仁甘草石膏汤"之异名，有清宣肺热之功，主治邪热壅肺，发热喘急，烦渴，汗出，苔黄，脉数。方中麻黄为君，清肺平喘，石膏清热生津，外透邪热；麻黄之辛，石膏之寒，二者相辅相成，互相制约使其不得太过；麻黄与杏仁宣降肺气，石膏与杏仁清肃肺气，恢复肺主治节；杏仁降逆肺气，辅以贝母、枇杷叶止咳平喘；桑白皮、鱼腥草清解肺热；知母、地骨皮清邪热，合石膏、金银花、连翘为陈老退外感发热经验方银翘白虎汤，具有很好的退热效果；辛夷花、苍耳子、白芷解表散寒，通鼻窍；患者咽痛、咽红，陈老坚持寒温一体论，加用马勃、牛蒡子配合金银花、连翘清热解毒利咽；白芍调和营卫，甘草益气和中，顾护胃气，调和诸药。

陈老认为，"治外感如将，兵贵神速，机圆法活"，故一诊以重拳出击，迅速控制病情；但考虑到幼儿属稚阴稚阳之体，发热、咳嗽、咳痰缓解后出现纳少，则中病即止，防攻伐太过，寒凉伤胃，及时去石膏、知母、地骨皮等清热诸品，加芦根，鸡内金、薏苡仁、焦山楂、建曲、豆蔻、砂仁以醒脾行气，消食开胃。

任菲菲整理

咳嗽 7

彭某，女，85 岁，无职业，成都市成华区人，2018 年 4 月 16 日初诊。

主诉：咳嗽、咳痰 2 月。

病史：2 月前患者因肠梗阻行结肠切除术治疗，术后不慎受凉导致咳嗽、咳痰，时有咽痒不适，纳可，二便调，院外做胸部 X 线检查提示双肺未见异常，

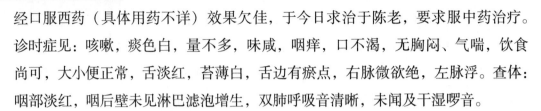

经口服西药（具体用药不详）效果欠佳，于今日求治于陈老，要求服中药治疗。诊时症见：咳嗽，痰色白，量不多，味咸，咽痒，口不渴，无胸闷、气喘，饮食尚可，大小便正常，舌淡红，苔薄白，舌边有瘀点，右脉微欲绝，左脉浮。查体：咽部淡红，咽后壁未见淋巴滤泡增生，双肺呼吸音清晰，未闻及干湿啰音。

诊断：咳嗽。

辨证：肾气不足，外邪犯肺。

治法：补水生金，疏表宣肺。

方药：金水六君煎合止嗽散合升降散。

熟地黄 25g	当归 15g	姜半夏 15g	茯苓 15g
陈皮 15g	太子参 15g	炒白术 15g	建曲 20g
僵蚕 9g	蝉蜕 9g	蜜百部 15g	蜜紫菀 15g
蜜白前 15g	桔梗 20g	荆芥穗 15g	甘草 6g

煎服法：3剂，每剂水煎取汁900ml，每次150ml，1日3次，2日1剂。

二诊：2018年4月20日，咳嗽大减，未吐咸痰，已无咽痒不适，舌淡红苔薄白，右脉微细。效不更方，再进2剂，病愈。

【按语】　患者术后外感风寒，风寒袭肺，肺失宣降，则咳嗽；风寒上受，肺窍不利，则咽喉作痒；寒邪郁肺，气不布津，凝聚为痰，故咳痰色白，无热邪则口不渴；患者年迈，本有肾气不足，加之手术创伤，气血大伤，肾虚则痰呈咸味，久病及肾，子盗母气则咳嗽反复不愈；舌淡红、右脉微欲绝是虚证表现，脉浮主表，说明表邪尚存。故用金水六君煎，补水生金，化痰止咳。方中当归养血止咳，熟地黄滋培肾水，归、地相配，以当归之甘辛，助熟地补益肾精、滋阴润燥；二陈汤具有理气健脾、燥湿化痰之效；二陈汤加太子参、白术为六君子汤，补脾肺之气，培土生金，母强则子强。患者感受外邪，故用止嗽散，止咳化痰，疏表宣肺；方中蜜紫菀、蜜百部润肺止咳，荆芥穗、桔梗祛风宣肺，化痰利咽，蜜白前降气祛痰，适用于外感咳嗽迁延不愈，表邪未净。正如《医学心悟》说："本方温润和平，不寒不热，既无攻击过当之虞，大有启门驱贼之势，是以客邪易散，肺气安宁。"另外取升降散的蝉蜕、僵蚕辛凉透邪，达邪出表，以升为主，配蜜紫菀、蜜白前的降肺气之效，一升一降，以加强肺气之宣降，调整全身气机。辨证准确，选方得当，故起效快。

庄景专整理

咯 血

侯某，男，66 岁，退休职工，成都市人，于 2020 年 4 月 13 日初诊。

主诉：反复咳嗽，咳痰 10 余年，加重伴咯血 2 月。

病史：10 余年前，患者受凉后出现咳嗽、咳痰，经输液治疗（具体不详）后，咳嗽、咳痰可缓解，但反复发作，逐渐出现心累气紧，冬春季节多发。2 月前患者受凉后再次出现咳嗽、咳痰、气喘、咯血，于成都市某三甲医院诊断为：慢性阻塞性肺疾病急性发作，支气管扩张症。多次住院经抗感染、止咳化痰、止血等治疗后，仍咳嗽、咳痰、咯鲜血，伴气短、乏力、纳差，为进一步治疗就诊于陈老。诊时症见：咳嗽，咳痰，咯血，血色鲜红，形体消瘦，气短懒言，食少纳果，舌质淡红，苔薄白，脉沉细。

诊断：咯血。

辨证：气不摄血，痰热壅肺，热伤血络。

治法：补气摄血，清肺化痰，凉血止血。

方药：补肺汤合清金化痰汤加减。

北沙参 30g	太子参 30g	生黄芪 50g	银花 15g
连翘 15g	马勃 15g	款冬花 15g	地龙 15g
前胡 15g	法半夏 15g	射干 15g	僵蚕 15g
牛蒡子 15g	桔梗 30g	紫苏子 20g	葶苈子 20g
桑白皮 20g	鱼腥草 30g	浙贝母 15g	酒黄芩 15g
酒白芍 30g	杜仲 20g	补骨脂 20g	仙鹤草 30g
白茅根 30g	大蓟 20g	小蓟 20g	侧柏炭 30g
山楂 30g	建曲 20g	甘草 6g	

煎服法：上方 3 剂，水煎取 1 200ml，每天 3 次，每次 200ml，饭后温服，2 日 1 剂。

二诊：2020 年 4 月 20 日，患者诉咳嗽、咳痰、咯血均有好转，乏力、纳差好转，效不更方，再进 7 剂。

三诊：2020 年 5 月 4 日，患者精神、食欲较前明显好转，咯血基本停止，偶有痰中带血，咳嗽、咳痰明显好转，效不更方，再进 7 剂。

四诊：2020 年 10 月 16 日，患者诉已有 5 月未咯血，近日受凉后出现轻微咳嗽、气喘，伴口燥咽干，无咯血，上方去仙鹤草、白茅根、大蓟、小蓟、侧柏炭，加芦根30g、玄参15g，7剂善后。

【按语】 《景岳全书·血证》曰："血本阴精，不宜动也，而动则为病；血为营气，不宜损也，而损则为病。盖动者，多由于火，火盛则逼血妄行；损者，多由于气，气伤则血无以存。"该条文强调"火盛"及"气虚"皆可引起出血。陈老指出：该患者常年咳嗽，久病则肺脾肾俱虚，气不摄血，故咯血、气短、乏力、纳差，舌质淡红，苔薄白，脉沉细，均为气虚之象。加之感受外邪，痰热壅肺，本虚标实，故咳嗽、咳痰、咯血并作。方中重用北沙参、太子参、生黄芪益气摄血治本，佐以清肺化痰、止咳平喘、凉血止血之品治标，辅以补肾健脾之药，标本皆治，诸药合用，共奏补气摄血、清肺化痰、凉血止血之功。

郑三娟整理

哮 病

余某，女，18岁，居民，成都市青白江区人，2014年3月10日初诊。

主诉：咳喘反复发作3年，复发加重2小时。

病史：患者3年前因受凉后出现鼻痒、喷嚏、流涕，继则呼吸困难，喉中有哮鸣声，伴咳嗽，咳少量白痰，胸闷，经院外口服中、西药治疗症状缓解，以后每因受凉或吸入刺激性气味而复发，轻则鼻痒、喷嚏、咳嗽、喘促，重则呼吸困难、张口抬肩、口唇发绀，曾到多家医院就诊，诊断为支气管哮喘，治疗后症状可缓解。2小时前因受凉再度出现呼吸困难，喉中有如水鸡声，胸膈满闷，面色晦暗，口渴喜热饮，自用平喘药，症状稍好转，遂求治于陈老。诊时症见：神清，精神不振，呼吸困难，胸闷，舌质淡苔白滑，脉弦紧。查体：T：37.5℃，P：100次/分，R：22次/分，BP：130/85mmHg[*]，口唇发绀，双肺叩诊呈过清音，双肺听诊满布哮鸣音，心律齐，心率100次/分，未闻及病理性杂音。胸部X线片：双肺透亮度增加。无药物过敏史，父亲有哮喘病史。

诊断：哮病发作期。

辨证：寒哮证。

治法：温肺散寒，化痰平喘。

---

[*] 1mmHg≈0.133kPa

方药：射干麻黄汤加减。

射干 10g	麻黄 6g	紫菀 15g	款冬花 15g
法半夏 15g	干姜 10g	细辛 3g	五味子 10g
杏仁 15g	前胡 15g	僵蚕 15	藿香 15g
白蒺藜 15g	甘草 6g		

煎服法：4剂，每剂水煎成汁900ml，每次温服150ml，每日3次，2日1剂。

二诊：2014年3月18日，患者述服药后精神好转，胸闷消失，呼吸困难明显改善，仍气紧，微咳嗽，咽干舌燥，前方易干姜为麦冬20g，4剂。

三诊：2014年3月26日，患者述服药后咳嗽、气紧、咽干舌燥等均消失，以补肺汤合钩芍六君子汤健脾益肺。

党参 20g	炙黄芪 30g	熟地黄 20g	蜜桑白皮 20g
蜜紫菀 15g	五味子 10g	钩藤 15g	白芍 30g
茯苓 20g	白术 15g	陈皮 15g	法半夏 15g
甘草 6g			

以上方10余剂调理月余，随访半年未再复发。

【按语】 哮病包括西医学的支气管哮喘、喘息性支气管炎等疾病，西医学认为发病与气道高反应性和过敏有关。朱丹溪指出："哮喘必用薄滋味，专主于痰。"陈老也认为：其病理因素以痰为主，痰的产生主要由于人体津液不归正化，凝聚而成。如伏藏于肺，每因外邪侵袭，饮食不当，情志刺激，体虚劳倦等诱因引动而触发，以致痰壅气道，肺气宣降功能失常；这些诱因每多错杂相关，其中尤以气候变化为主。发作时为痰阻气闭，以邪实为主，有寒痰、痰热之分；而未发时以正虚为主，应辨阴阳之偏虚、肺脾肾三脏之所属。该患者寒痰伏肺，为病之宿根，伏邪遇外感引触，痰升气阻，气道不畅，故呼吸困难而哮鸣有声；肺气郁闭，不得宣畅，故胸膈满闷；阴盛于内，阳气不能宣达，故面色晦暗；病因于寒，内无郁热，故口不渴而喜热饮；舌苔白滑，脉弦紧，皆为寒盛之象。方中射干、麻黄宣肺平喘，豁痰利咽；干姜、细辛、法半夏温肺蠲饮降逆；紫菀、款冬花化痰止咳；五味子收敛肺气，杏仁、前胡化痰利气；僵蚕、白蒺藜祛风解痉以平喘；藿香和胃，诸药合用体现温肺散寒、化痰平喘的治疗原则。二诊患者出现口干舌燥，多系燥药伤阴，故易干姜为麦冬。三诊后病情缓解，按照缓则治其本之原则，以健脾益肺调补正气而收功。

段定山整理

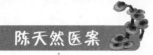

肺胀 1

蔡某，女，80 岁，农民，成都市双流区人，2020 年 5 月 15 日初诊。

主诉：反复咳嗽、咳痰气紧 5 年，复发加重半月。

病史：患者有慢性阻塞性肺疾病病史 5 年，咳嗽、咳痰、气紧等症状常年于受凉后发作，予口服丙卡特罗、盐酸氨溴索、咳特灵等西药，严重时加用激素雾化及住院输液等治疗，然而效果愈来愈差。半月前患者受凉后复发，于诊所口服西药（具体不详）治疗后仍咳嗽不止，伴气紧、喘促，遂求治于陈老。

诊时症见：咳嗽，夜间明显，咯白色泡沫痰，易咳出，伴气紧、喘促、心累，精神纳眠差，舌质暗红，苔白厚腻，脉细弦。查体：双肺可闻及哮鸣音。

诊断：肺胀。

辨证：痰热郁肺，肺失宣降。

治法：清肺化痰，止咳平喘。

方药：麻杏前胡饮（经验方）加减。

苦杏仁 15g	长前胡 15g	法半夏 15g	酒黄芩 15g
蜜紫菀 15g	蜜款冬花 15g	蜜瓜蒌皮 15g	蜜百部 15g
桔梗 30g	浙贝母 15g	僵蚕 15g	地龙 20g
姜厚朴 15g	茯苓 15g	炒陈皮 15g	炒紫苏子 20g
炒葶苈子 20g	炒莱菔子 30g	蜜桑白皮 20g	蜜麻黄绒 15g
炒麦芽 30g	炒鸡内金 20g	砂仁 15g	豆蔻 15g
隔山撬 30g	建曲 20g	白果仁 20g	蜜远志 15g
炒酸枣仁 20g	甘草 6g		

煎服法：3 剂，每剂水煎取汁 900ml，每次温服 150ml，1 日 3 次，2 日 1 剂。

二诊：2020 年 5 月 22 日，患者诉服药后咳嗽气紧较前减轻，睡眠好转，仍夜间咳嗽频发，咳白色泡沫痰，伴疲乏感、精神食纳差，上方去蜜远志、炒酸枣仁，加炒山楂 20g、净山楂 20g，3 剂。

三诊：2020 年 5 月 29 日，服药后患者诉咳嗽气紧明显减轻，夜间咳嗽较少，睡眠明显改善，咳白色泡沫痰，伴疲乏感、精神欠佳，纳欠佳，前方去蜜紫菀、蜜百部，茯苓加量为 20g，5 剂。

四诊：2020 年 6 月 12 日，患者诉服药后咳嗽气紧基本缓解，夜间无咳嗽发作，睡眠好，白天偶有咳白色泡沫痰，精神可，纳欠佳，感全身多处关节酸痛不适，前方去长前胡、法半夏，加木瓜 15g、薏苡仁 30g，5 剂善后。

【按语】 肺胀是多种慢性肺系疾病反复发作，迁延不愈，致肺气胀满，不能敛降的一种病证。《灵枢·胀论》篇说："肺胀者，虚满而喘咳。"《诸病源候论·咳逆短气候》认为："肺虚为微寒所伤，则咳嗽，嗽则气还于肺间，则肺胀，肺胀则气逆，而肺本虚，气为不足，复为邪所乘，壅痞不能宣畅，故咳逆短气也。"认为该病为本虚夹实。陈老指出，该患者外感风寒，内有宿痰，郁而化热，表现为痰热郁肺之征，加之脾失健运，水谷精微不能上输以养肺，反而聚生痰浊，上贮于肺，肺气壅塞，上逆为咳、喘，此即《证治汇补·痰症》中所谓"脾为生痰之源，肺为贮痰之器"的道理。治以清肺化痰，止咳平喘，选方麻杏前胡饮。该方为陈老治疗肺系疾病的经验方，经加减可广泛用于慢性支气管炎、慢性阻塞性肺疾病、肺炎、哮喘等疾病，疗效甚著。方中麻、杏相配，一宣一降，肺之宣发肃降功能恢复正常；长前胡降气化痰，桔梗、蜜百部、蜜紫菀、蜜款冬花润肺止咳祛痰；法半夏、茯苓、炒陈皮、姜厚朴、甘草合用取二陈汤燥湿化痰之意；考虑久病入络，少佐僵蚕入络化痰，且痰饮郁久化热，酌加蜜桑白皮、酒黄芩清泻肺热，浙贝母清热化痰止咳；炒紫苏子、炒葶苈子、炒莱菔子三子加地龙、蜜桑白皮泻肺平喘，白果仁敛肺止咳，尤善治疗久咳，六药相合，散中有收，不致肺气耗散太过；蜜瓜蒌皮清热化痰、利气宽胸；砂仁、豆蔻化湿开胃；炒麦芽、炒鸡内金、建曲、隔山撬健脾消食；炒酸枣仁、蜜远志宁心安神助眠。陈老指出，治痰喘必用四子（紫苏子、葶苈子、莱菔子、白芥子），后期注重培土生金以治本。

陈林整理

肺胀 2

陈某，男，72 岁，农民，剑阁县人，1999 年 4 月 5 日初诊。

主诉：咳嗽、气喘 10 年，加重 20 天。

病史：患者近 10 年来反复咳嗽、气喘，多因受凉复发，每年发作数次，每次持续 7~30 天，经口服中、西药或住院可缓解。20 天前因受凉后出现咳嗽，咳黄痰，呼吸困难，双下肢水肿，伴恶寒发热、鼻塞流涕，到剑阁县医院就诊，诊断为慢性支气管炎急性发作，肺气肿，肺心病，右肺肺炎。经输液（用药不详）等治疗 20 余天后恶寒发热症状缓解，双下肢水肿消退，咳嗽、气喘有所好转，复查胸片示右肺肺炎已吸收，患者要求停用西药而服中药，于今日求治于陈老。诊时症见：咳嗽，咳白色泡沫痰，喉间痰鸣，夜间高枕卧位休息，稍活动则胸闷气短、憋闷如塞，脘痞纳少，双下肢无水肿，面色暗，唇甲青紫，舌质淡白，舌下静脉增粗，苔浊腻，脉小滑。辅助检查：胸片示：慢性支气管炎、肺气肿。心电图示：心率 90 次/分，心肌缺血。超声心动图示：右心室肥大，三尖瓣轻度关闭不全。

西医诊断：慢性支气管炎急性发作，阻塞性肺气肿，慢性肺源性心脏病。

中医诊断：肺胀。

辨证：痰瘀阻肺。

治法：涤痰化瘀，泻肺平喘。

方药：桃红四物汤合二陈汤加减。

桃仁 15g	红花 10g	当归 15g	川芎 15g
赤芍 15g	熟地 15g	肉桂 10g	白术 15g
法半夏 15g	茯苓 20g	陈皮 15g	炙麻黄绒 10g
杏仁 15g	苏子 15g	白芥子 15g	莱菔子 30g
葶苈子 15g	甘草 5g		

煎服法：4 剂，每剂水煎取汁 600ml，每次温服 200ml，1 日 3 次，1 日 1 剂。

二诊：1999 年 4 月 10 日，服上方 4 剂后，患者咳、痰、喘等症状都有不同程度减轻，效不更方，继服 7 剂。

三诊：1999 年 4 月 18 日，患者诉服 7 剂后，咳嗽明显好转，痰量减少，无喉间痰鸣。轻度体力劳动后，仍有胸闷，气短，胸部憋闷，倦怠乏力。唇甲发绀，舌质淡红，苔白微腻，脉滑。上方去炙麻黄绒、杏仁，肉桂减为 6g，加人参 15g、黄芪 30g。继服 4 剂。

四诊：1999 年 4 月 23 日，咳嗽、咳痰进一步减轻，倦怠乏力好转，活动后胸闷、气短等症状有所改善，以后仍以三诊方为基础加减，共服 30 余剂，症状基本控制。

【按语】 陈老认为，患者久病肺虚脾弱，痰浊内生，上逆干肺，则咳嗽，喉间痰鸣，痰从寒化成饮，则痰呈泡沫状；痰浊蕴肺，病久势深，肺气郁滞，不能调节心血的运行，心气虚，无力推动血脉，心血瘀阻，可见胸闷、气短、唇甲发绀、面色暗、舌下静脉增粗等症。方中桃红四物汤养血活血化瘀，改善心脏血液运行；二陈汤燥湿化痰；苏子、白芥子、莱菔子降气化痰；肉桂、白术、茯苓温肺化痰，取痰饮病以温药和之之意；炙麻黄绒、杏仁、葶苈子宣肺平喘。三诊时加人参、黄芪补气养心，以推动心脉的运行，善后收功。

李云安整理

肺胀 3

张某，男，64岁，农民，剑阁县人，2004年11月5日初诊。

主诉：反复咳嗽、气喘20年，双下肢水肿1年，复发并加重7天。

病史：20年前患者出现咳嗽、咳痰、气喘等症状，经常反复发作，并逐年加重，冬甚夏缓，多次到当地乡医院住院治疗，诊断为慢性支气管炎，肺气肿。1年前出现双下肢水肿，到剑阁县医院住院治疗，诊断为慢性支气管炎、肺气肿、肺心病，经住院治疗，症状缓解出院。7天前因受凉后病情复发，并逐渐加重，再次到剑阁县医院住院，诊断慢性支气管炎急性发作，阻塞性肺气肿，慢性肺源性心肺病失代偿期，Ⅱ型呼吸衰竭。给予吸氧，静滴头孢曲松钠3.0g bid，氨茶碱0.25g+地塞米松10mg+可拉明0.375g×3支 qd，氨溴索30mg bid，口服地高辛0.125mg qd、双氢克脲噻片25mg tid等治疗7天，症状缓解不明显，患者要求服中药，请陈老会诊。诊时症见：咳嗽，痰多色白，质稀，气喘，动则尤甚，胸闷气憋，不能平卧，背部怯寒，四肢欠温，口唇指甲青紫，胃胀纳差，尿量少，双下肢水肿，舌质淡暗，苔白滑，脉沉细。

诊断：肺胀。

辨证：阳虚水泛，凌心射肺。

治法：温阳利水，行瘀涤痰。

方药：真武汤合五苓散加减。

制附片30g（先煎30分钟）	赤芍15g	茯苓20g
白术15g	猪苓20g	肉桂10g	丹参20g
干姜10g	细辛3g	五味子10g	葶苈子15g
红花10g	甘草5g		

煎服法：3剂，每剂水煎取汁600ml，每次温服200ml，1日3次，1日1剂。

复诊：2004年11月9日，患者诉服上方3剂后，咳嗽、气喘有所好转，痰量减少，尿量增加，双下肢水肿减轻，效不更方，继服7剂。

三诊：2004年11月16日，患者服上方后精神转佳，停止吸氧、咳嗽、气喘明显好转，高枕位休息，四肢转温，背部怕冷减轻，双下肢轻度水肿，但仍觉胃胀纳差，大便干结，3日未解，舌质暗淡，苔薄白。上方去红花、细辛、五味子，加党参20g、山楂30g、莱菔子30g、制大黄6g健脾开胃通腑，5剂。

四诊：2014年11月22日，服上方5剂后，饮食转佳，胃不胀，咳嗽已止，大便通畅，四肢、背部不冷，口唇指甲青紫已有所改善，气喘胸闷明显好转，双下肢仍有轻度水肿，于今日带药出院。处方如下：

制附片10g（先煎30分钟）	白术15g	茯苓15g
泽泻15g	猪苓15g	党参15g	肉桂10g
赤芍15g	葶苈子15g	生姜10g	丹参15g
甘草5g		

五诊：2004年11月30日，患者服上方7剂后，上述症状基本控制，但爬楼时仍有胸闷气短，给予冬病夏治方以巩固疗效。

【按语】 陈老认为，本例患者咳喘反复发作，可造成肺脾肾俱虚。由于肺脾肾阳气衰微，气不化水，水邪泛滥，溢于肌肤，则肢体水肿；水饮上凌心肺可见心悸、喘咳、咳痰清稀；脾阳虚衰，健运失常则脘痞纳少；寒水内盛，故怕冷、尿少；阳虚血瘀则面唇青紫；舌苔白滑、脉沉细为阳虚水停之征。方中附子，肉桂温肾通阳，茯苓、白术、猪苓、泽泻健脾利水，干姜、细辛、五味子温肺化饮，赤芍、丹参活血化瘀，葶苈子泻肺平喘、利水消肿，全方共奏温阳利水，化痰祛瘀的作用。五诊时患者阳复、水消、痰化，用丸药以图缓治，从而增强患者抵御病邪能力，避免反复发作，改善心肺功能，阻断病势发展。

李云安整理

喘 证

赖某，男，51岁，公务员，成都市青白江区人，2016年3月6日初诊。

主诉：反复咳嗽、喘息10余年，加重10天。

病史：10余年前患者感冒后出现咳嗽、喘息，严重时呼吸困难，伴鼻痒、鼻塞、喷嚏、咳黄痰，此后每到冬季遇冷空气即容易复发，予解痉平喘、抗过敏等西药治疗，症状可缓解。10天前患者不慎受凉后再次出现咳嗽、喘息、气紧，于外院输液7天疗效不佳，遂求治于陈老处。诊时症见：喘息、咳嗽、咳黄痰、鼻塞、喷嚏、头昏、纳差，精神睡眠不佳，舌质红、苔黄腻、脉滑数。查体：体温正常，心率110次/分，下鼻甲肥大，咽部充血红肿，扁桃体无红肿化脓，双肺闻及干啰音，胸片X线片示：双肺纹理增粗紊乱。

诊断：喘证。

辨证：痰热壅肺。

治法：清热化痰，宣肺平喘。

方药：麻杏前胡饮（经验方）加减。

蜜麻黄绒 15g	苦杏仁 15g	前胡 15g	法半夏 15g
黄芩 15g	紫菀 15g	款冬花 15g	苏子 15g
白芥子 15g	葶苈子 20g	莱菔子 30g	金银花 15g
连翘 15g	牛蒡子 15g	桔梗 15g	瓜蒌皮 15g
桑白皮 20g	鱼腥草 30g	浙贝母 15g	僵蚕 15g
蝉蜕 15g	藿香 15g	白蒺藜 20g	甘草 6g

煎服法：3剂，每剂水煎成汁900ml，每次温服150ml，1日3次，2日1剂。

二诊：2016年3月13日，患者喘息得到控制，咳嗽、咳痰、鼻咽部充血均减轻。查体：双肺可闻及少量干啰音，心率正常。患者诉腹胀，大便干结，纳差，舌质红，苔薄黄，脉稍滑数。上方去金银花、连翘、牛蒡子，加厚朴15g、茯苓15g、陈皮15g、生大黄10g健脾行气，泻下通便，3剂。

三诊：2016年3月20日，患者喘息已完全消失，咳嗽、咳痰基本缓解，大便畅，纳可，查体：咽部无充血，呼吸稍粗，二诊方去生大黄，7剂，巩固疗效。嘱加强锻炼，增强机体免疫力，积极预防感冒，避免冷空气、烟雾粉尘等过敏原，积极治疗过敏性鼻炎。

四诊：2016年3月30日，患者诸症消失，呼吸平稳，脸色红润，守方治疗巩固疗效。随访半年未复发。

【按语】　喘证是以呼吸困难，甚至张口抬肩，鼻翼翕动，不能平卧为临床特征的病证。《灵枢·本脏》曰："肺高，则上气，肩息咳"。《景岳全书·喘促》云："实喘者有邪，邪气实也，虚喘者无邪，元气虚也"。描述了喘证的表现及病机。陈老认为，喘证由多种疾患引起，病因复杂，临床上分为外感、内伤两类，外感为六淫外邪侵袭肺系，内伤多为饮食不当、情志失调等。病位在肺肾，涉及肝脾，治疗应当分清虚实邪正，实喘治肺，虚喘培补摄纳为主。该患者之喘证为感冒诱发，故病因为外感，表现为喘息、咳嗽、鼻塞、喷嚏、舌质红、苔黄腻、脉滑数，病位在肺，为痰热壅肺证，治以清热化痰，宣肺平喘。

麻杏前胡饮为陈老治疗肺系疾病的经验方，该方由麻黄、杏仁、前胡、法半夏、黄芩、紫菀、款冬花等组成。方中麻黄、杏仁、甘草为三拗汤，具有宣肺平喘之功，现代药理研究麻黄中的麻黄碱具有明显的松弛支气管平滑肌的作用；黄芩清肺热，现代药理研究具有较强的抗炎杀菌效力；前胡降气化痰，宣散风热，对外感风热咳嗽咯痰有特效；紫菀、款冬花为润肺化痰止咳；法半夏燥湿化痰；苏子、白芥子、莱菔子、葶苈子以祛痰利肺，平喘，以改善肺功能，现代药理研究僵蚕、蝉蜕、白蒺藜、藿香有良好的抗过敏作用，诸药合用起到宣肺、平喘、祛痰、止咳的作用。

何福强整理

胸痹 1

李某某，男，70 岁，剑阁县人，2009 年 2 月 18 日初诊。

主诉：胸闷胸痛 1 月。

病史：1 月前，患者胸闷胸痛频发，每日数次，在外院心内科住院治疗近 1 月，给予消心痛、心痛定等口服西药及综合治疗仍缓解不明显，活动后加重，于今日来陈老处要求配合中药治疗。诊时症见：胸闷憋气，时刺痛，疼痛牵及左肩背，喘息，动则尤甚，懒言乏力，心悸多梦，难以熟睡，口苦、口干不欲饮水，不思饮食，大便干燥，面色晦暗，舌质暗红，苔薄黄，脉弦数。查体见心率：100 次/分，血压：134/85mmHg，血常规、肝功、肾功、电解质正常。患者体型肥胖，身高 160cm，体重 70kg，年轻及中年时期有烟酒嗜好，已确诊冠心病 6 年。

诊断：胸痹。

辨证：心血瘀阻，气阴两虚。

治法：活血化瘀，宣痹通络。

方药：血府逐瘀汤加减。

全当归 15g	川芎 15g	红花 10g	赤芍 15g
桃红 15g	枳壳 15g	桔梗 15g	葛根 15g

乳香 10g	丹参 15g	郁金 15g	全瓜蒌 15g
薤白 10g	没药 10g	酸枣仁 15g	甘草 6g
玄参 20g			

煎服法：5 剂，每日 1 剂，每剂水煎至 600ml，每次 200ml，日服 3 次，饭前服。仍服其他西药。

二诊：2009 年 2 月 24 日，患者服上方 5 剂后，胸闷、胸痛减轻，发作次数减少，左肩背痛消失，睡眠好转，大便通畅，饮食增加；晨起活动后心慌、气短乏力，舌质暗红苔薄白，脉沉细。此乃心脉瘀阻渐畅，气阴亏虚，在上方基础上加减，增加益气养阴之品。处方如下：

全当归 15g	川芎 15g	赤芍 15g	桃仁 15g
丹参 15g	郁金 15g	葛根 15g	柏子仁 15g
桔梗 15g	薤白 10g	菖蒲 10g	五味子 10g
麦冬 15g	全瓜蒌 15g	甘草 6g	西洋参粉每次 2g 冲服

10 剂，每日 1 剂，水煎服，日服三次。消心痛由每日 3 片减到每日 1 片口服。

三诊：2009 年 3 月 5 日，胸闷、胸痛及肩背痛消失，饮食、睡眠、二便正常，时有活动后微感胸闷乏力，舌质暗红，苔薄白，脉沉细，上方加黄芪 30g，再服 10 剂后诸症消失而告愈。

胸痹 2

王某某，男，60 岁，剑阁县人，2012 年 10 月 10 日初诊。主诉：胸闷、胸痛 1 年。

病史：1 年前（即 2011 年秋）患者开始出现胸闷、胸痛，常夜间突然发作，疼痛难忍，持续 2~3 分钟，多在情绪激动，劳累之中或突受惊恐时发作。胸痛发作时舌下含化硝酸甘油片可使疼痛缓解，经确诊为冠心病不稳定型心绞痛，在院外西药间断治疗。近 2 月来胸闷胸痛发作频繁，持续时间长（5~10 分钟），心前区有压榨感，痛引左肩，重时延至颈肩，伴有冷汗出，心悸，气短，时感肢冷，多次院外住院治疗，病情时好时坏，于今日来上我科要求配合中药治疗。诊时症见：胸闷胸痛，心悸，气短，时感肢冷，饮食尚可，大小便正常，舌质淡红，苔白，脉弦。心电图提示：ST 段下移，T 波倒置，完全性右束支传导阻滞，血压正常。

诊断：胸痹。

辨证：胸阳不振，寒凝气滞。

治法：宽胸通阳，散寒行气化瘀。

方药：瓜蒌薤白半夏汤加减。

全瓜蒌 15g	薤白 15g	桂枝 10g	细辛 6g
当归 15g	赤芍 15g	桃仁 15g	延胡索 15g
枳壳 15g	乳香 10g	没药 10g	丹参 15g
川芎 15g	郁金 15g	炙甘草 6g	

煎服法：5 剂，每日 1 剂，每剂水煎至 600ml，每次 200ml，日服 3 次，饭前服。

二诊：2012 年 10 月 16 日，胸闷心前区疼痛等症明显减轻，时有汗出，动则心悸，仍用上方加红人参粉，每次 2g 冲服，续服 10 剂。

三诊：2012 年 10 月 27 日，服上方 10 剂后，胸闷、心前区及肩颈疼痛等症消失，精神、饮食、睡眠正常，为巩固疗效，继续给予上方加减，制成蜜丸口服。处方如下：

全瓜蒌 50g	薤白 40g	桂枝 50g	当归 50g
赤芍 50g	桃仁 50g	延胡索 50g	丹参 60g
川芎 50g	郁金 50g	枳壳 50g	红人参 50g
山楂 50g	细辛 20g	炙甘草 20g	

共为细末，炼蜜为丸，每丸 10g，早晚各服 1 丸。服上方 2 剂后，病情稳定。

【按语】　胸痹是指以胸部闷痛，甚者胸痛彻背，短气，喘息，不得安卧为主要临床症状的病证，与西医学所指的冠状动脉粥样硬化性心脏病（心绞痛、心肌梗死）关系密切。其发病原因与寒邪内侵、饮食失调、情志失节、劳倦内伤、年迈体虚等有关；发病特点为突然发病，时作时止，反复发作；多因情志波动，气候变化，饮食不节，劳累过度而诱发。陈老认为：①胸痹的主要病机是"痹塞不通""不通则痛"，为本虚标实，多为虚实夹杂，治疗应"以通为主""通补结合"。其"通"法包括芳香温通法、宣痹通阳法、活血化瘀法。"补"法包括补益气血、温补心肾阳气、滋补心肾精血等。临床实践证明，通法和补法是治疗胸痹的不可分割的两大原则，应通补结合或根据不同的病程阶段、个体差异交替应用。②胸痹以中老年发病为多，有的病情复杂，常合并多种疾病如消渴（糖尿病）、眩晕（高血压病）、高脂血症、肥胖等，有的病情危重，变化多端，临床多采取中西医结合治疗，相互取长补短；在相关指标得到有效控制、稳定后，以中医药为主调整阴阳、气血、虚实，最终达阴阳平衡，气血通畅，正气得补，邪气消除，使机体内环境稳定，达到阴平阳秘，精神乃治。③胸痹不论是何种证型，是急性发作还是缓解期，活血化瘀、理气解郁贯穿其治疗的始终。因其病变部位主要在心，心主血脉，气行则血行，气滞则血瘀，瘀血不去，新血不生。现代药理研究证明，活血化瘀、理气解郁类药物均有不同程度的扩张冠状动脉、改善血液循环、降低血液黏稠度的作用。活血化瘀多选既能活血又能养血的当归、川芎、丹参、赤芍、鸡血藤等，理气常选行气活血又能止痛的郁金、延胡索、香附等，能"行血中气滞、气中血滞"。④胸痹重视固护元气的重要作用。因心主血脉、藏神，为"君主之官""五脏六腑之大主"，元气充足旺盛至关重要。胸痹患者以中老年为多，年老元气渐虚（衰），故陈老在治疗中常用人参以大补元气，扶正固本，对偏于气阴两虚者选西洋参，而对阴虚不明显的则选用红人参，在临床上取得良好的效果。现代药理研究也证明人参可改善血液循环，营养心肌。

王国道整理

慢性充血性心力衰竭

患者刘某，男，70岁，农民，成都市双流区人，2020年10月10日初诊。

主诉：反复心累、气紧、双下肢水肿5年余，加重10天。

病史：患者有多年冠心病病史，未正规治疗，自5年前始，每于劳作后出现心悸、心累、气紧不适，间断性双下肢水肿，不伴胸痛、胸闷、咯血等不适，未予重视，未正规治疗（具体不详），病情逐年加重。10天前患者上述症状加重，心累，气紧明显，双下肢水肿，咳嗽，咳黏液性白痰，无夜间阵发性呼吸困难，经人介绍求治于陈老。诊时症见：神清神差，面色晦暗，口唇稍绀，腹丰满，呼吸稍促，语声低微，心悸、心累、气促，偶有咳嗽，咳黏液性白痰，不易咳出，双下肢水肿，饮食差，睡眠差，大便如常，小便量少，舌体略胖大，舌质淡嫩暗红，少津，苔薄白，脉结。

诊断：慢性充血性心力衰竭。

辨证：心肾阳虚，阴寒内盛。

治法：温通心阳，利水消肿，益气养阴。

方药：茯苓四逆汤加味。

茯苓60g	附片20g（先煎半小时）	炮姜30g
桂枝20g	党参30g	麦冬20g	醋五味子10g
丹参20g	黄芪30g	炙甘草15g

煎服法：3剂，每剂水煎取汁450ml，每次150ml饭后温服，每日3次，每天1剂。

二诊：2020年10月13日。患者诉心累、气紧较前明显减轻，双下肢水肿消退，中上腹胀满缓解，想进饮食，痰较前易咳出，舌体略胖大，舌质淡嫩暗红，津液略少，苔薄白，脉结；效不更方，继续原方3剂温服。后予前方加减调理，随访病情稳定。

【按语】　慢性充血性心力衰竭据临床表现，属于中医"心悸""水肿""喘咳"范畴。《黄帝内经》对心衰相关症候之喘、悸、水肿早有论述，认为其病因为风寒湿三气合而为患及水寒太过，邪害心火；其病机为气虚、血瘀、水饮内停。《伤寒论》云："少阴之为病，脉微细，但欲寐也。"认为阳气虚衰是主要原因，后世大量运用四逆汤类方（四逆汤、四逆加人参汤、真武汤、通脉四逆汤等等）治疗心衰，临床疗效较显著。

陈老认为对于心衰病应重视阳气，治疗从少阴（心肾）入手，重在温壮心肾阳气以治其本，利水消肿以治其标，方选茯苓四逆汤。方中重用茯苓60g以化气利水、平降水气而兼宁心，使邪去则正复；附子大辛大热，温肾回阳驱寒；干姜辛热，温脾散寒，以炮姜易干姜，加强温中之效，如《本经疏证》所云："干姜既得附子，一主其中，一主其下，一主守，一主走，若轻车，若熟路，风行雷动，所当必摧，所击必散，阴散斯阳归，阳归斯病已。"《医宗金鉴》则认为："当以四逆汤，壮阳胜阴，更加茯苓抑阴邪"，又说茯苓"伐水邪"。三药回阳救逆，利水消肿，共为君药。党参、麦冬补气养阴生津，五味子固精，三药合用，为生脉散，补、润、敛三效并致，益气养阴。生脉散一名，首载于张元素之《医学启源》："人参得升麻引用，补上焦之元气，泻肺中之火……得麦冬则生脉"，为生脉散之形，并认为其功效为"补肺中元气不足"，三者共为臣药。

君臣六味药同用，则回阳之中有益阴之功，益阴之中又有救阳之力，攻补皆施。患者舌质淡嫩暗红，气虚明显，且有冠心病，故用丹参、黄芪以益气活血，化瘀利水；桂枝温通经脉，温阳化气，共为佐药。

此案中患者为老年男性，且此病为慢性病，病程长，西医治疗疗效不佳，经陈老准确辨证治疗，取得良好疗效，再次说明中医在危重病治疗中的独特优势。

张利整理

心 悸

患者王某，女，50岁，农民，成都市双流区人，2020年7月10日初诊。

主诉：心慌、多汗2月。

病史：患者2月前无明显诱因出现心慌、汗多，自觉心率增快，测心率为90~100次/分，活动时最快达180次/分，汗出以自汗为主，汗出后背心发凉，无畏寒、发热，无胸痛、呼吸困难等，检查甲状腺功能、心脏彩超、心电图、心肌酶谱等均未见明显异常，予口服"盐酸普萘洛尔片10mg tid 治疗，心率控制在80次/分，但心慌、汗出症状缓解不明显，为求中医治疗，经人介绍求治于陈老。诊时症见：心慌，稍有活动则加剧，烦躁、自汗出，大便频率为1~2次/天，不成形，小便调，精神尚可，眠差、易惊，舌质淡，舌体略胖大，苔白，脉细。既往有焦虑症病史，间断中、西药治疗。否认"高血压、心脏病"等慢性病史。

诊断：心悸。

辨证：心阳不振，心阴不足。

治法：温通心阳，养阴定悸。

方药：桂枝甘草龙骨牡蛎汤合甘麦大枣汤。

| 桂枝30g | 炙甘草15g | 牡蛎30g | 龙骨30g |
| 白芍15g | 生姜15g | 大枣30g | 浮小麦60g |

煎服法：8剂，中药免煎颗粒，每次200ml沸水冲服，每日3次，1日1剂。

二诊：2020年7月18日。患者诉服药3日后自觉心慌、汗出症状减轻，现心率波动在70次/分左右，已停用盐酸普萘洛尔片，汗出已不明显，心慌明显好转。守原方6剂巩固疗效。后随访未再复发。

【按语】 桂枝甘草龙骨牡蛎汤，张仲景用其治疗因误治所致的阴阳离决之阳浮于上、阴陷于下的烦躁证，此方由桂枝、炙甘草、龙骨、牡蛎四味药组成。桂枝、甘草能助心阳，龙骨、牡蛎止烦躁。《名医别录》载龙骨"疗心腹烦满，四肢痿枯，汗出，夜卧自惊""养精神，定魂魄，安五脏""白龙骨疗梦寐泄精，小便泄精"。牡蛎能敛阴潜阳，《海药本草》载牡蛎"主男子遗精，虚劳乏损，补肾正气，止盗汗，去烦热……能补养，安神。"本方具有潜阳、镇惊、补心、摄精之用，临床用于治疗心悸、虚烦、脏躁、失眠、遗精、阳痿等证，并可治由心阳虚损所致的其他病证。

甘麦大枣汤出自《金匮要略》，具有养心安神、和中缓急之功。主治妇人脏躁。症见精神恍惚，悲伤欲哭，不能自主，心烦不安，舌红苔少，脉细数。可治疗癔症、更年期综合征之心阴不足，肝气失和者。

陈老认为，该患者处于更年期，又长期焦虑，思虑过度，致心阳受损、心阴不足，故觉心慌，伴虚烦、自汗、失眠、易惊，舌质淡舌体略胖大，苔白、脉细。证属心阳不振、心阴不足，治以温通心阳，养阴定悸，选方桂枝甘草龙骨牡蛎汤合甘麦大枣汤加味。予桂枝甘草龙骨牡蛎汤全方，加白芍益阴敛营，生姜温中和胃，大枣益气养血、滋脾生津，组成桂枝汤以滋阴和阳，调和营卫，重用浮小麦益气固表止汗，合炙甘草、大枣以疗脏躁。综上，患者心阳得振，阴血得养，卫表得固，故诸症自平。

张利 整理

胃溃疡

王某，男，47岁，农民，剑阁县人，初诊日期：2005年4月20日。

主诉：反复上腹疼痛2年，复发10天。

病史：2年前患者因不明原因出现上腹部隐隐作痛，嗳气，喜欢温热食物，偶尔有反酸，间断院外服西药奥美拉唑等治疗，疼痛时发时止。10天前患者受凉后感上腹近心窝处疼痛，难以忍受，伴恶心，恶寒，身痛，疼痛局限于上腹部，无放射痛，经当地治疗效果欠佳，于今日求治于陈老。诊时症见：上腹痛，恶寒喜暖，脘腹得温则痛减，遇寒则痛增，口不渴，喜热饮，嗳气，反酸，恶心，恶寒，身痛，舌质淡红，苔白，脉弦紧。查体：上腹正中压痛，拒按。B超示：肝胆胰脾未见异常。胃镜示：胃溃疡。

诊断：胃溃疡。

辨证：寒邪客胃。

治疗：温中散寒，理气止痛。

方药：香苏饮加减。

香附 12g	紫苏梗 12g	陈皮 12g	良姜 10g
藿香 15g	玄胡 15g	川楝子 10g	山楂 15g
神曲 15g	厚朴 15g	法罗海 15 g	甘草 3 g

服法：2 剂，每剂水煎取汁 600ml，每次 200ml，1 日 3 次，1 日 1 剂。

二诊：2005 年 4 月 22 日，患者服上方后，疼痛明显好转，精神较佳，无恶心，舌质淡红，苔白，脉弦紧。查体：腹软，剑突下压痛，无反跳痛。患者服上方有效，守原方，7 剂。

三诊：2005 年 4 月 30 日，患者再进 7 剂后，胃痛大减，无恶心、嗳气、反酸，无恶寒、身痛，饮食尚可，大便通畅，舌质淡红，苔薄白，脉迟缓。查体：无明显剑突下压痛。现表寒已解，寒邪已去，予扶正，方用理中汤加味。

党参 15g	干姜 10g	白术 10g	法半夏 10g
茯苓 15g	陈皮 12g	广木香 12g	高良姜 10g
砂仁 10g	甘草 3g

5 剂，煎服法同前。

四诊：2005 年 5 月 6 日，患者服上方 5 剂后，诸症缓解，为巩固疗效，嘱其用成药香砂养胃丸，每次 10 丸，1 日 3 次。调理 2 月余，复查胃镜示溃疡已愈。

【按语】　外感寒邪内客于胃，寒主收引，则阳气被寒邪所遏而不得舒展，致气机阻滞，故胃痛暴作，寒邪得阳则散，遇阴则凝，所以得温则痛减，遇寒则痛增，胃无热邪，故口不渴，热能胜寒，故喜热饮。胃气上逆则恶心及嗳气，寒邪肌表则恶寒身痛，苔薄白属寒，脉弦主痛，紧主寒。四诊合参，证属寒邪客胃。陈老针对这类疾病，在临证时，均询问过去有无胃痛史，还要了解近日是否有感寒或进食生冷史。以胃痛暴作、恶寒喜温为辨证要点。陈老常用香苏饮、良附丸加减，每获奇效；方中香附、紫苏梗、藿香疏散风寒，和胃止呕，良姜散寒止痛，玄胡、川楝子、法罗海止痛，厚朴温中行气，山楂、神曲导滞。三诊时寒邪已散，脉迟缓，脾胃虚寒之象已显，故用理中汤加味而取效。

李云安整理

胆汁反流性胃炎

吴某，女，44岁，居民，成都市双流区人，2020年9月18日初诊。

主诉：腹胀1年。

病史：患者1年前开始出现腹胀，以脐周为主，饥饿时加重，嗳气频频，恶心欲吐，伴咽痒、咳嗽，干咳为反主，食欲可，但不敢多进食。曾在外院行胃镜检查提示：胆汁反流性胃炎，予中西药治疗（具体不详），效果欠佳，辗转就医多地，痛苦不堪，经人介绍就诊于陈老处。诊时症见：腹胀，饥饿时明显，嗳气，咽痒，干咳，颈部酸痛不适，大小便正常，舌红苔薄黄，脉弦。既往有颈椎、腰椎病史。

诊断：慢性浅表性胃炎伴胆汁返流。

辨证：肝胃不和。

治法：舒肝和胃，行气消胀。

方药：柴胡疏肝散加减。

北柴胡15g	麸炒枳壳15g	白芍30g	醋香附15g
醋延胡索20g	广藿香15g	砂仁10g	豆蔻15g
丁香5g	竹茹15g	炒山楂20g	建曲20g
槟榔15g	姜草果仁15g	鸡内金20g	法罗海30g
秦艽15g	炒露蜂房15g	酒乌梢蛇15g	川木香15g
姜厚朴15g	茯苓15g	陈皮15g	浙贝母15g
炒僵蚕15g	甘草6g		

煎服法：10剂，每剂水煎取汁1 200ml，每次200ml，1日3次，2日1剂。

二诊：2020年10月9日。服上方后，患者嗳气、恶心欲吐好转，颈部酸痛及咳嗽明显好转，仍有腹胀，以脐周为主，大便干结难解。上方去延胡索、法罗海、川木香、浙贝母、僵蚕，加隔山撬30g、炒稻芽20g、玄参20g、大黄6g、炒冬瓜子30g。继服3剂。

三诊：2020年10月16日。患者便秘减轻，嗳气好转，仍有上腹胀痛，上方去隔山撬、炒稻芽，加郁金15g、青皮15g、延胡索20g，继服3剂。

四诊：2020年10月23日。患者大便通畅、恶心欲吐缓解，腹胀、嗳气明显好转，现仍肩颈酸胀。上方去丁香、竹茹、玄参、大黄、炒冬瓜子，加葛根20g、丹参30g、隔山撬30g。继服3剂善后。

【按语】　胆汁反流性胃炎属于祖国医学"胃脘痛""痞满"等范畴。叶天士《临证指南医案》指出："女子以肝为先天"，因经带胎产屡伤于血，机体处于"有余于气，不足于血"的状态。陈老指出：气有余则肝气易郁易滞，血不足则肝血易虚，情绪易于抑郁。脾胃为气血生化之源，胃气下降，有赖于肝的疏泄功能正常，肝气条达，胃气平和则饮食正常，肝气郁滞，横逆犯胃，胃失和降，胃气上逆症见腹胀，嗳气频频，故予柴胡疏肝散加减疏肝和胃，肝胃同治，重在和胃。方中北柴胡、麸炒枳壳、白芍、醋香附、醋延胡索疏肝柔肝，广藿香、砂仁、豆蔻温中行气，丁香、竹茹降逆止呕，炒山楂、建曲、鸡内金健胃消食，槟榔、姜草果仁、姜厚朴下气除满，法罗海、川木香行气止痛，陈皮、茯苓健脾和胃。本病例既往有颈椎、腰椎病史，反复肩颈、腰背不适，故予秦艽、炒露蜂房、酒乌梢蛇、丹参、葛根等祛风活血止痛之品。因胆汁反流，故有咽痒咳嗽，予僵蚕、浙贝母利咽止咳。

许宁整理

胃神经官能症

李某，女，33岁，干部，剑阁县人，2015年12月25日初诊。

主诉：脘胀、嗳气2年。

病史：患者2年前因与丈夫离异后逐渐出现胃脘胀闷，嗳气纳差，失眠多梦，心慌气短，就医后按焦虑症治疗，长期服镇静、催眠等药，失眠多梦，心慌气短症状有所改善，但仍觉脘腹胀满，嗳气。半年前到某医院消化内科就诊行胃镜检查示：胃及食道未见异常；B超：肝胆胰脾未见异常；肝功能正常。西医诊断为"胃神经官能症"，口服莫沙必利及谷维素等药效果欠佳，于今日求治于陈老。诊时症见：胃脘胀闷，攻撑作痛，脘痛连胁，嗳气频繁，每因情志因素症状加重，舌淡，苔薄白，脉沉弦。

诊断：胃神经官能症。

辨证：肝气犯胃。

治疗：疏肝理气和胃。

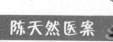

方药：四逆散加味。

柴胡 15g	枳实 15g	白芍 30g	香橼 15g
佛手 15g	香附 15g	青皮 15g	郁金 15g
旋覆花 15g	甘草 6g		

煎服法：5 剂，每剂水煎成汁 1 200ml，每次 200ml，1 日 3 次，2 日 1 剂。

二诊：2016 年 1 月 7 日，患者服上方 5 剂后，上述症状均有不同程度好转，效不更方，继服 15 剂病愈，嘱服逍遥丸 1 月以巩固疗效，随访 1 年未复发。

【按语】　肝主疏泄而喜条达，若情志不舒，则肝气郁结不得疏泄，横逆犯胃而作痛，胁乃肝之分野，而气多走窜游移，故疼痛攻撑连胁，气机不利，肝胃气逆，故脘胀嗳气，肝郁更甚，气结复加，故每因情志而病情加重。陈老常用四逆散加减而取效，四逆散方源于《伤寒论》，是张仲景为"少阴病，四逆，其人或咳，或悸，或小便不利，或腹中痛，或泄利下重"而设。由柴胡、枳实、芍药、甘草组成。柴胡与芍药一升散一收敛，可使柴胡升散而无耗伤阴血之弊，芍药收敛而无敛邪留寇之虑；柴胡与枳实为伍，一升一降，令气机升降条达，并奏升清降浊之效；枳实与白芍相配，一入气分，一入血分，故能理气和血，使气血调和；而芍药与甘草，有缓急止痛之能；若从脏腑角度来看，柴胡、芍药入肝、胆经，枳实、甘草入脾、胃经，则本方又有疏肝理脾之功；加香橼、佛手、香附、青皮、郁金增强柴胡与枳实疏肝理气和胃作用，旋覆花降逆止嗳。

徐兴培整理

功能性消化不良

吴某，男，44 岁，成都市双流区人，农民，2017 年 11 月 09 日初诊。

主诉：间断上腹部疼痛 4 年，复发 7 天。

病史：4 年来患者间断出现上腹部疼痛，饥饿时及紧张时加重，有早饱感，疼痛时多伴有腹胀嗳气，嗳气后症状可减轻，曾到多家医院就诊，行胃镜检查提示慢性非萎缩性胃炎，肠镜、腹部彩超及 CT 均未见明显异常，幽门螺杆菌检查阴性，服用埃索美拉唑及莫沙必利分散片等药症状可减轻，但反复发作。后又到成都某三甲医院诊断为功能性消化不良，仍服西药（药名不详），效果欠佳。7 天前上述症状再发，频发呃逆、腹胀，再次服用西药无改善，今日就诊于陈老处。诊时症见：上腹部疼痛，餐后饱胀不适，嗳气，睡眠差，舌淡红苔薄黄，脉细。

诊断：功能性消化不良。

辨证：肝胃不和，胃气上逆。

治法：疏肝行气，和胃降逆。

方药：柴胡疏肝散加减。

柴胡 15g	香附 15g	枳壳 15g	白芍 50g
鸡内金 15g	荜澄茄 10g	茯苓 15g	陈皮 15g
竹茹 10g	川木香 15g	砂仁 15g	豆蔻 15g
槟榔 15g	炒麦芽 20g	莱菔子 30g	厚朴 15g
甘草 15g			

煎服法：4付，每剂水煎取汁1 200ml，分3次餐后温服，每次200ml，每日3次，2日1剂。嘱清淡饮食，调畅情志，适当运动，避免辛辣油腻食物。

二诊：2017年11月16日，患者诉腹痛、嗳气症状明显减轻，舌淡红苔薄白，脉细。效不更方，续前方7剂，2日1剂。

后随访，患者症状消失，两年多未复发。

【按语】 功能性消化不良是指具有餐后饱胀不适、早饱感、上腹痛、上腹烧灼感中的一项或多项的症状，而不能用器质性、系统性或代谢性疾病等来解释产生症状原因的疾病，属于中医"胃脘痛"范畴。胃脘痛之名最早记载于《黄帝内经》，《灵枢·邪气脏腑病形》指出："胃病者，腹䐜胀，胃脘当心而痛。"《黄帝内经》首先提出胃痛的发生与肝、脾有关，还提出寒邪、伤食致病说。陈老认为，当以"不通则痛"为主要着眼点，治以疏通气机，和胃止痛为主，再结合虚实施治。属于胃寒者，散寒即所谓通；属于食停者，消食即所谓通；属于气滞者，理气即所谓通；属于热郁者，泄热即所谓通；属于血瘀者，化瘀即所谓通；属于阴虚者，益胃养阴即所谓通；属于阳虚者，温运脾阳即所谓通。根据不同病机而采取相应治法，才能活用"通"法。本案病机为肝胃不和，气机阻滞，胃气上逆，故治以疏肝行气，和胃降逆，选方柴胡疏肝散加减，由于药证契合，故取效甚速。

杨贵生整理

胃脘痛 1

宋某，女，38岁，成都市崇州人，2019年9月14日初诊。

主诉：间断胃脘部疼痛1年，加重1月。

病史：1年前患者出现胃脘部疼痛及腹部不适感，在当地医院做胃镜提示慢性非萎缩性胃炎伴糜烂、痘疹、胃窦溃疡、胃底息肉，行息肉摘除术等治疗后，症状好转，之后间断出现胃脘部隐痛，继续院外治疗（具体不详），效果欠佳。1月前其母因胃癌去世，患者心情悲伤而致胃脘部疼痛加重，服用西药（具体用药不详），症状未缓解，经人介绍到陈老处就诊。诊时症见：消瘦，面色少华，神疲畏寒，少气懒言，胃脘部隐痛，喜温喜按，每晚10点左右胃脘部拘急疼痛，持续2小时左右，纳差，大便稀溏，反酸，嗳气，舌淡苔白，边有齿痕，左脉细弦，右关脉独大。

诊断：胃脘痛。

辨证：脾胃虚寒，肝气郁结。

治法：益气温中，疏肝理气，缓急止痛。

方药：参芪建中汤合四逆散加味。

党参20g	炙黄芪30g	桂枝10g	酒白芍50g
大枣15g	柴胡15g	枳壳15g	厚朴15g
黄连15g	吴茱萸5g	海螵蛸15g	瓦楞子20g
木香15g	荜澄茄15g	高良姜15g	法罗海20g
炒白术20g	茯苓15g	陈皮15g	鸡内金20g
炒山楂30g	建曲20g	隔山撬30g	甘草5g
饴糖50g（自加）			

煎服法：3剂，每剂水煎取汁900ml，每次150ml，饭后半小时温服，1日3次，2日1剂。

二诊：2019年9月21日，患者白天胃痛减轻，大便成形，夜晚仍有绞痛，持续2小时左右，脉细，舌淡苔薄白。上方白芍改为60g以缓急止痛，加九香虫10g以温补脾肾，8剂。

三诊：2019年10月12日，患者精神转佳，白天无疼痛，夜晚疼痛时间减少到半小时以内，无反酸，无畏寒，无嗳气，但仍不思饮食，脉细缓，故去吴茱萸、瓦楞子，加砂仁 15g、白豆蔻 15g 化湿醒脾、行气和胃，考虑其有胃息肉，故加浙贝母 15g 化痰散结，继服 7 剂，诸症缓解，随访半年未复发。

【按语】 胃脘痛即胃痛，指自觉剑突下的上腹部位疼痛的症状，常分为肝胃气滞证、湿热互结证、胃阴亏损证、瘀血胃络证、脾胃虚寒证。此案发病时间较长，反复发作，其人消瘦，面色少华，神疲畏寒，少气懒言，胃脘部时有隐痛，大便稀溏，喜温喜按，舌淡苔白，边有齿痕，乃脾胃虚寒之候；晚上 10 点为亥时，从地支的五行分属来说，亥时为水属北方，主冬，这个时候阴寒较胜，寒主收引，阴寒之邪客于本已虚寒的脾胃，阳气被寒邪所遏而不得舒展，气机阻滞，筋脉挛急，故见胃脘部拘急疼痛；其母去世，心情悲伤，肝气郁结，横逆犯胃，故嗳气、反酸；舌淡苔白，边有齿痕为脾虚，脉弦主肝郁。治宜益气温中，疏肝理气，缓急止痛，选方参芪建中汤合四逆散加味。方中党参、黄芪益气，用饴糖、大枣之甘以建中缓急；桂枝之辛通调卫气，白芍之酸收敛营气，重用缓急止痛；四逆散疏肝解郁；黄连、吴茱萸、海螵蛸、瓦楞子以降逆制酸；鸡内金与法罗海、川木香、高良姜、荜澄茄以温中散寒、行气止痛，是陈老治疗脘腹冷痛的常用药物组合；炒白术、茯苓、陈皮、鸡内金、炒山楂、建曲、隔山撬健脾消食。二诊中加九香虫以补肾阳、温脾阳，补先天、养后天，三诊时去掉制酸之吴茱萸、瓦楞子，加醒脾和胃散结之白豆蔻、砂仁、浙贝母，服后病愈。

廖壮凌整理

胃脘痛 2

刘某，女，63 岁，农民，成都市双流区人，2020 年 4 月 17 日初诊。

主诉：剑突下胀痛 5 年。

病史：5 年前开始，患者出现剑突下疼痛，为胀痛，有时较剧烈，疼痛时冒冷汗，与情志相关，生气时加重，伴打嗝、胀气，无反酸及恶心呕吐，无腹泻及肩背疼痛，曾在外院完善腹部彩超、胃镜、心电图等检查，提示慢性浅表性胃炎，予中西药治疗，疗效欠佳，病情反反复复，遂求治于陈老。诊时症见：剑突下疼痛，呈胀痛，便秘（2 日 1 次），耳鸣，眠差，夜间唇周烧灼感，舌淡苔厚腻，脉滑。

诊断：胃脘痛。

辨证：肝胃不和证。

治法：疏肝理气，健脾和胃。

方药：柴胡疏肝散加减。

柴胡 15g	香附 15g	枳壳 15g	炒白芍 50g
延胡索 30g	广藿香 15g	砂仁 15g	豆蔻 15g
炒鸡内金 20g	法罗海 15g	厚朴 15g	茯苓 15g
炒陈皮 15g	炒山楂 30g	建曲 20g	槟榔 15g
草果仁 15g	炒麦芽 20g	炒莱菔子 30g	隔山撬 30g
炒稻芽 20g	川木香 15g	石菖蒲 20g	藕节 30g
玄参 20g	炒冬瓜子 30g	甘草 6g	

煎服法：3剂，每剂水煎取汁1 200ml，每次200ml，饭后半小时温服，1日3次，2日1剂。

二诊：2020年4月24日，患者剑突下胀痛好转，仍眠差、背心冷、大便不畅，耳鸣，伴晨起口苦、头昏痛，前方去川木香，加大黄5g，7剂。

三诊：2020年5月15日，患者剑突下胀痛、耳鸣、大便干结均较前好转，仍有头痛，前方去石菖蒲、藕节，加用蔓荆子、藁本、防风各15g，3剂。

四诊：2020年5月22日患者头痛缓解，大便已通，剑突下疼痛明显好转，诉晨起口苦明显，口有黏腻感，前方去蔓荆子、藁本、防风、法罗海，加薏苡仁30g、佩兰15g、金钱草30g、滑石20g清热除湿善后。

【按语】　胃脘痛是以上腹胃脘部疼痛为主证的一种病症。其名始见于《黄帝内经》。对于其病因病机，多从肝气犯胃入手，如《素问·六元正纪大论篇》曰："木郁之发……故民病胃脘当心而痛"。陈老认为，该患者剑突下胀痛与情志相关，伴打嗝、胀气，证属肝气犯胃，胃失和降。胃为水谷之海，主受纳腐熟水谷；肝主疏泄，调畅一身之气机。肝气条达舒畅，则中焦脾胃腐熟运化水谷功能正常；肝气郁滞，则气机失于调畅，肝失疏泄，横逆犯胃，气机郁滞，不通则痛。故本病治疗之关键在于疏泄调畅中焦气机，以"疏肝和胃、理气止痛"为法。柴胡疏肝散出自于明代医家张景岳之《景岳全书》。方中柴胡疏肝解郁，香附、枳壳助其理气行滞，白芍为柔肝缓急、养肝敛阴的核心药物，陈老常用量为30～50g，与柴胡配伍，一散一收，相辅相成，与延胡索、川木香合用，具有很好的理气止痛效果；炒麦芽、炒莱菔子消食理气，对胀气症状其效若神；厚朴、茯苓、陈皮健脾理气；患者耳鸣，加石菖蒲、藕节，为陈老治疗耳鸣常用药对；玄参、冬瓜子润肠通便；四诊时患者口感黏腻，陈老考虑其湿热内盛，予薏苡仁、佩兰、金钱草、滑石清热除湿。全方体现了陈老治病求本、病症结合、解决主症的临床用药思路。

陈佩斯整理

胃痞病 1

吴某，男，32 岁，工人，成都市青白江区人，2019 年 4 月 5 日初诊。

主诉：反复脘腹胀满、大便稀溏 3 年，加重 1 月。

病史：患者 3 年来反复出现脘腹胀满不适，嗳气微呕，似痛非痛，按压无明显痛感，大便稀溏，每日 3~4 次，大便时不爽快，总感便犹未尽，多次住院行胃镜、B 超检查，均未发现器质性病变，西医诊断为：慢性胃炎、结肠炎、胃肠神经官能症、肠易激综合征。曾口服黄连素片、莫沙必利片、双歧杆菌活菌胶囊等，疗效不佳。近 1 月来上述症状明显加重，困扰工作及生活，遂求治于陈老。诊时症见：脘腹胀满，嗳气，微呕，饮食不香，大便稀溏，每日 4 次，失眠多梦，头昏乏力，情绪不安，面色微白，舌苔黄白相间而腻，舌尖红，脉弦滑。

诊断：胃痞病。

辨证：寒热错杂证。

治法：消痞散结，平调寒热。

方药：半夏泻心汤加味。

法半夏 12g	干姜 12g	黄芩 12g	黄连 8g
党参 20g	大枣 12g	炙甘草 10g	茯苓 15g
炒白术 15g	白芍 20g	大腹皮 15g	厚朴 10g
焦山楂 30g			

煎服法：5 剂，每剂水煎成汁 1 200ml，饭后温服，每次 200ml，1 日 3 次，2 日 1 剂。

二诊：2019 年 4 月 16 日，患者服上药 5 剂后，精神状态较之前好转，脘腹胀满减轻，嗳气、食欲稍增加，大便次数减为每日 2 次，仍稀溏，失眠有改善，舌苔黄白相间微腻，舌红，脉弦滑，效不更方，10 剂。

三诊：2019年5月10日，脘腹胀满已经消失，饮食尚可，睡眠较佳，唯饭后偶有打嗝，大便不成形，便色正常，无头昏乏力，无呕吐，舌苔白微腻，舌红，脉微弦。上方减大腹皮、厚朴，加黄芩10g、黄连5g，加柿蒂12g，再服10剂。随访至今，未见复发。

【按语】 《伤寒论·辨太阳病脉证并治》："但满而不痛者，此为痞，柴胡不中与之，宜半夏泻心汤。"该案病程迁延反复3年，经各种检查均无器质性病变。陈老认为该患者属升降失常，湿困脾胃，脾虚不运，中焦痞满，投用半夏泻心汤加味。方中半夏降逆散结，干姜温中止呕，两药合用，辛开散结消痞；黄芩、黄连以苦降胃气之逆；党参、炙甘草、大枣补益脾胃之气，助其健运；再加白芍缓其急；加茯苓、炒白术运化脾湿；大腹皮、厚朴导滞以行气化湿；焦山楂消食健胃。三诊时患者脘腹胀满已消失，睡眠也安宁，唯饭后偶有打嗝，故去大腹皮、厚朴，减黄芩、黄连量以免苦寒败胃，加柿蒂降气止呕。纵观全方，体现了辛开苦降、健脾运湿甘调之法，寒去热清，升降复常，则痞满可除，呕利自愈，是治疗升降失常、脾胃湿困之痞的有效方剂。

胡怀正整理

胃痞病2

丁某，女，59岁，农民，成都市温江区人，2020年1月18日初诊。

主诉：胃脘部胀满不适3月。

病史：3月患者因情绪变化出现胃脘胀满不适，嗳气，反酸，胃脘部灼烧不适，时感隐痛，进食后上述症状加重，无腹泻、呕吐，无发热恶寒，无气紧、心悸、胸闷。间断院外服中、西药治疗欠佳（用药不详），于今日求治于陈老。

诊时症见：神清，神差，脘腹痞满，嗳气，反酸，胃脘部灼烧不适，时感隐痛，舌质红，苔薄黄，脉弦。

诊断：胃痞病。

辨证：肝胃不和。

治法：疏肝解郁，和胃消痞。

方药：柴胡疏肝散加减。

| 北柴胡15g | 麸炒枳壳15g | 白芍50g | 香附15g |

醋延胡索 20g	酒黄连 20g	海螵蛸 15g	川木香 15g
炒鸡内金 20g	炒山楂 20g	炒麦芽 20g	茯苓 15g
炒莱菔子 30g	炒栀子 15g	厚朴 15g	百合 20g
陈皮 15g	甘草 6g		

煎服法：3 剂，每剂煎取 900ml，每次 150ml 空腹温服，每日 3 次，2 日 1 剂。

二诊：2020 年 1 月 25 日，患者胃脘部胀满不适基本缓解，嗳气、胃脘部隐痛减轻，反酸、胃脘部灼烧不适仍时有发作，上方去厚朴，加吴茱萸 10g、丁香 10g、竹茹 15g，3 剂。

三诊：2020 年 2 月 4 日，胃脘部胀满不适消除，嗳气、反酸进一步减轻，仍时觉有胃脘部烧灼不适，但程度有所减轻，原方去川木香，加地骨皮 15g、败酱草 30g，3 剂。

四诊：2020 年 2 月 12 日，患者述胃脘部胀满不适缓解，嗳气、反酸、胃脘部灼烧不适基本消除，上方继服 4 剂，病愈。

【按语】 胃痞以胃脘部出现痞塞、胸膈胀满，触之无形，按之柔软，压之无痛为主要病证。胃痞在《黄帝内经》中称为"痞""痞寒"和"痞隔"。多由于感受外邪，内伤饮食、情志，脾胃虚弱所致，基本病机为中焦气机不利，脾胃升降失职，病位在胃，与肝、脾关系密切。叶天士在《临证指南医案》中提出"肝气不疏，厥阴滞积""肝为起病之源，胃为传病所"。《血证论》："木之性主于疏泄，食气入胃，全赖肝木之气以疏泄之，而水谷乃化"，若肝失疏泄，气郁不达，横逆犯胃，胃气阻滞，则表现胃脘胀满痛不适。

陈老十分重视疾病传变规律，"见肝之病，知肝传脾，当先实脾"，治疗胃痞胀满不适时，应溯源追根，以肝郁脾虚，肝胃不和较多，特别是中老年妇女，情绪常有不和，则发为痞满。陈老常以柴胡疏肝散加减治疗胃痞，取得较好疗效，该方出自《景岳全书》，具有疏肝解郁，理气止痛之功效；方中柴胡疏肝解郁为君；香附理气解郁，厚朴、延胡索、川木香、陈皮、枳壳疏肝理气止痛，共助柴胡疏肝经之郁为臣；白芍养血柔肝，缓急止痛，黄连、炒栀子，清热除湿治疗呕吐吞酸，鸡内金、焦山楂、炒麦芽、炒莱菔子消积运化，海螵蛸治疗心烧共为佐。二诊、三诊根据症状的变化药物随症加减而病愈。

李建伟整理

胃痞病 3

高某某，女，39 岁，教师，成都市温江区人，2020 年 7 月 7 日初诊。

主诉：反复胃脘部痞胀不适 5 年，加重 1 月。

病史：患者 5 年前因情绪不畅出现上腹部痞胀不适，时引两胁，反酸，纳差，就诊于成都市某医院，做胃镜，提示"慢性非萎缩性胃炎"，给予西药治疗（具体用药不详）后好转，此后每因情绪变化或饮食不慎发作。1 月前因受凉上述症状加重，服用西药后效不佳，今来我院求诊于陈老。诊时症见：患者上腹痞胀不适，引两胁，喜嗳气，纳差，二便调，舌质红，苔薄黄，脉弦。

诊断：胃痞病。

辨证：肝郁气滞。

治法：疏肝理气。

方药：柴胡疏肝散加减。

北柴胡 15g	麸炒枳壳 15g	炒白芍 50g	香附 15g
醋延胡索 30g	酒黄连 15g	炒鸡内金 20g	法罗海 15g
川木香 15g	炒山楂 30g	炒麦芽 20g	炒莱菔子 30g
厚朴 15g	茯苓 15g	陈皮 15g	砂仁 15g
麸炒白术 20g	豆蔻 15g	隔山撬 30g	建曲 20g
焦山楂 20g	甘草 6g		

煎服法：7 剂，每剂水煎成汁 1 200ml，每次温服 200ml，1 日 3 次，2 日 1 剂。嘱其畅情志，饮食清淡。

二诊：2020 年 7 月 21 日，患者服用上方后，上腹痞胀好转，嗳气好转，进食增加，夜尿多，上方基础上加益智仁 20g、桑螵蛸 20g，15 剂。

三诊：2020 年 8 月 23 号，患者胃脘痞胀基本消失，情志舒畅，改用香砂六君子汤，2 剂，巩固疗效。

【按语】 本例患者以"胃脘痞胀、嗳气"为主要症状，属中医"胃痞"范畴。患者起病和情绪有关，表现为上腹痞胀引两胁，胁肋为肝经分野，属肝，与肝失疏泄有关，辨证为"肝郁气滞"。治以疏肝理气，给予柴胡疏肝散加减。柴胡疏肝散出自明代著名医家张景岳的《景岳全书》，为一典型的疏肝解郁方，临床应用非常广泛。方中柴胡、白芍、枳壳、香附疏肝理气解郁，消除病因；

法罗海，木香，厚朴，陈皮行气消痞；气郁食滞，运化不及，予焦山楂、炒麦芽、鸡内金、炒莱菔子化其滞；食滞久而化热，以黄连清其热，食滞湿停，给予茯苓、砂仁、豆蔻、炒白术健脾、醒脾、除湿。肝郁解，气滞消，脾运复，则痞胀除。

纵观陈老用此方，有以下特点：一是重用白芍。陈老每每用柴胡疏肝散疏肝解郁时，方中白芍均重用至50g。肝主藏血，主疏泄，白芍味苦、酸、性微寒，归肝脾经，重用以养血敛阴柔肝，肝得到濡养，其疏泄功能恢复。二是"治未病"思想。《黄帝内经》曰："上工治未病，不治已病，此之谓也"。治未病即采取相应的措施，防止疾病的发生发展，即"未病先防和既病防变"。此患者从症状上来讲，无明显脾虚现象，但陈老用了健脾醒脾除湿药：茯苓、白术、砂仁、豆蔻，充分体现了"见肝之病，知肝传脾，当先实脾"的"治未病"中的"既病防变"思想，阻止患者病情进一步进展。三是"标本兼治""对症处理"贯穿始终。陈老认为，在治病求本的基础上，减轻患者症状、增强患者治病信心非常重要，故陈老加用了法罗海、木香、厚朴、陈皮行气消痞，同时加用焦山楂、炒麦芽、鸡内金、炒莱菔子化其滞，对症处理，使患者肝的疏泄功能恢复的同时，胃脘部痞胀的症状能得到及时地缓解，减轻患者痛苦。

岳定辉整理

痞 满

宋某，女，42岁，居民，成都市温江区人，2021年4月22日初诊。

主诉：胃脘胀满3月，加重1月。

病史：3月前，患者出现胃脘胀满不适，平卧后加重，按揉胃脘部能稍缓解，嗳气频繁。经口服西药（用药不详）稍好转。1月前，患者因情志不遂上述症状加重，嗳气频繁，并出现左侧眼睑不自主抽动，严重影响生活，曾在外院做腹部彩超，未发现异常。继续西药治疗欠佳，患者欲寻求中医治疗，遂求治于陈老。诊时症见：胃脘胀满，嗳气，无压痛，无反酸，左侧眼睑瞤动，少气懒言，纳差，大便头节干，脉沉细，舌淡边齿痕，苔白腻。

诊断：胃痞。

辨证：脾胃气虚。

治法：健脾益气。

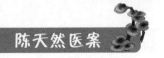

方药：四君子汤加味。

党参 20g	茯苓 15g	炒白术 15g	北柴胡 15g
麸炒枳壳 15g	炒白芍 30g	川木香 15g	川芎 15g
槟榔 15g	当归 15g	生地黄 15g	地龙 15g
陈皮 15g	甘草 6g		

煎服法：2 剂，每剂水煎取汁 1 200ml，温服，每次 200ml，1 日 3 次，2 日 1 剂。

二诊：2021 年 4 月 27 日，患者服上方后，胃脘胀满、嗳气，眼睑瞤动等症状都减轻，今日予上方继服，3 剂。

三诊：2021 年 5 月 6 日，患者胃脘胀满症状消失，无嗳气，偶眼睑瞤动，舌淡苔薄白，脉细。嘱患者加用艾灸治疗眼睑瞤动，忌汗出当风。

【按语】　痞满是以自觉心下痞塞，胸膈胀满，触之无形，按之柔软，压之无痛为主要症状的病证。痞满病机有虚有实，主要是中焦气机不利，脾胃升降失职。陈老认为对于现代人，生活、饮食习惯导致实证居多，即使有虚证，也是虚实夹杂，治疗时根据病机用泻实法或补虚泻实法。中焦气机不利，病位在脾、在肝，脾为五脏，满而不实，故以健脾为主，脾虚，营血不足，肝失疏泄而致脘腹胀满，故应调和肝脾。该患者胃脘胀满，按揉则减轻，少气懒言，大便头节干，脉沉细，舌淡边齿痕，为脾气不足表现，胃胀、嗳气、纳差为中焦气机不畅、肝脾不和表现，眼睑瞤动是脾虚，气血生化不足，气血不足无以濡养肌肉引起。故治以益气健脾，调和肝脾。方中四君子汤益气健脾，四逆散调和肝脾，陈皮理气健脾，川木香、槟榔行气，通畅气机，四物汤养血调血，加地龙息风通络以疗因气血不足引起的眼睑瞤动。纵观全方，益气健脾、调和肝脾为主，养血调血为辅，标本兼治。

庞荷整理

慢性胆囊炎

李某，女，41 岁，职员，成都市人，2013 年 4 月 20 日初诊。

主诉：右胁疼痛 7 天。

病史：7 天前患者因进食油腻食物出现右胁疼痛，牵连右后背，胸闷，纳果，嗳气频作，口干苦，大便干，小便黄，B 超示胆囊炎，经院外服中西药治疗欠佳，遂前来找陈老治疗。诊时症见：右胁疼痛，牵连右后背疼痛，胸闷，纳呆，嗳气频作，口干苦，大便干，小便黄，舌红苔黄腻，脉弦数。既往有慢性胆囊炎病史。

诊断：慢性胆囊炎。

辨证：肝胆湿热兼肝郁气滞。

治法：清热利湿，疏肝理气。

方药：龙胆泻肝汤合四逆散加减。

龙胆草 10 g	黄芩 15g	栀子 15g	柴胡 15g
枳壳 15g	白芍 30g	香附 15g	川楝子 15g
延胡索 15g	鸡内金 10g	法罗海 15g	薏苡仁 30 g
炒山楂 20g	厚朴 15g	茯苓 15g	陈皮 10g
甘草 5g			

煎服法：4 剂，每剂水煎取汁 1 200ml，每次温服 200ml，1 日 3 次，2 日 1 剂。

二诊：2013 年 4 月 29 日，患者服上方后，疼痛明显减轻，时感右胁胀痛，仍感口干苦，大便干，小便黄，舌红苔黄腻，脉弦数。上方加生大黄 5g。4 剂。

三诊：2013 年 5 月 6 日，患者服上方 4 剂后，右胁疼痛缓解，无口干苦，二便正常，为巩固疗效继续上方加减治疗，去生大黄、川楝子、延胡索、加川木香 15g、白豆蔻 15g，4 剂。后随访诸症已缓解。

【按语】　胆囊炎属中医"胁痛"范畴，病因与饮食失节、感受外邪、情志失调、虫石积滞、久病体虚等相关。该患者因饮食不节，过食油腻之物，损伤脾胃，湿热内生，郁于肝胆，肝胆失于疏泄，气阻络闭，不通则痛，发为胁痛。胆为六腑之一，与肝相表里，有贮藏和传送胆汁，泄注于胃肠，协助水谷消化的功能。肝主疏泄，调畅全身气机，肝疏泄功能失常则会影响胆汁的分泌和排泄，故陈老认为此例虽为胆病，但应同时治疗脏病，肝胆同治。因该患者过食油腻，损伤脾胃，而胆失疏泄会加重脾胃运化失常的表现，故在治疗中应固护脾胃。选用龙胆泻肝汤合四逆散加减，以清利肝胆湿热、疏肝理气止痛。方中龙胆草、黄芩、栀子清利肝胆湿热，四逆散疏肝理气，厚朴、茯苓、薏苡仁健脾除湿，香附、延胡索、川楝子、法罗海行气止痛。

周莉萍整理

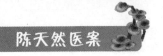

急性胰腺炎

李某，男，56岁，农民，剑阁县人，2004年8月14日初诊。

主诉：突发上腹剧痛10小时。

病史：10小时前患者因与朋友聚餐，过食油腻，返家时淋雨，当晚突感上腹剧痛，痛如刀割，呈阵发性加剧，并向左腰背放射，呕吐，呕吐物为胃内容物，无咖啡样物质，腹胀，大便干结，口苦，发热恶寒，经院外肌注止痛药等治疗后（用药不详）效果欠佳，急来我院求医，收入住院。入院时查体：体温38.5℃，心率96次/分，血压120/70mmHg，巩膜无黄染，剑突下及左上腹压痛和反跳痛，肠鸣音4次/分。血常规示：WBC $12.5×10^9$/L，HGB 110g/L，RBC $4.25×10^{12}$/L，PLT $105×10^9$/L，N 85%，L 15%。血淀粉酶745U，血糖6.8mmol/L，血钙2.35 mmol/L，肝肾功正常。B超示：胆囊内少量泥沙样沉积物，胰腺肿大。腹部CT示：胰腺肿大，胰周围边缘不规则，腹腔少量积液。诊断为急性胰腺炎（轻型）。西医治疗：禁食、禁水，胃肠减压，给予杜冷丁50mg肌内注射，静脉滴注头孢噻肟钠3g bid，奥美拉唑20mg bid、施他宁3mg qd等治疗3天，症状缓解不明显，主管医生建议转上级医院治疗，由于经济困难，患者家属要求继续留在本院治疗。请陈老会诊。诊时症见：上腹部疼痛，按之痛甚，腹胀，烦躁不安，呻吟不止，痛苦异常，整夜难以入睡，口干口苦，发热（体温38.8℃），日晡尤甚，不大便，有矢气，尿黄，舌质红，苔黄燥，脉弦数。

西医诊断：急性胰腺炎。

中医诊断：腹痛。

病机：阳明热结，腑气不通。

治法：通腑泄热，通里攻下。

方药：大柴胡汤合大承气汤加减。

柴胡15g	法半夏15g	黄芩15g	山栀15g
枳实20g	厚朴20g	白芍30g	大黄（后下）30g
芒硝（冲）30g			

煎服法：每剂水煎取汁400ml，每次胃管注入50 ml，1日6次。灌肠：每次

100ml，一日 1 次，西药治疗不变。

二诊：2004 年 8 月 17 日，用上方治疗 3 天后，患者解了很多干结大便，腹痛腹胀有所减轻，停用杜冷丁 1 天，疼痛能忍受。体温 37.3℃，夜间能入睡 4 小时左右，效不更方，继用。

三诊：2004 年 8 月 20 日，患者精神转佳，大便稀，1 日 2 次，腹痛腹胀进一步减轻，按之痛甚（4 天未用杜冷丁），体温恢复正常。复查血淀粉酶为 435U/L，血常规示：WBC 11.3×10⁹/L，Hb 105g/L，N 75%，L 25%。CT 示：腹腔积液消失，胰腺肿大。上方去芒硝，大黄减为 6g，3 剂。用法：150 ml 胃内注入，1 日 4 次，1 日 1 剂，停用灌肠。

四诊：2004 年 8 月 23 日，服上方 3 剂后，大便通畅，质稀，1 日 2 次，量不多。腹痛、腹胀明显减轻，按之疼痛，能忍受，上方中大黄改为制大黄 6g，3 剂。用法：150 ml 胃内注入，1 日 3 次，1 日 1 剂。

五诊：2004 年 8 月 26 日，患者腹痛、腹胀明显好转，但感口干、口苦，舌质红，苔薄黄少津，脉细数。复查血常规：WBC 8.7×10⁹/L，Hb 107g/L，N 72%，L 28%，血淀粉酶 174U。B 超：胆囊未见泥沙样沉积物，肿大胰腺缩小。今日拔除胃管，停用静脉补液，嘱患者进食少量流质食物。中药处方仍用大柴胡汤加减。

柴胡 15g	法半夏 10g	黄芩 15g	枳壳 15g
厚朴 15g	白芍 30g	制大黄 3g	山楂 30g
炒莱菔子 30g	天花粉 20g	木香 10g	甘草 5g

3 剂，每剂水煎取汁 600ml，每次温服 200ml，1 日 3 次。

六诊：2004 年 8 月 30 日，患者服上方 3 剂后，腹胀缓解，大便通畅，质稀，一日 2 次，小便变清，但仍觉剑突下疼痛，按之疼痛不明显，倦怠乏力，口干不苦，纳差，手心发热，舌质红，苔薄黄，脉细数，中药改用沙参麦冬汤合芍药甘草汤加减，3 剂。

北沙参 15g	麦冬 15g	天花粉 15g	白芍 30g
山楂 30g	鸡内金 15g	炒麦芽 20g	地骨皮 15g
甘草 5g			

七诊：2004 年 9 月 4 日，患者诉服上方 3 剂后，精神较佳，大便通畅，腹痛基本缓解，手心发热已愈，但仍不思饮食，乏力，口干，时有嗳气，舌质淡

红，苔薄黄少津，脉细数，上方去地骨皮，白芍改为 15g，加太子参 15g、白术 15g、山药 15g、枳壳 15g，5 剂，带药出院。

【按语】　　急性胰腺炎是多种病因导致胰酶在胰腺内被激活后引起胰腺组织自身消化、水肿、出血甚至坏死的炎症。依据其急性上腹疼痛的临床表现，本病属于中医学的腹痛、脾心痛、胃脘痛、结胸、胰瘅等范畴。本病的病位在肝胆脾胃，其病因较为复杂，有饮食不节，饮酒，情志不畅，胆石内阻，蛔虫内扰，外感六淫等，导致中焦闭阻，阳明热结，腑气不通，甚者，气机逆乱，热毒炽盛。临床以邪实为主，后期出现气阴（血）两伤，但若热毒内陷，伤阴损阳，正虚邪陷，亦可发生厥脱。

本例患者由于饮食不节，过食油腻，又淋雨，内外合邪，食积气滞，升降失常，中焦闭阻，腑气不通，故大便秘结，脘腹疼痛胀满；燥屎结聚肠中，则腹痛拒按；里热炽盛，上扰神明，故烦躁不安，整夜难以入睡；阳明经气旺于申酉之时，故发热日晡尤甚；胃气上逆则呕恶，淋雨后寒邪袭表则发热恶寒；舌质红、苔黄燥、脉弦数是热盛津伤、燥实内结之征。陈老认为大柴胡汤是治疗急性胰腺炎有效方剂，本案患者脾胃食积，里热内蕴，气机壅塞，腑气不通的证候突出，"不通"是其发病的中心病机，治疗重在以通为用，故在大柴胡汤基础上加大承气汤以加强通导腑气，促使腑气壅塞症状迅速解除；方中柴胡、黄芩和解清热，配山栀增强黄芩清热泻火之力；大黄、芒硝合用，相须为用，泻下热结之功益峻；枳实消痞，厚朴除满，与硝、黄相合，既能消痞除满，又使胃肠气机通降下行以助泻下通便；白芍缓急止痛，与大黄相配可治腹中实痛；半夏和胃降逆止呕。口服与灌肠同时使用，可迅速除壅导滞，使胰腺炎症之水肿得到迅速控制。热盛伤津，故六诊时患者出现气阴两伤的表现，改沙参麦冬汤加减治疗而收功。

李云安整理

胁痛 1

袁某，男，60 岁，农民，剑阁县闻溪乡人，2018 年 8 月 12 日初诊。

主诉：右上腹胀痛、恶心 1 月，加重 3 天。

病史：1 月前患者在我院外科行"腹腔镜胆囊切除术"，术后仍感右上腹胁间疼痛，有腹胀、恶心、畏寒和后背不适等症状。近 3 天来上述症状加重，遂求治于陈老求中医治疗。诊时症见：形体偏瘦，精神较差，右上腹轻压痛，胸脘堵闷，胃脘胀，时有呃逆，嗳气，食少，口咽干苦，睡眠尚可，大便偏干，两日一次，舌发紫、略暗，苔薄白、略腻，脉弦细。

诊断：胁痛。

辨证：气滞血瘀。

治法：疏肝理气，活血祛瘀。

方药：疏肝活血汤。

柴胡 15g	枳实 30g	白芍 30g	香附 15g
延胡索 15g	郁金 15g	威灵仙 15g	当归 15g
川芎 15g	桃仁 15g	红花 10g	山楂 20g
神曲 20g	麦芽 30g	鸡内金 15g	白术 15g
生大黄 6g	甘草 3g		

煎服法：3 剂，每剂水煎成汁 600ml，每次温服 200ml，1 日 3 次，1 日 1 剂。

二诊：2018 年 8 月 15 日，患者服药后大便通畅，胸脘堵闷减轻，呃逆亦减，纳食增加，但有时胃有灼热感，巩膜略黄，舌淡红略胖，苔薄白略腻，脉弦细。症状明显减轻，但胃有热感，乃胃中有热邪，须加强清热解毒之力，上方加蒲公英 30g、茵陈 30g 以除气郁化热之余邪，7 剂。

三诊：2018 年 8 月 22 日，患者服药后大便通畅，胸脘闷大减，无呃逆，纳食增加，巩膜黄染减轻，但有时食后胃及右上腹略胀闷不舒。舌淡红略胖，苔白略腻，脉弦细。治疗效果明显，上方去红花，加厚朴 15g、香橼 15g、佛手 15g、莱菔子 30g 以行气消滞，7 剂。

四诊：2018 年 8 月 30 日，药后患者自觉所有症状减轻，胃脘隐隐作痛，偶有大便稍溏，形体偏瘦，面色萎黄，舌质淡，苔白，脉沉细。上方去当归、桃仁、川芎、大黄，加党参 30g、茯苓 20g、山药 20g、薏苡仁 30g、陈皮 15g 以益气健脾，7 剂。

【按语】 本案患者因胆囊术后瘀血阻滞胁络，"不通则痛"而成胁痛。《金匮翼·胁痛总论》谓："污血胁痛者，凡跌扑损伤，污血必归胁下故也。"陈老认为胁痛多为情志失调，饮食不慎，脾失健运，内外湿热蕴结，气滞血瘀而致。因手术则伤肝脏的形质和经络气血，致正气受损，生津不足，阴液匮乏。本病多为本虚标实，有急性期和缓解期之分。急性期多为湿热炽盛，气滞血瘀，以治标为主，重点在"瘀"，所以方中用当归、川芎、桃仁、红花活血化瘀；缓解期多为情志失常，抑郁不畅，肝胆气滞阻滞而发，以治本为主，重点在"疏"，所以方中用柴胡、白芍、枳实、郁金、香附、延胡索疏肝理气，其中郁金是治疗胁痛的常用药，具有利胆之效；威灵仙辛散温通，善于走窜，能行气化滞，通络止痛，适于胁痛气滞无热者；蒲公英、茵陈清热利湿。因本病多为"虚"而"瘀"，在后期配合益气健脾法"见肝之病，知肝传脾，当先实脾"。肝胆互为表里，见胆之病，以实脾为要。

程文章整理

胁痛2

田某某，女，76岁，农民，成都市双流区人，2020年1月6日初诊。

主诉：外伤后胁痛7天。

病史：患者为独居老人，7天前在家打扫卫生时不慎滑倒，左胁碰撞硬物，后觉左胁疼痛明显，呈走窜痛，痛处不固定，伴气促，大便干结。在院外行X线检查示：胸胁部未见明显异常，予"普通针刺、中药硬膏贴"等治疗，病情无明显缓解，遂求治于陈老。诊时症见：胸胁部走窜痛，夜间明显，伴气促、口渴不欲饮，精神稍差，大便干结，小便正常，舌质红干，舌边瘀点，脉弦涩。

查体：左胁部大片瘀青，局部压痛明显，胸廓挤压试验阴性。

诊断：胁痛。

辨证：瘀血停滞。

治法：活血祛瘀，疏肝通络。

方药：复元活血汤加味。

北柴胡 15g	酒大黄 30g	焯桃仁 9g	红花 6g
天花粉 9g	当归 9g	乳香 9g	没药 9g
甘草 6g			

煎服法：2剂，每剂加酒煎至300ml，每次温服100ml，1日3次，1日1剂。

二诊：2020年1月9日，患者服上药后双胁胀痛减半，气促症状缓解，大便通畅，再求巩固治疗，考虑患者高龄，症状已明显好转，以桃红四物汤加减善后。

焯桃仁 12g	红花 6g	当归 15g	川芎 10g
白芍 10g	北柴胡 15g	天花粉 9g	乳香 10g

没药 10g	三七粉 5g（另包冲服用）	烫骨碎补 15g
土鳖虫 5g	甘草 6g	

服法：3 剂，每剂加水煎至 300ml，每次温服 100ml，1 日 3 次，1 日 1 剂。

【按语】 《灵枢·邪气脏腑病形》有"有所堕坠，恶血留内，若有所大怒，气上而不下，积于胁下，则伤肝"之说，故胁部外伤多从肝治。徐大椿《医略六书》："血瘀内蓄，经络不能通畅，故胁痛，环脐腹胀，便闭焉。"陈老认为：胁肋为肝经循行之处，肝为藏血之脏，跌打损伤，病在血分，撞击损伤肝脏，恶血积于胁下，故疼痛难忍，治以活血祛瘀，疏肝通络。方中酒大黄、焯桃仁、红花、当归活血行瘀，天花粉消扑损瘀血，五药共用，行活血消瘀之效，酒大黄，意借酒力走血分，服后以利为度；北柴胡理气解郁；乳香、没药活血消肿止痛；水酒同煎，是借酒行散之力以行药势，增强祛瘀之力。二诊时患者病势大减，改用平和之桃红四物汤水煎善后。

何旭整理

结肠癌术后

唐某，男，66 岁，教师，成都市双流区人，2017 年 10 月 13 日初诊。

主诉：结肠癌术后伤口持续渗液 14 天。

病史：患者因乏力、头晕、反复黑便在四川省肿瘤医院确诊为结肠腺癌，14 天前做结肠腺癌手术切除，术后伤口不愈合，持续有稀薄液体渗出，已予抗生素头孢唑肟静脉滴注治疗 14 天，病情无改善，要求中医治疗，求治于陈老。诊时症见：伤口持续渗稀薄液体，头晕，乏力，腹胀，不欲饮食，饮食量较少，小便少，大便稀薄，舌质淡，苔薄白，脉细弱无力。血常规：白细胞 9.4×10^9/L、中性粒细胞 85.31%↑，血红蛋白 86g/L；血生化：总蛋白 TP 53.7 g/L↓、白蛋白 27.4 g/L↓、肝酶 ALT 90.40 U/L↑、AST 72.30 U/L↑、尿素 14.90 mmol/L↑、血肌酐 114.5 μmol/L↑。

西医诊断：结肠癌术后。

中医诊断：虚劳。

辨证：脾失健运，气血亏虚。

治法：健脾益胃，补益气血，扶正抗癌。

方药：六君子汤合当归补血汤加味。

太子参 20g	炒白术 15g	茯苓 15g	陈皮 15g
砂仁 15g	豆蔻 15g	鸡内金 15g	黄芪 30g
当归 15g	半枝莲 30g	白花蛇舌草 30g	焦山楂 20g
建曲 20g	炒麦芽 20g	甘草 6g	

煎服法：7 剂，每剂水煎成汁 1 200ml，每次温服 200ml，1 日 3 次，2 日 1 剂。忌辛辣、醪糟、烟酒等。

二诊：2017 年 10 月 27 日，伤口愈合良好，无渗液，面色好转，头晕好转，饮食较前明显增加，舌红苔薄白微腻，脉细弱，继续给予前方 7 剂。

三诊：2017 年 11 月 10 日，患者精神较好，头晕乏力缓解，饮食睡眠正常，大小便正常，一般活动尚可。复查血常规：白细胞 7.4×10^9/L、中性粒细胞 67%，血红蛋白 106g/L。复查生化：白蛋白 35g/L、肝酶 ALT 42U/L、AST 36U/L，胆红素及肾功能正常。再予前方 7 剂善后。半年后随访，患者各方面情况均良好。

【按语】 陈老认为："脾胃为后天之本，气血生化之源"，脾主运化，脾的运化健全，才能化生气、血、津、精，才能使四肢百骸得到充足的营养。本患者肿瘤术后，正气耗损，气虚血亏，肌肉失养，故伤口久不愈合，正气受损，免疫力降低，故感染难控制，同时胃肠功能失调，摄入不足，能量不够，导致小便少，肾功能受损，尿素及肌酐指标升高，肝功能受损，肝酶升高，胆红素升高，白蛋白及总蛋白降低。该病的本质为脾胃损伤，气血亏虚，扶正为治疗的核心。

六君子汤益气健脾，并用太子参代替党参，以减温燥之性。脾胃得健，气血生化有源，在此基础上予以当归补血汤以补气养血，倍增补气养血之效。焦山楂、建曲、炒麦芽醒脾开胃助消化，佐以白花蛇舌草、半枝莲抗癌。在扶正的基础上，佐以抗癌类中药，能减少其对正气损伤。同时现代研究表明白花蛇舌草、半枝莲有增强免疫功能，抑制肿瘤生长的作用。扶正抗癌是陈老治疗肿瘤疾病的基本思想。

杨贵生整理

直肠息肉术后综合征

宋某某，女，67岁，农民，南充市人，2020年9月22日初诊。

主诉：肛门坠胀不适1年余。

病史：患者1年前体检发现直肠息肉，行肠息肉切除术后，出现肛门坠胀不适，大便时干时稀，2~3次/天，时有便血，为鲜血，多次检查除痔疮外无肿瘤及其他器质性疾病，四处求医治疗无效，遂求治于陈老。诊时症见：肛门坠胀感，大便稀，2~3次/天，无脓血便及疼痛，舌质红苔薄黄，脉细弱。既往史：有直肠息肉手术及混合痔病史。

诊断：直肠息肉术后综合征。

辨证：肠道湿热，脾虚气陷。

治法：清热利湿，升阳举陷。

方药：化滞汤加减。

当归15g	炒白芍50g	焦山楂20g	山楂20g
建曲20g	炒莱菔子30g	葛根20g	酒黄芩15g
酒黄连15g	盐黄柏15g	炒槐花20g	木贼15g
地榆20g	银花15g	连翘15g	黄芪20g
太子参20g	升麻15g	柴胡15g	玄参20g
炒冬瓜子30g	甘草5g		

煎服法：3剂，每剂水煎成汁1 200ml，每次温服200ml，1日3次，2日1剂。

二诊：2020年9月29日，患者诉服药后症状明显改善，患者喜形于色。效不更方，加炒麦芽20g、隔山撬30g，继续服药治疗，6剂。

三诊：2020年10月11日，患者诉服药后症状基本消失，要求巩固治疗。效不更方，4剂。

【按语】 本例为肛肠术后并发症，患者表现为肛门坠胀不适，虽不是器质性疾病，但病程长达1年余，严重影响患者生活，为临床疑难症。陈老根据气血理论，认为其病机为肠道湿热、气虚下陷，治以清热利湿、升阳举陷。方中当归、炒白芍、焦山楂、山楂、建曲、炒莱菔子共用以调气和血，消积化滞；

葛根、酒黄芩、酒黄连、盐黄柏清利肠道湿热；黄芪、太子参、升麻、柴胡益气升阳举陷；地榆、槐花凉血止血；玄参、冬瓜子有滋阴通便之功，为陈老常用通便药对。此外，陈老认为木贼为治痔疮要药。以上诸药共凑清利升提之功，故显效明显。

付磊强整理

泄泻 1

刘某，女，68 岁，农民，剑阁县人，2018 年 6 月 10 日初诊。

主诉：反复大便稀溏 3 年，加重 7 天。

病史：患者自诉 3 年前因暴食生冷之品后出现腹痛、腹泻，自行口服肠炎宁、黄连素等药后，病情缓解，但仍反复发作。近 7 天来上述症状加重，并伴有腹部隐痛不适，腰部以下发冷，遂求治于陈老。诊时症见：大便水样，日行十余次，泻时腹痛，午后畏寒怕冷，小便短黄，眠差纳呆，形体消瘦，面色萎黄，舌淡红，苔薄白，脉沉。

诊断：泄泻。

辨证：脾肾阳虚。

治法：温肾健脾，固涩止泻。

方药：温中固肾汤。

党参 15g	白术 15g	茯苓 15g	山药 15g
大枣 15g	干姜 15g	肉豆蔻 15g	补骨脂 15g
吴茱萸 6g	薏苡仁 30g	五味子 15g	炒山楂 30g
神曲 15g	炒麦芽 30g	炙甘草 10g	

煎服法：5 剂，每剂水煎取汁 1 200ml，每次温服 200ml，1 日 3 次，2 日 1 剂。

二诊：2018 年 6 月 21 日，药后患者症状明显减轻，早饭后大便溏，下肢发凉，面色萎黄，腹部无压痛，舌质红，苔黄腻，脉弦，上方加桂枝 15g、制附片 15g（先煎 30 分钟）以温阳，6 剂。

三诊：2018 年 7 月 6 日，药后患者大便已成形，每日 1 次，下肢发凉好转，现舌体胖，舌质暗红，苔薄，脉濡，于上方去桂枝、附片，加莲子肉 15g、白扁豆 30g 加强益气健脾补肾之功效，6 剂，嘱患者少食多餐，注意防寒保暖，忌食生冷之品。

后随访，患者痊愈。

【按语】　《景岳全书·泄泻》谓："久泄无火，多因脾肾之虚寒也。"陈老认为，腹泻有虚实之别，本证属于虚性腹泻，时发时止，反复不愈。患者因暴食生冷之品而伤脾胃，脾病乘肾，土来克水则肾亦虚，肾虚则下焦不固，则泄泻。故当以健运脾气、补火暖土为要，佐以化湿利湿，方选温中固肾汤以益气、温阳补肾、健脾、利湿。方中党参、白术、山药、大枣、炙甘草健脾益气；干姜、肉豆蔻、制附片温中散寒；补骨脂、吴茱萸、五味子补肾收敛止泻，增强补中固肾之效；薏苡仁、白扁豆健脾利湿。诸药合用，以达温阳制水湿之功效。

程文章整理

泄泻 2

刘某，男，65 岁，居民，成都市人，2019 年 7 月 2 日初诊。

主诉：反复腹泻 1 年余。

病史：患者 1 余年前因饮食不洁而发生腹痛、腹泻，经治疗好转，复查大便常规无异常，但此后反复腹泻，曾在外院诊为肠易激综合征，口服西药（具体药名及剂量不详），效果不明显，颇感痛苦，经病友介绍前来陈老处诊治。诊时症见：头晕目胀，性情烦躁易怒，两胁胀满，咽干、口苦，纳少泛恶，偶有腹痛，大便稀溏，量少，粪便带有少量黏液，无脓血便，每天 4～5 次，肛门有灼热感，小便短赤，舌质红，舌苔黄腻，脉弦滑数。

诊断：泄泻。

辨证：湿热内蕴兼肝郁气滞。

治法：清热利湿，理气止痛。

方药：化滞汤加减。

当归 15g	酒白芍 50g	焦山楂 30g	建曲 20g
莱菔子 30g	葛根 20g	黄芩 15g	黄连 15g
黄柏 15g	白头翁 20g	诃子 20g	赤石脂 20g
藿香 15g	薏苡仁 30g	柴胡 15g	枳壳 15g
川木香 15g	法罗海 15g	荜澄茄 15g	大黄 6g

甘草 6g

煎服法：3 剂，每剂水煎取汁 1 200ml，每次温服 200ml，1 日 3 次，2 日 1 剂。

二诊：2019 年 7 月 9 日，患者腹痛明显减轻，肛门灼热感减轻，大便仍稀溏，夹有黏液，每天 4 次，继用上方 3 剂，煎服法同前。

三诊：2019 年 7 月 16 日，患者两胁胀满减轻，偶有腹痛，肛门灼热感消失，大便不成形，偶夹有黏液，每天 3~4 次，咽干、口苦减轻，苔薄黄，上方去大黄，继用上方 3 剂，煎服法同前。

四诊：2019 年 7 月 23 日，患者纳可，无腹痛，大便不成形，粪便无黏液，每天 2 次，上方去法罗海、荜澄茄，加白豆蔻 15g、麸炒白术 20g、鸡内金 20g、厚朴 15g、茯苓 15g、陈皮 15g、山药 20g，3 剂，煎服法同前。

五诊：7 月 30 日，患者诉大便已成形，每天 1 次，诸症消失，继服 3 剂以善后。

【按语】　陈老认为，泄泻病位在肠，但与脾胃、肝密切相关。病因有外感、内伤之分，而湿热内蕴是泄泻发生的关键病机。本例泄泻反复发作 1 年余，系湿热内蕴肠道，肝失疏泄，脾胃升降失司，饮食积滞肠道所致。治疗上紧抓住湿热、气滞、食滞等关键病机，予化滞汤。方中柴胡、枳壳疏肝理气并调达肝气，合川木香、法罗海、荜澄茄理气止痛；神曲、焦山楂、莱菔子消食除胀化滞；黄芩、黄连、黄柏苦寒清热燥湿，白头翁清热解毒，凉血止痢；葛根解肌退热，煨用能升清止泻，诃子、赤石脂对肠黏膜有收敛作用，止泻止血；重用酒白芍，一则活血化瘀，合当归消除肠道臃肿，通畅肠道血脉；二则苦酸敛阴，合诃子、赤石脂收敛止泻；三则酸甘化阴，合甘草缓急止痛；藿香、薏苡仁、厚朴、茯苓健运脾除湿；大黄通因通用导湿热从二便而去。该案紧扣肠道湿热、食滞病机，通因通用，通利与收涩并用，后期则注重健运脾胃，体现陈老高超的调治杂病本领。

田冰整理

泄泻 3

吴某，男，50 岁，职员，成都市龙泉驿区人，2019 年 11 月 23 日初诊。

主诉：腹泻 2 年，加重 5 天。

病史：2 年前患者出现大便次数多，开始 2~3 次/日，后来发展为一日 3~5

次，以进食后为甚，每次大便量少，为黄色稀便，夹有不消化食物，时有黏液，易腹胀，偶有脐周腹部隐痛，易疲乏无力，口干，食欲差，无脓血，无里急后重，间断院外服中西药治疗，病情时好时坏。5 天前进食辛辣之物后上述症状加重，经口服西药（用药不详）疗效欠佳，于今日求治于陈老。诊时症见：腹泻，泻下黄色稀便，一日 5 次，有黏液，无脓血，脐周疼痛，脘腹胀，纳差，口干，乏力，舌质淡红，苔黄腻，脉细。查体：BP 96/72mmHg，体型偏瘦，全腹软，脐周压痛，无反跳痛及肌紧张，肝脾肋下未触及。辅助检查：外院肠镜检查：未见明显异常。过敏史：否认药物及食物过敏史。

诊断：泄泻。

辨证：脾气虚兼肠道湿热。

治法：健脾化滞，清热利湿，收涩止泻。

方药：加味化滞汤加减。

当归 15g	白芍 30g	炒山楂 30g	炒莱菔子 30g
葛根 30g	酒黄连 15g	酒黄芩 15g	盐黄柏 15g
白头翁 15g	白豆蔻 15g	砂仁 15g	焦白术 15g
藿香 15g	薏苡仁 30g	赤石脂 20g	煨诃子 20g
芦根 20g	炒鸡内金 20g	川木香 15g	甘草 5g

煎服法：3 剂，每剂水煎取汁 1 200ml，餐后温服，1 日 3 次，2 日 1 剂。

二诊：2019 年 11 月 29 日，患者大便 2~3 次/天，较前稍干，无黏液脓血，腹痛腹胀减轻，仍食欲差，舌淡红，苔黄腻，脉细。效不更方，继续服用 5 剂。

三诊：2019 年 12 月 8 日，患者大便 1~2 次，晨起第一次大便成形，无腹痛，无口干，食欲好转，偶腹胀，舌淡红，苔薄黄，脉细。前方去葛根、酒黄连、酒黄芩、芦根，加党参、茯苓、炒麦芽、建曲各 20g，继续服用 5 剂。后随访腹泻已愈，食欲较前好转，体重增加。

【按语】 慢性肠炎属于中医"泄泻"范畴。《明医杂著》云："白者湿热伤气分，赤者湿热伤血分"，从湿热立论。《景岳全书·泄泻》云："肾为胃关，开窍于二阴……今肾中阳气不足，则命门火衰……令人洞泄不止也"，则强调肾阳虚衰致泻。陈老认为，四川地居盆地，阴雨潮湿，加上川人嗜食辛辣，现代人喜熬夜等因素，易滋生湿热，湿为阴邪，黏腻难化，常弥漫全身，内侵肠腑而致肠泻。据其临床观察，急性期多湿热为患，而后期则兼杂脾虚和肾虚，但湿热仍为主要病机，故临证强调清热除湿，在后期则在此基础上加用健脾补肾

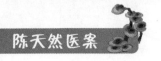

之品，但反对湿热未尽，盲目进补，以免"灰中有火，死灰复燃"。

本病例为虚实夹杂，患者脾虚运化失常，大肠传导失司，故泄泻、纳差；湿热阻滞肠道则大便有黏液，口干，舌质红，苔黄腻。故辨证为脾气虚型兼肠道湿热，治疗予攻补兼施，顾护后天之本。陈老善抓主要矛盾，分清主次，急则治其标，化滞止泻，清利肠道湿热，兼顾健脾，先以加味化滞汤加减以清利肠道湿热以止泻，后以四君子汤健脾胃，调摄后天之本以治本。化滞汤为张锡纯名方。《医学衷中参西录》云："治下痢赤白，腹痛，里急后重初起者"。该方由生杭芍、当归、山楂、炒莱菔子、生姜、甘草组成。陈老在其基础上，据多湿热为患的病机，加上葛根、黄芩、黄连、黄柏、诃子。加减：夹黏液，加白头翁；夹积，加焦山楂、建曲、鸡内金；若腹痛、里急后重感明显，加川木香、香附、延胡索；湿邪明显、舌苔厚腻者，加藿香、薏苡仁；便血者加地榆、槐花；便稀溏有泡加羌活；对于久泻伤阴，舌淡光滑无苔者，重用生山药、山萸肉、芦根；后期脾肾虚衰明显，套用四神丸、参苓白术散以健脾、补肾。

李兰整理

呃 逆

患者易某，男，44岁，农民，成都市双流区人，2018年11月01日初诊。

主诉：呃逆7天。

病史：7天前患者进食辛辣食物后出现呃逆，几分钟发作一次，痛苦不已，伴有腹胀、烧心，进食后明显，曾就诊于双流区第一人民医院，行腹部彩超未见异常，胃镜检查提示慢性浅表性胃炎伴糜烂，给予奥美拉唑、氯丙嗪等药物，烧心症状有所好转，但呃逆无好转，饮食减少，睡眠受影响，遂求治于陈老。

诊时症见：呃逆频发，声音响亮，腹胀，烧心，饮食减少，二便正常，舌质淡红，苔薄白，脉弦。

诊断：呃逆。

辨证：肝胃气滞，胃气上逆。

治法：疏肝和胃，降逆止呃。

方药：柴胡疏肝散合左金丸。

柴胡15g　　　　醋香附15g　　　　枳壳15g　　　　白芍50g

酒黄连 15g	炒吴茱萸 5g	延胡索 20g	丁香 5g
海螵蛸 20g	藿香 15g	砂仁 15g	豆蔻 20g
竹茹 10g	鸡内金 15g	厚朴 15g	茯苓 15g
陈皮 15g	川木香 15g	建曲 20g	炙甘草 6g

煎服法：3剂，每剂水煎成汁1 200ml，每次温服200ml，1日3次，2日1剂，忌辛辣、醪糟、烟酒。

二诊：2018年11月08日，患者诉呃逆明显减轻，每天仅发作几次，腹胀、烧心好转，进食后仍觉胃部有"顶感"，舌脉同前，前方加莱菔子30g、荜澄茄10g，4剂，煎服法同前。

三诊：2018年11月15日，患者诉呃逆缓解，烧心、腹胀明显减轻，饮食较前明显增加，舌淡红苔薄白脉细。前方去丁香、竹茹，白芍减为30g，4剂，煎服法同前。后随访已愈。

【按语】　呃逆是指胃气上逆动膈，以气逆上冲，喉间呃呃连声，声短而频，令人不能自止为主要临床表现的病证。古称"哕"，又称"哕逆"。《素问·宣明五气篇》谓："胃为气逆为哕为恐"。陈老认为呃逆关键病机在于胃气上逆，有虚实之分，实证多气滞、寒凝、胃失和降；虚证多脾胃阳虚、胃阴虚耗。该患者呃逆频发，声音响亮，腹胀，烧心，脉弦，病机为肝胃气滞，胃气上逆，为实证，故予以柴胡疏肝散疏肝和胃，直指病机。柴胡疏肝散原方有川芎活血行气以止痛，陈老一般用延胡索代替，增行气活血止痛之效，减川芎耗气之弊。患者已病数日，肝气不畅，有郁而化热、肝阳上亢之虞，故重用白芍柔肝缓急，并用丁香、竹茹降逆平呃，左金丸之黄连、吴茱萸制酸，胃热不重，故较原方减少了黄连比例，藿香、砂仁、豆蔻、鸡内金、厚朴、茯苓、陈皮、川木香、建曲化湿健脾行气开胃。二诊时呃逆好转，腹胀、烧心好转，仍饭后胃部"顶感"明显，考虑饮食停滞，莱菔子入脾、胃、肺经，消食除胀功效显著，荜澄茄健胃消食，行气降逆，加强莱菔子功效。三诊时患者呃逆缓解，考虑肝胃气滞缓解，胃气上逆得到纠正，故去丁香、竹茹等降逆止呕之品，腹胀减轻，肝气较前舒畅，故减少柔肝缓急之白芍用量至30g。由于紧抓病机，随症加减，故治疗效果良好，继续4剂后痊愈。

杨贵生整理

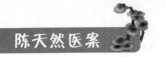
黄　疸

案例1　阴黄

陈某，男，50岁，农民，剑阁县人，1999年7月6日初诊。

主诉：身黄、目黄、小便黄2月。

现病史：2月前患者因受凉感寒出现恶寒发热，倦怠无力，恶心，3天后出现身黄、目黄、小便发黄，无皮肤瘙痒，无腹痛，当地医院诊断为"肝炎"，给予输液，服中、西药（用药不详）等治疗2月，恶寒发热缓解，恶心消失，身目发黄未好转，且逐渐出现脘闷、腹胀、纳差、大便稀溏等症状，经人介绍，于今日求治于陈老。诊时症见：身目俱黄，黄色晦暗，大便不实，倦怠畏寒，纳少、腹胀、脘闷、口淡不渴，舌质淡，苔白腻，脉沉。既往身体尚可，否认肝炎，肺结核等传染病史，无心脏、肾脏、胃肠等系统疾病史，无外伤史，否认药物过敏史。

体格检查：T 36.5℃，R 16次/分，P 79次/分，BP 110/70mmHg。神志清楚，发育正常，营养中等，步入诊室，查体合作，全身浅表淋巴结未扪及肿大，皮肤及黏膜未见出血点，无皮疹及皮下结节，无蜘蛛痣及肝掌。全身皮肤发黄，黄色晦暗，巩膜黄染，颈软，气管居中，双肺呼吸音清晰，未闻及干湿啰音，心率79次/分，律齐，各瓣膜听诊区未闻及病理性杂音，腹丰满，肝脾未扪及，全腹无压痛，移浊阴性，肠鸣音正常。

辅助检查：B超示肝稍大，回声光点增多，脾不大，无腹水，胆、胰未见异常；肝功示 ALT 252μ/L，总蛋白75g/L，白蛋白40g/L，球蛋白35g/L，总胆红素287μmol/L，直接胆红素152.2μmol/L，间接胆红素134.8μmol/L；甲肝抗体阳性，乙肝两对半示未见乙肝病毒感染。

西医诊断：急性黄疸型肝炎。

中医诊断：阴黄。

辨证：寒湿困脾。

治法：健脾和胃，温化寒湿。

方药：茵陈术附汤加减。

茵陈 20g	白术 15g	茯苓 20g	泽泻 10g
陈皮 12g	干姜 10g	厚朴 15g	藿香 10g
草果 15g	制附片 10g（先煎 30 分钟）		山楂 15g
神曲 15g	鸡内金 10g	郁金 10g	甘草 3g

服法：10 剂，每剂水煎取汁 1 200ml，每次 200ml，1 日 3 次，2 日 1 剂。

二诊：1999 年 7 月 16 日，患者服上方 10 剂后，腹胀、脘闷、纳差等症状有所改善，但仍倦怠无力，身目俱黄，黄色晦暗，大便不成形，苔白腻，脉沉。陈老认为首诊时忽略健脾补气，故今日应加强健脾益气治疗，仍以上方为基础加减。

茵陈 20g	制附片 10g（先煎 30 分钟）		白术 15g
党参 15g	茯苓 15 g	陈皮 10g	干姜 15g
炒山楂 15g	草果 10g	厚朴 15g	藿香 10g
泽泻 15g	甘草 3g		

4 剂，煎服法同上。

三诊：1999 年 7 月 20 日，患者服上方 4 剂后，倦怠乏力有所好转，但由于此例为阳黄失治，迁延日久，过用苦寒药物，以致脾胃阳气受伤，转变为阴黄，陈老认为治疗棘手，起效缓慢，今日继续服二诊处方。

四诊：1999 年 8 月 10 日，患者继服三诊处方后，身目发黄有所减轻，饮食恢复正常，脘闷腹胀缓解，大便不成形，乏力有好转，腻苔渐化，今日治疗仍宗前法，加丹参 15g 活血化瘀以改善肝的微循环，10 剂。

五诊：1999 年 8 月 20 日，患者服上方 10 剂后，饮食良好，精神转佳，身黄明显消退，巩膜轻度发黄，小便不黄，口不渴，舌质淡，苔薄白，脉有力。目前患者寒湿已去大半，脾胃阳气有所恢复，故减附片为 5g，继服。

六诊：1999 年 8 月 25 日，精神较佳，身黄基本消退，巩膜轻度发黄，大小便通畅，复查肝功示：ALT 40U/L，总蛋白 78g/L，白蛋白 40g/ L，球蛋白 38g/L，总胆红素 27.8μmol/L，直接胆红素 15.2μmol/L，间接胆红素 12.6μmol/L。经长达两个月的治疗，肝功基本恢复正常，黄疸基本消退。陈老认为黄疸发生，总是离不开"湿邪"，目前治疗仍应健脾除湿，以巩固疗效。处方如下：

| 党参 15g | 白术 15g | 茯苓 15g | 陈皮 12g |
| 茵陈 15g | 丹参 15g | 山楂 15g | 神曲 15g |

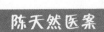

苍术 10g   甘草 3g

10 剂，煎服法同上。

案例 2　阳黄

王某，男，31 岁，农民，剑阁县人，2005 年 3 月 14 日初诊。

主诉：身黄、目黄、小便黄 15 天。

现病史：15 天前患者无明显原因感恶心，纳差，倦怠无力，小便发黄，全身皮肤发黄，无寒战高热，无腹痛，无皮肤瘙痒，到当地医院（云南）求医，诊断为"甲肝"，给予输液、打针（用药不详）等治疗病情无明显好转，转回老家，经人介绍于今日求治于陈老。诊时症见：目黄，全身发黄，颜色鲜明，黄如橘子色，小便短少黄赤如浓茶色，口苦口渴，大便秘结，纳差，倦怠无力，舌质红，苔黄腻，脉滑数。既往身体尚可，否认肝炎、肺结核等传染病史，无心脏、肾脏、胃肠等系统疾病史，无外伤史，否认药物过敏史。

体格检查：T 36.8℃，R 16 次/分，P 85 次/分，BP 120/80mmHg。神志清楚，发育正常，营养中等，步入病房，查体合作，全身浅表淋巴结未见肿大，皮肤及黏膜未见出血点，无皮疹及皮下结节，巩膜黄染，全身皮肤发黄，颈软，气管居中，双肺呼吸音清晰，未闻及干湿啰音者，心率 85 次/分，律齐，各瓣膜听诊区未闻及病理性杂音，腹平坦，全腹无压痛，肝区叩击痛，肝脾未扪及，肠鸣音正常。

辅助检查：肝功示 ALT 680U/L，总胆红素 254μmol/L，直接胆红素 147μmol/L，总蛋白 80g/L，白蛋白 37g/L，球蛋白 42g/L；乙肝两对半报告示未查见乙肝病毒；甲肝抗体阳性。B 超示肝胆胰脾未见异常。

西医诊断：急性黄疸型肝炎。

中医诊断：黄疸。

辨证：湿热并重。

治法：疏肝利胆，清热化湿退黄。

方药：四逆散合茵陈蒿汤加减。

柴胡 12g	枳壳 12g	赤芍 20g	茵陈 30g
虎杖 20g	垂盆草 30g	黄柏 10g	大黄 10g
焦栀 15g	藿香 15g	生山楂 15g	金钱草 30g

鸡内金 10g　　　　滑石 15g　　　　　甘草 3g

煎服法：10 剂，每剂水煎取汁 1 200ml，每次 200ml，1 日 3 次，2 日 1 剂。

二诊：2005 年 3 月 24 日，患者服上方 10 剂后，精神尚可，饮食转佳，身目发黄有所消退，小便较前有所变淡，大便通畅。查体：巩膜轻度黄染，腹软，肝区轻叩击痛，舌质淡红，苔黄腻，脉滑数。效不更方，原方大黄减为 3g，续服 10 剂。

三诊：2005 年 4 月 4 日，患者再进上方 10 剂后，精神转佳，饮食良好，小便呈淡黄色，身黄明显消退，巩膜轻度黄染，肝区无叩击痛。舌质淡红，苔薄黄，脉滑，今日仍以上方为基础加减。

柴胡 10g　　　　枳壳 10g　　　　赤芍 15g　　　　茵陈 20g

虎杖 15g　　　　垂盆草 15g　　　焦山栀 12g　　　金钱草 20g

生山楂 15g　　　甘草 3g

10 剂，煎服法同上。

四诊：2005 年 4 月 15 日，患者服上方后，小便转清，身黄消退，巩膜无黄染，复查肝功正常，予逍遥散善后，随访半年未复发。

【按语】　本例患者结合四诊应属阴黄，系阳黄失治转变而来。由于过用苦寒之药，伤及脾胃之阳，湿从寒化；由于寒湿阻滞脾胃，胆气不宣，胆汁外泄，因寒湿为阴邪，故黄色晦暗；脘闷、腹胀、纳差、大便稀溏等症都是湿困中土，脾阳不振，运动功能失常的表现；患者总感倦怠无力，畏寒，系脾阳虚，气血生化无权所致；苔白腻，脉沉系阳虚湿浊不化，寒湿留于阴分之象。方中茵陈、附片并用，以温化寒湿退黄，白术、干姜健脾温中，茯苓，泽泻、厚朴、郁金行气利湿，草果、藿香芳香化湿，山楂、神曲、鸡内金健脾助消化。

湿热之邪，蕴结脾胃，郁蒸肝胆，气血同病，肝胆脉络瘀阻，肝胆失疏，胆汁外溢，入于血中，侵袭肝目，流注膀胱，溢于肌肤。故见身目发黄、小便黄、纳差等症状。湿热蕴蒸，胆汁外溢肌肤，因热为阳邪，故黄色鲜明；口渴，小便短少黄赤，是湿热之邪方盛，热耗津液，膀胱为邪热所扰，气化不利所致；阳明热盛则大便秘结，腑气不通；湿热蕴结，湿困脾胃，浊邪不化，脾胃运化功能减退，清阳不得发越，故见纳差、倦怠无力；肝胆热盛，故苔黄腻，脉象数。结合四诊应属阳黄。针对上述病机特点，陈老常用四逆散和茵陈蒿汤加减治疗，效果良好。方中四逆散，疏肝理气；茵陈为清热利湿退黄之要药，用量

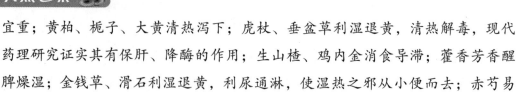

宜重；黄柏、栀子、大黄清热泻下；虎杖、垂盆草利湿退黄，清热解毒，现代药理研究证实其有保肝、降酶的作用；生山楂、鸡内金消食导滞；藿香芳香醒脾燥湿；金钱草、滑石利湿退黄，利尿通淋，使湿热之邪从小便而去；赤芍易白芍以活血化瘀，以改善肝脏血液循环，有利于黄疸消退。

【心得】

1. 陈老认为发黄的原因很多，如湿热入侵，疫毒所感，寒湿侵袭，饮食不节，积聚，瘀血等，主要是湿邪为患。从脏腑来看，不外脾胃肝胆，往往由脾胃涉及肝胆。临床上首先区分阳黄或阴黄。陈老遵循叶天士所说："阳黄之作，湿从火化……阳主明，治在胃。阴黄之作，湿从寒水……阴主晦，治在脾。"阴黄温脾化湿为基本治法，常选用茵陈术附汤、理中汤、六君子汤、三仁汤；阳黄临床上多于阴黄，清热祛湿退黄是其基本治法，金钱草、茵陈是必用之药，取茵陈渗湿退黄，用量30~50g，金钱草清热利胆，用量30~50g，两药合用，退黄效果好。阳黄患者在具体辨证施治过程中，首先从病因上分辨湿热的轻重，进一步分清上、中、下三焦之病位，目的是确定清热祛湿退黄的途径。若邪偏于中、上二焦者，兼有头昏、头痛、呕吐、胃脘胀闷、热重者可有发热、口渴、头痛较重；湿重者，头目晕眩、身重嗜卧、口渴不欲饮。治法应侧重宣化畅中散湿，使邪从中、上二焦化散，可选用辛凉或芳香化湿的药物，如藿香、佩兰、白豆蔻、薏苡仁、薄荷、金银花、陈皮、菊花等。若邪偏于中、下二焦，可兼见尿黄、尿痛、尿急，热盛者，大便干结；湿盛者，便溏；湿热并重者，大便黏滞不爽。治法应畅中通利，使其从小便或大便而出，可选用大黄、滑石、泽泻、石韦、瞿麦、猪苓、木通等。若邪弥漫三焦，则宣上畅中，通利三焦，使弥漫的湿热迅速退却。

2. 转氨酶升高的治疗　现代药理研究表明，柴胡、垂盆草、龙胆草、虎杖、蒲公英、败酱草、田基黄、葛根、五味子、枸杞子、女贞子等具有降酶作用。陈老常用虎杖、龙胆草、垂盆草、五味子、枸杞子、柴胡，但是要根据药物性味的差异和功效主治不同，针对性地用于符合其证型的转氨酶升高患者。也就是要辨证施治，必须在辨证相符，掌握药物性味、功效、特性的前提下方可使用。如龙胆草，性味苦寒，有泻肝胆实火、除下焦湿热的作用，适应乙型肝炎转氨酶升高属肝胆实火或湿热者，尤其适应热偏盛者；虎杖，味苦性平，有利湿退黄，活血，通络之功，适用于湿偏盛者；垂盆草，味甘淡性凉，有清热解毒利湿作用，在肝病的治疗中，主要适应邪热或湿热炽盛的转氨酶升高患者，尤其对热偏盛者有效；五味子性味酸、温，具有益气、生津、滋肾固本之功，因其能"入肝而补肾""入中宫而益脾胃"（《本草纲目》），用于肝肾阴亏、气血不足、脾肾阳虚等证型较理想，而属湿热郁结者，使用五味子非但无效，多服、久服还会助其湿热而贻误病情。如果不区别证候的虚实、药性的温凉，一味滥用某种药物，是得不到理想疗效的。

3. 活血化瘀药的应用　陈老认为，肝主疏泄，肝藏血，情志郁滞不畅则肝失疏泄，气机不畅，致使血流运行不利而血瘀，故血瘀络阻是肝病发展的必然转化。治疗时佐以活血化瘀药，可以增加疗效，常用药：生山楂、丹参、赤芍、鳖甲、生地黄、桃仁、红花、三七、三棱、莪术、穿山甲、地鳖虫等，其中生山楂、丹参、赤芍、鳖甲四药，攻邪不伤正，临证尤喜用之。陈老认为，应用活血化瘀药治疗肝炎固然对改善症状、恢复肝功能有较好的疗效，但用之不当亦可产生某些副作用。故临床应用时，注意与补气药、养阴药、止血药、清热药等配伍。

李云安整理

肝硬化

案例1

王某，男，47岁，农民，剑阁县人，2003年10月4日初诊。

主诉：脾切除门脉断流术后1月，腹胀5天。

现病史：1月前患者因腹胀、双下肢水肿来我院求医，做B超检查示"肝硬化腹水，脾大"，遂到华西医大附一院求医，行脾切除门脉断流术，术后经抗炎、支持等治疗半月，腹水消退，伤口愈合良好而出院，出院后仍觉倦怠无力，纳差，给予肌苷片等保肝治疗。5天前患者感腹胀加重，继服上述药物无效，于今日求治于陈老。诊时症见：精神差，体倦乏力，胁下胀痛，腹胀、尿少、口苦、渴不欲饮，饮食减少，食后腹胀，嗳气不适，大便通畅，舌淡红，苔薄白黄腻，脉弦。有乙肝5年病史。

体格检查：T 36.5℃，R 16次/分，P 82次/分，BP 110/70mmHg。神志清

楚，发育正常，无蜘蛛痣及肝掌，眼结膜稍苍白，巩膜轻度黄染，颈软，气管居中，双肺呼吸音清晰，未闻及干、湿啰音，心率82次/分，律齐，各瓣膜听诊区未闻及病理性杂音，腹膨隆，无腹壁静脉怒张，右上腹可见手术伤口愈合瘢痕，肝未扪及，肝区轻叩击痛，全腹无压痛，移动性浊音阳性，双下肢无水肿。

辅助检查：B超示肝硬化，腹腔积液，深度约7cm；血常规示 HGB 98g/L，WBC $4.2×10^9$/L，RBC $3.9×10^{12}$/L，PLT $140×10^9$/L，N 72%，L 28%；肝功能报告示 ALT 92U/L，AST 78U/L，TBIL 62.2μmol/L，DBIL 42μmol/L，IBIL 22.2μmol/L，TP 62 g/L，ALB 32 g/L，GLB 30 g/L，乙肝两对半示"大三阳"。

西医诊断：1. 肝炎后肝硬化失代偿期。

2. 脾切除门脉断流术后。

中医诊断：臌胀。

辨证：气滞湿阻。

治法：疏肝理气，行湿散满。

方药：柴胡疏肝散合胃苓汤加减。

柴胡 12g	枳壳 12g	赤芍 15g	丹参 15g
香附 12g	茯苓 30g	猪苓 30g	泽泻 30g
焦白术 30g	薏苡仁 30g	郁金 10g	白蔻 10g
青皮 10g	山楂 15g	神曲 15g	茵陈 15g
滑石 18g	鸡内金 10g	陈皮 15g	厚朴 15g
苍术 15g	甘草 3g		

煎服法：10剂，每剂水煎取汁600ml，每次200ml，1日1剂，1日3次。

二诊：2003年10月14日，患者服上方10剂后，腹胀明显减轻，尿量增加，饮食稍有所改善，大便通畅，舌质淡红，苔薄白黄腻，脉弦。B超提示腹腔积液深度约5.6cm。效不更方，继服。

三诊：2003年10月24日，患者精神尚可，胁痛缓解，口不苦，腹胀进一步减轻，但仍觉体倦乏力，饮食虽有改善，仍食后腹胀，嗳气，大便稀溏，舌淡红，苔薄白腻，脉弦。复查B超提示腹腔内积液深度约4.5cm，陈老认为邪去正衰，脾虚湿困，应扶正祛邪，处方参苓白术散加减。

红参 15g	炒白术 30g	茯苓 30g	山药 20g

泽泻 20g	猪苓 20g	冬瓜皮 30g	鸡内金 10g
生山楂 30g	薏苡仁 30g	扁豆 20g	黄芪 30g
丹参 30g	赤芍 15g	枳壳 15g	厚朴 15g
甘草 6g			

20 剂，煎服法同上。

四诊：2003 年 11 月 14 日，患者服上方药后，体力倍增，食量增加，食后稍胀，嗳气，大便成形，腹胀明显减轻，效不更方。

五诊：2003 年 12 月 14 日，患者精神较佳，饮食良好，无腹胀，无双下肢水肿。复查肝功报告示正常；B 超示肝硬化，腹腔少量积液，深度约 1.5cm；血常规示 HGB 100g/L，WBC 6.2×10^9/L，RBC 4.2×10^{12}/L，PLT 160×10^9/L，N 68%，L 32%。上方改汤剂为散，每次 20g，一日 3 次。

六诊：2004 年 1 月 6 日，患者服上方未见不适感，精神较佳，现已上班，今日复查肝功示正常，血常规示 HGB 125g/L，WBC 6.4×10^9/L，RBC 4.05×10^9/L，PLT 142×10^9/L，N 72%，L 28%。B 超示肝硬化，未见腹水。嘱停药观察，门诊随访，2 年来病情稳定。

案例 2

罗某，女，37 岁，农民，剑阁县锦屏乡人，2000 年 4 月 6 日初诊。

主诉：腹胀，乏力 1 年。

现病史：1 年前患者因腹胀、乏力、双下肢水肿，到我县人民医院就诊，做 B 超示"肝硬化、腹水"，查乙肝两对半示"大三阳"，后来到华西医大附一院求医，诊断为"肝炎后肝硬化"，间断服保肝、利尿等西药治疗，病情时好时坏，于今日求治于陈老。诊时症见：体倦乏力，腹胀大，纳差，尿少，口干欲饮，心烦失眠，鼻时衄血，大便干结，舌红，苔少、脉细数。

体格检查：T 36.5℃，R 18 次/分，P 85 次/分，BP 120/70mmHg。神志清楚，发育正常，营养较差，形体消瘦，步入诊室，查体合作，全身浅表淋巴结未见肿大，皮肤及黏膜未见黄染及出血点，无皮疹及皮下结节，无蜘蛛痣及肝掌，眼结膜稍苍白，口唇不发绀，颈软，气管居中，双肺呼吸音清晰，未闻及干、湿啰音，心率 85 分/次，律齐，各瓣膜听诊区未闻及病理性杂音，腹膨隆，腹壁静脉怒张。全腹无压痛，肝脾未触及，双肾区无叩击痛，双下肢水肿。

辅助检查：B 超示肝硬化，大量腹水，积液深度约 9cm，脾大；血常规示 HGB 90g/L，WBC 3.1×10^9/L，RBC 3.8×10^{12}/L，PLT 52×10^9/L，N 68%，L 22%；肝功能示 ALT 105U/L，AST 92U/L，TBIL 25.3μmol/L，DBIL 12.1μmol/L，IBIL 13.2μmol/L，TP 65g/L，ALB 30g/L，GLO 35g/L。

西医诊断：肝炎后肝硬化失代偿期，脾功能亢进症。

中医诊断：臌胀。

辨证：肝肾阴虚。

治法：滋养肝肾，淡渗利湿，凉血化瘀。

方药：阴虚臌胀方（经验方）加减。

太子参 15g	女贞子 30g	墨旱莲 30g	石斛 15g
山药 30g	薏苡仁 30g	北沙参 30g	枸杞 20g
白茅根 30g	生白术 30g	猪苓 15g	泽泻 15g
丹参 15g	鳖甲 20g	当归 15g	火麻仁 30g
大腹皮 15g	山楂 20	神曲 20g	夜交藤 30g
甘草 3g			

煎服法：10 剂，每剂水煎取汁 600ml，每次 200ml，1 日 1 剂，1 日 3 次。

二诊：2000 年 4 月 16 日，患者服上方后，腹胀减轻，尿量增加，大便通畅，口干有所缓解。上方去火麻仁继服。

三诊：2000 年 6 月 6 日，患者守方服用 2 个月，体力明显恢复，腹胀明显减轻，口不干，睡眠改善，饮食转佳，舌质淡红，苔薄白，脉细。复查 B 超示，腹腔中量积液，深度约 6cm。继续以上方为基础加减，加重补肾药，处方如下。

太子参 20g	枸杞 30g	山药 20g	熟地黄 20g
女贞子 30g	旱莲草 30g	鳖甲 20 g	丹参 20g
生白术 20g	白茅根 30g	薏苡仁 20g	山茱萸 15g
茯苓 30g	泽泻 20g	甘草 6g	

20 剂，煎服法同上。

四诊：2000 年 6 月 26 日，患者服上方后，病情稳定，腹胀基本消退，精神尚可，饮食恢复正常，大小便通畅。复查 B 超腹腔少量积水，深度约 2cm。由于方药对症，药后有效，仍守上方不变。

患者间断服用上方至 2000 年底，病情稳定。

【按语】

例1 该患者由于肝气郁滞，脾运不健，湿阻中焦，水停腹中，故见腹胀；肝失条达，络气痹阻，故胁胀痛；气滞中满，脾胃运化失职，故饮食减少，食后腹胀，嗳气不适；气壅湿阻，水道不利，故尿少；口苦、苔薄白黄腻为湿郁化热之象。结合四诊辨证为气滞湿阻。方中柴胡、香附、枳壳、青皮疏肝解郁；白术、白蔻、薏苡仁、厚朴、陈皮健脾燥湿；茯苓、泽泻、猪苓、滑石利湿通淋；丹参，赤芍、郁金养血活血；山楂、神曲消食开胃；茵陈清热化湿。全方共奏疏肝理气、行湿除满之功。三诊时肝气已舒，脾虚显露，故用参苓白术散加减治疗。

例2 该患者久用利尿药，致阴液大量流失，肝肾阴虚，津液不能输布，水液停聚中焦，故见腹胀大，小便短少；肝气不舒，气滞血瘀，故见腹壁静脉怒张；心烦、失眠、衄血均为阴虚内热，热伤阳络之象；阴虚津液不能上承，故口干；舌红，少苔，脉细数，亦是肝肾阴血亏损之象。阴虚臌胀方是陈老治疗这类疾病的经验方。方中太子参，二至丸、北沙参、石斛、山药、枸杞益气补肾滋阴，白术、茯苓、猪苓、泽泻健脾利尿，白茅根凉血止血，丹参、鳖甲活血养血化瘀，大腹皮、山楂、神曲、莱菔子行气消胀，夜交藤养心安神。诸药合用，补肝肾，益气养阴，活血利尿，滋阴不碍湿，利尿不伤阴。

【心得】

陈老认为，本病的病因主要为湿邪疫毒，即乙肝病毒，酒食不节，情志所伤，血吸虫感染，及其他疾病转变等。其病机为肝脾肾三脏受病，气、血、水淤积于腹内，导致腹部日渐肿大，而成为臌胀。其中肝气郁结，气滞血瘀，遂致脉络壅塞，这是形成臌胀的前提，"见肝之病，知肝传脾"。脾脏功能受损，运化失职，遂致水湿停聚，这是形成臌胀的一个基本因素，再则肾脏气化功能受损，不能蒸化水液，而使水湿停滞，是病情加重，日久难愈的重要因素。所以说臌胀起源于肝，形成于脾，加重于肾，形成肝—脾—肾传变，反映了病情由轻到重的过程。临证时陈老常分肝郁脾虚、脾肾阳虚、肝肾阴虚、肝脾血瘀4型。

李云安整理

便秘 1

王某，男，56岁，银行职员，成都市温江区人，2021年3月2日初诊。

主诉：反复大便干结、排出困难1年，加重15天。

病史：患者近1年来大便反复干结，如羊屎状，一般3~4天排一次大便，需泡服番泻叶或服用乳果糖才能解出大便。近15天来泡服番泻叶大便仍难解出，为求中医治疗，于今日求治于陈老。诊时症见：身形肥胖，大腹便便，痛苦面容，已5天未大便，腹胀腹痛，口苦口臭，心烦气躁，舌红，苔黄厚腻，脉滑数。查体：腹部无明显按压痛，无反跳痛及肌紧张，未触及肠型。

诊断：便秘。

辨证：肠胃积热。

治法：清热导滞，润肠通便。

方药：小承气汤合润肠丸加减。

大黄 10g	厚朴 15g	枳壳 15g	当归 15g
火麻仁 30g	桃仁 15g	郁李仁 20g	羌活 15g
冬瓜仁 30g	丹参 30g	锁阳 20g	肉苁蓉 15g
槟榔 15g	草果 15g	玄参 20g	甘草 6g

煎服法：3剂，每剂水煎取汁1 200ml，每次200ml，1日3次，2日1剂。嘱多食用粗纤维果蔬，多运动，少食油腻厚味，保持定时排便的习惯。

二诊：2021年3月9日，大便依然干结，腹胀减轻，大便2日一次，在上次的基础上，加川木香15g，大黄加至15g，郁李仁加至30g，再服3剂。

三诊：2021年3月19日，大便干结明显好转，腹胀明显减轻，大便一日一次，较畅快，但仍舌苔黄厚腻，在首诊方加佩兰20g，5剂后，大便畅通，腹胀消失。嘱患者今后勿再随意服用消导之剂，如便秘复发，及时来诊。

【按语】　胃为水谷之海，肠为传导之官，若肠胃积热，耗伤津液，则大便干结，热伏于内，脾胃之热熏蒸于上，故见口苦口臭，热积肠胃，腑气不通，故腹胀腹痛，身型肥胖、大腹便便属于痰湿体质之表现，舌质红主热，苔黄腻主湿热，脉滑数为里实之证。方中大黄泻热通便，枳壳、厚朴行气消胀；陈老认为该患者不知治病求本之理，为求速效，盲目服用番泻叶等攻泻之品，致使元气受损，津液亏虚，便秘渐剧。故用火麻仁、当归、桃仁、郁李仁、丹参、玄参、肉苁蓉、锁阳温阳滋阴、养血润肠通便；槟榔助枳壳、厚朴行胃肠之气，消积导滞，又兼能缓泻通便；肺与大肠相表里，故用冬瓜仁清肺，化痰湿而通便；陈老认为肥人多痰湿，故用草果芳香化湿、羌活祛风胜湿，风药能增强肠的蠕动，促进排便。二诊时大便仍干结，故加大大黄剂量以增强通便作用，加木香理气，促进肠蠕动。三诊时，苔仍黄厚腻，用佩兰醒脾化湿。

吴玲整理

便秘 2

刘某，男，72 岁，农民，成都市崇州人，2019 年 1 月 10 日初诊。

主诉：反复大便干结、排便困难 4 年余。

病史：患者 4 年来大便干结难解，常 3~5 天一次，大便干结如羊粪，长期泡服番泻叶、生大黄等帮助排便，初有腹胀及解便感，近 3 月来无明显便意，需每 3~5 日使用 1 次开塞露方可解少许硬大便，经人介绍就诊于陈老处。诊时症见：近 7 天未解大便，腹胀，无腹痛，饮食尚可，畏寒，四肢不温，腰膝酸软，小便不利，稍活动则心累气紧。无口干，舌质淡，苔薄白，脉沉。有慢性阻塞性肺疾病（简称"慢阻肺"）、肺功能不全的病史。

诊断：便秘。

辨证：肾阳虚。

治法：温肾益精，润肠通便。

方药：济川煎加减。

肉苁蓉 20g	怀牛膝 15g	枳壳 15g	当归 15g
肉桂 6g	陈皮 12g	菟丝子 20g	鹿角胶 12g
党参 15g	槟榔 15g	酒大黄 10g	冬瓜子 30g
火麻仁 20g	炙甘草 9g		

煎服法：7 剂，先煎其他药物 25 分钟，后下大黄 3 分钟后停止煎药。取汁 600ml，每次 200ml，每日 3 次，三餐后温服。嘱冲服燕麦片，每日 1 包，适当活动，适量饮用蜂蜜水。

二诊：2019 年 1 月 17 日，患者解大便 1 次，大便变软，大便前已有便意，畏寒症状改善，腰膝酸软症状减轻，小便不畅症状较前改善，效不更方，继服。

三诊：2019年3月17日，守前方继续服用2月后，大便2日1次，怕冷及腰膝酸软等症状明显改善，将药物调整为1周2剂，继续口服，两个多月后随访，停药后大便能自解。

【按语】　中医认为"大肠主津，小肠主液""大肠者，传导之官，变化出焉"，便秘的病机为大肠传导失常，且与五脏关系密切。其主要病因有素体阳盛、肠胃积热，情志失和、气机郁滞，阳虚体弱、阴寒内生，气血不足，饮食不节，感受外邪等。《景岳全书》云："便秘有不得不通者，凡伤寒杂证等病，但属阳明实热可攻之类，皆宜以热结治法通而去之，若察其元气已虚，既不可泻而下焦胀闭，又通不宜缓者，但用济川煎主之"。本例为老年患者，素有慢阻肺、肺功能不全、肺气虚，故稍稍活动则心累气紧。年老体弱，久病及肾，母病及子，造成肾阳的亏虚；肾主五液，开窍于二阴而司二便，肾阳不足，津液不布，肠失濡润，肠道传送无力，故腹胀，大便艰涩，排出困难；阳虚气化无力，故小便不利；阳虚温煦无权，则畏寒，四肢不温；肾虚精亏，则腰膝酸软；舌淡苔白，脉沉为肾阳亏虚之象。方中肉苁蓉、怀牛膝温补肾阳，润肠通便；火麻仁、当归、冬瓜子养血润肠通便；肉桂、菟丝子、鹿角胶助肉苁蓉、怀牛膝温补肾阳；枳壳、槟榔引气下行；党参益气扶正；酒大黄缓下；甘草调和众药。上药合用，共成温阳补肾、润肠通便之剂，切中肾阳虚型便秘之病机。燕麦含膳食纤维丰富，蜂蜜润肠，均有助通便。对这类病陈老常嘱患者饮食不要过于精细，要增加膳食纤维的摄入，少食辛辣、肥腻之品，戒除饮酒，保证有充足的水分摄入，并适当活动，促进胃肠蠕动。

杨贵生整理

输尿管结石

孟某，男，47岁，成都市双流区人，2019年6月17日初诊。

主诉：左侧小腹隐痛3天，加重伴间断绞痛半天。

病史：患者近3天来出现左侧小腹隐痛，半天前加重，并出现绞痛，伴左侧腰痛，小便涩痛不畅，小便呈淡红色，恶心干呕，无发热，无腹泻。在上级医院行腹部CT示左侧输尿管中段结石0.8cm，上段积水，左肾小结石0.5cm，建议住院行微创取石或体外碎石治疗。患者希望中医药保守治疗，遂到陈老处求治。既往有肾结石病史，间断口服石淋通。诊时症见：左侧腰痛，尿血、恶心干呕,形体稍肥胖,舌红,苔黄腻,脉滑数。

西医诊断:输尿管结石。

中医诊断:石淋。

辨证:湿热下注证。

治法:清热利湿,理气止痛,排石通淋。

方药:三金排石汤加减。

金钱草 30g	海金沙 20g	鸡内金 30g	石韦 20g
瞿麦 30g	扁蓄 30g	焦栀子 15g	醋香附 20g
醋延胡索 30g	川牛膝 20g	酒白芍 30g	生地黄 20g
威灵仙 15g	通草 6g	滑石 20g	生黄柏 15g
乌药 15g	炒薏苡仁 30g	仙鹤草 30g	甘草 6g

煎服法:4 剂,每剂水煎成汁 1 200ml,每次温服 200ml,1 日 3 次,2 日 1 剂。

二诊:2019 年 6 月 25 日,诉尿痛消失,偶有轻微腹痛、腰痛,复查彩超示左肾小结石 0.5cm,双侧输尿管未见结石影,无扩张积水。尿常规正常。上方去仙鹤草、乌药,继服 5 剂,煎服法同前。

三诊:2019 年 7 月 16 日,诉偶感腰胀痛,无腹痛尿痛,无血尿。继用上方,5 剂,煎服法同前。

四诊:2019 年 7 月 26 日,诉腰痛症状消失,复查肾脏输尿管彩超,均未见结石影。

【按语】 输尿管结石常见小便涩痛,尿出砂石,属于中医"石淋"范畴,又称砂淋、沙石淋。由"热在下焦"引起,《诸病源候论·诸淋候》指出"诸淋者,由肾虚而膀胱热故也。"湿热蕴结下焦,尿液受其煎熬,尿中杂质结为砂石,膀胱气化失司,形成"石淋"。陈老认为,湿热下注、肾气亏虚、气滞血瘀为常见病机,据此,以石韦散化裁创立经验方"三金排石汤"。方中金钱草、海金沙、鸡内金、石韦为排石通淋主药,现代药理研究,四药均具有很好的排石、溶石作用;滑石、瞿麦、扁蓄清热利湿通淋为辅佐药;芍药甘草汤,可缓急而止痛,与香附、延胡索、乌药理气止痛药合用,加强止痛作用;仙鹤草益气止血;川牛膝活血软坚。此外,对于腰膝酸软、腰部隐痛者,加杜仲、续断、补骨脂补肾益气;结石形成时间长者,久病多瘀,伴有舌质紫暗等瘀滞之象,加桃仁、红花、丹参等破气活血化瘀散结;形寒肢冷,夜尿清长,加巴戟天、肉

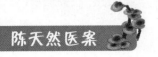

苁蓉、肉桂以温肾助膀胱气化。还要嘱咐患者饮食宜清淡，戒烟限酒，适量饮水，适度运动，改变湿热体质，防止结石复发。

李兰整理

肾 炎

病案1

王某，女，38岁，农民，剑阁县人，2005年3月14日初诊。

主诉：颜面水肿15天，伴双下肢水肿3天。

病史：15天前患者因受凉后出现双眼睑浮肿，伴恶风，咳嗽，咽痛，腰部钝痛，无心慌、气紧。当地医院查小便常规示尿蛋白（++++），WBC（+），RBC（++）。B超示双肾未见异常。诊断为"急性肾炎"，给予肌注青霉素160万 Uq12h 等治疗10天，咳嗽，咽痛明显缓解，但仍颜面浮肿。3天前患者出现双踝水肿，继续在当地治疗，效果欠佳，于今日求治于陈老。诊时症见：颜面浮肿，双下肢水肿，尿少，伴恶寒发热，肢节酸楚，舌质淡红，苔薄黄，脉浮数。既往身体尚可，否认肝炎、肺结核等传染病史，无心脏、肾脏、胃肠等疾病史，否认药物及食物过敏史。

体格检查：T36.5℃，P84次/分，R16次/分，BP110/70mmHg。神志清楚，发育正常，营养一般，步入诊室，查体合作，全身浅表淋巴结未扪及肿大，皮肤及黏膜未见黄染及出血点，双眼睑浮肿，咽部充血，双侧扁桃体不肿大，颈软，气管居中，双肺呼吸音清晰，未闻及干、湿啰音，心率84次/分，律齐，各瓣膜听诊未闻及病理性杂音，腹平坦，肝脾未扪及，全腹无压痛，双肾区叩击痛，肠鸣音正常，双下肢水肿，CNS（-）。

辅助检查：B超示双肾未见异常；尿常规示尿蛋白（+++），WBC（+），RBC（+），无管型；肾功能正常。

西医诊断：急性肾小球肾炎。

中医诊断：水肿。

辨证：风水泛滥。

治法：祛风发表，宣肺利水。

方药：拟肾炎2号方加减。

麻黄15g　　　生石膏30g　　　滑石18g　　　防己12g

82

木瓜 15g	薏苡仁 20g	羌活 12g	防风 12g
秦艽 12g	商陆 10g	茯苓皮 15g	大腹皮 15g
陈皮 12g	桑白皮 15g	生姜皮 10g	甘草 3g

煎服法：6 剂，每剂水煎取汁 450ml，1 日 1 剂，每次 150ml，1 日 3 次。嘱其低盐饮食。

二诊：2005 年 3 月 20 日，患者服上方后，恶寒发热，肢体酸痛缓解，颜面及双下肢水肿有所减轻，尿量增加，大便通畅。舌质淡红，苔薄黄，脉数。患者服上方后肿消大半，不宜再用肾炎 2 号方，以免损伤正气，肾炎 2 号方是汗利兼施之方，宜中病即止。此时治疗宜攻补兼施，故用肾炎 3 号方。

麻黄 10g	连翘 12g	赤小豆 30g	茯苓 15g
鱼腥草 30g	白茅根 30g	黄芪 60g	白术 20g
补骨脂 10g	防己 10g	薏苡仁 30g	人参 10g
甘草 3g			

10 剂，煎服法同上。另服金水宝片，每次 3 片，1 日 3 次。

三诊：2005 年 3 月 30 日，患者服上方后颜面及双下肢浮肿基本消退，饮食恢复正常，精神良好，舌质淡红，苔薄白。复查尿常规示蛋白尿（+++），其余正常。目前需要解决主要问题，即蛋白尿。上方去防己加丹参活血化瘀，改善肾血流量，有利尿蛋白清除。

四诊：2005 年 4 月 22 日，患者服上方 20 剂后，病情稳定，复查尿常规：蛋白（+），效不更方。

五诊：2005 年 5 月 8 日，患者服上方 10 剂后，精神尚可，病情稳定，复查尿常规示蛋白尿阴性。目前诸症消除，尿蛋白阴性，停服中药，为了巩固疗效继续服金水宝片，连服 1 月。门诊随访半年未见复发。

病案 2

张某，男，40 岁，居民，剑阁县人，初诊日期：2003 年 8 月 14 日。

主诉：反复颜面及双下肢水肿 3 年，复发 7 天。

现病史：3 年前患者因受凉感双眼睑、颜面浮肿，进而出现双下肢水肿，无发热，无胸闷气短。我院查尿常规示尿蛋白（++++），尿红细胞（+），诊断为"急性肾炎"，住院治疗 10 天（用药不详）症状缓解，复查尿常规示尿蛋白（+++），肾功能正常而出院。出院后间断服中药治疗，每次受凉均出现颜面及双下肢水肿，多次查尿常规示尿蛋白（++～+++）。7 天前因劳累过度，复感风邪出现头昏头痛，腰酸腿软，颜面及四肢浮肿，面白神衰，口干咽痒，咽痛，轻微咳嗽，院外服中药治疗（用药不详）效果欠佳，于今日求治于陈老。诊时症见：头昏头痛，口干咽痒，咽痛，咳嗽，身肿，腰以下尤甚，按之凹陷不起，心悸气促，怯寒神疲，腰酸遗精，手足心发热，尿量减少，舌质红，苔薄白而干，脉细无力。既往身体尚可，否认肝炎，肺结核等传染病史，20年前曾患"肾炎"经治疗而愈，否认药物及食物过敏史。

体格检查：T36.3℃，P74次/分，R16次/分，BP145/85mmHg。神志清楚，发育正常，步入诊室，查体合作，全身浅表淋巴结未扪及肿大，皮肤及黏膜未见黄染及出血点，无皮疹及皮下结节，颜面及四肢水肿，颈软，气管居中，双肺呼吸音清晰，未闻及干、湿啰音，心率74次/分，律齐，无杂音，腹平坦，肝脾未扪及，全腹无压痛，双肾区轻叩击痛，移浊阴性，肠鸣音正常，中枢神经系统查体无特殊。

辅助检查：尿常规示尿蛋白（+++），红细胞（+），白细胞（+），颗粒管型8个；肾功能检查示尿素氮11.8mmol/L，肌酐250μmol/L。

西医诊断：慢性肾炎，慢性肾功不全。

中医诊断：水肿。

辨证：阴阳两虚，风邪犯肺。

治法：根据急则治标、缓则治本的原则，以扶正祛邪为法。

方药：肾炎3号加味。

麻黄10g	连翘20g	赤小豆30g	茯苓15g
鱼腥草30g	白茅根30g	黄芪50g	牛蒡子15g
玄参15g	防己20g	陈皮10g	甘草3g
杏仁10g	蝉蜕10g	北沙参30g	防风10g

煎服法：4剂，每剂水煎取汁600ml，1日1剂，每次200ml，1日3次。嘱其低盐饮食。

二诊：2003年8月18日，患者服上方4剂后，头痛、口干咽痒、咽痛、咳嗽等症状缓解，水肿稍减轻但仍存在，腰以下尤甚，按之凹陷不起，心悸气促，怯寒神疲，腰酸遗精，手足心发热。舌质红，苔薄白，脉细无力。服上方后表证已解，目前病侧重阴阳双补。处方肾炎5号方加味。

熟地黄24g	山药12g	山茱萸12g	牡丹皮12g
泽泻10g	茯苓15g	肉桂10g	牛膝15g

车前子 15g	黄芪 30g	丹参 15g	补骨脂 10g
川芎 12g	白茅根 30g	女贞子 30g	墨旱莲 30g
生牡蛎 20g	人参 10g	甘草 3g	

制附片 15g（先煎 30 分钟）

10 剂，煎服法同上。

三诊：2003 年 8 月 28 日，患者服上方后，饮食尚可，精神转佳，心悸气促好转，水肿有所减轻，病程已久，非数剂能显效，守方不变，继续坚持服用。

四诊：2003 年 9 月 24 日，患者服上方后，水肿等症状基本缓解，复查尿常规示尿蛋白（++++），尿红细胞、白细胞消失。舌质淡，苔白，脉细有力。效不更方，仍以上方为基础加减。

熟地黄 24g	山药 12g	山茱萸 12g	牡丹皮 12g
泽泻 10g	茯苓 15g	肉桂 6g	牛膝 15g
车前子 10g	黄芪 50g	丹参 15g	白茅根 30g
鸡内金 10g	甘草 3g	制附片 10g（先煎 30 分钟）	

20 剂，水煎服。

五诊：2003 年 10 月 20 日，患者服上方 20 剂，病情稳定，多次查尿蛋白（+~++），服药期间经常感冒，感冒后症状加重，说明患者机体免疫力低下，很难防御外邪。陈老认为冬虫夏草是一味能提高机体免疫功能的中药，患者每天用冬虫夏草 6g，煎汤连渣服用，仍继续坚持服用上方。

六诊：2004 年 3 月 16 日，患者肾炎 5 号方加减共服 150 余剂，精神转佳，体力逐渐复常，今日复查尿常规正常，肾功正常。停用中药。但仍用冬虫夏草 5g，煎汤连渣服用，1 日 1 次。患者用冬虫夏草调理 2 个月后，复查肾功能正常，尿常规正常，随访到 2004 年底未见复发。

病案 3

王某，女，33 岁，农民，剑阁县人，初诊日期：2003 年 4 月 12 日。

主诉：颜面浮肿 3 年，伴双下肢水肿半年。

现病史：3 年前因受凉后出现颜面水肿，腰痛，无恶寒及发热，无尿频、尿急、尿痛，到剑阁县医院求医，查尿常规示尿蛋白（+++），红细胞（+），白细胞少许。诊断为"急性肾炎"，给予强的松等治疗 1 月余，症状缓解自行停药。半年前因受凉后再次出现颜面浮肿，进而出现双足水肿，尿常规示蛋白尿（+++

+），肾功能报告示正常，仍给予强的松等治疗2月后症状无好转，遂到华西医大附一院求医，诊断为"肾病综合征"。经治疗3个月，尿蛋白（+++～++++），于今日求治于陈老。诊时症见：全身水肿，腰以下尤甚，按之凹陷不起，脘闷纳差，腹胀便溏，腰痛酸重，形寒肢冷，四肢无力，小便量少，体型肥胖，满月脸，舌质淡，苔白滑，脉沉。既往身体尚可，否认肝炎、结核等传染病史，无心脏、肾脏、胃肠等系统疾病史，无外伤史，否认药物过敏史。

体格检查：T 36.5℃，P 82次/分，R 16次/分，BP 130/80mmHg。神志清楚，发育正常，营养一般，步入诊室，查体合作，全身浅表淋巴结未扪及肿大，皮肤及黏膜未见黄染及出血点，无皮疹及皮下结节，满月脸，颜面浮肿，颈软，气管居中，双肺呼吸音清晰，未闻及干、湿啰音，心率82次/分，律齐，各瓣膜听诊未闻及病理性杂音，腹平坦，肝脾未扪及，全腹无压痛，双肾区轻叩击痛，肠鸣音正常。双下肢水肿，中枢神经系统查体无特殊。

辅助检查：尿常规示尿蛋白（+++）；肾功能正常。

西医诊断：肾病综合征。

中医诊断：水肿。

辨证：脾肾阳虚。

治法：攻补兼施，温阳利水。

方药：肾炎4号方加减。

制附片30g（先煎30分钟）		白芍20g	白术20g
茯苓30g	黄芪50g	干姜15g	人参15g
丹参15g	当归15g	川芎10g	益母草15g
冬瓜皮20g	大腹皮15g	厚朴15g	桂枝10g
生山楂15g	泽泻20g	猪苓20g	防己20g
甘草3g			

煎服法：5剂，每剂水煎取汁600ml，1日1剂，每次200ml，1日3次。停服一切西药，低盐饮食，忌生冷、辛辣。

二诊：2003年4月8日，患者服上方5剂后，小便量增多，全身水肿有所消退，脘闷纳差、腹胀便溏、腰痛酸重、形寒肢冷、四肢无力等症有不同程度的减轻，舌质淡，苔白滑，效不更方，继服。

三诊：2003年4月28日，患者守方服用20剂，水肿明显减轻，形寒肢冷好转，饮食转佳，大便成形，效不更方。

四诊：2003年5月8日，患者再服上方10剂后，水肿，脘闷纳差，腹胀便溏，腰痛酸重，形寒肢冷等诸症基本缓解，精神转佳，双肾区无叩击痛。复查尿常规示蛋白尿（+++），目前治疗以上方为基础加减：

制附片15g（先煎30分钟）	白芍20g	白术15g
茯苓15g 黄芪50g	白茅根50g	鱼腥草30g
丹参20g 芡实15g	补骨脂15g	金樱子15g
覆盆子15g 莲米15g	甘草3g	

水煎服，1日1剂。

五诊：2003年12月10日，患者以上方为基础加减服药半年，前后总共服药80余剂，复查尿常规示尿蛋白阴性，肾功能正常，停药观察，门诊随访1年未见复发。

【按语】

例1 风邪袭表，肺失宣降，不能通调水道，下输膀胱，故见恶风，发热咳嗽，肢节酸楚，小便不利，全身浮肿等症，风为阳邪，其性轻扬，故水肿起于面目迅即遍及全身，若风邪兼热则咽喉红肿热痛，舌质淡红，苔薄黄，脉浮数。故在治疗上着眼于宣散风邪以孤立水势。肾炎2号方适用于急性肾炎病遍体浮肿，小便短少。方中麻黄、羌活、防风、秦艽疏风透表，使在表之水从汗而解；大腹皮、生姜皮、茯苓皮协同麻黄、羌活、防风、秦艽以去肌肤之水；防己、木瓜、滑石、薏苡仁、商陆通利二便，使在里之水邪从下而夺；生石膏、桑白皮泻肺热而利水。肾炎2号方是汗利兼施之方，宜中病即止。二诊时患者表证已解，肿消大半，不宜再用肾炎2号方，以免伤正，此时治疗宜攻补兼施，故用肾炎3号方，方中黄芪配白茅根、鱼腥草对肾炎蛋白尿久不消者有良效。金水宝片主要成分为冬虫夏草，对提高机体免疫力功能及消尿蛋白有良效。三诊加丹参活血化瘀，改善肾脏微循环以改善肾功能。

例2 腰膝以下，肾气主之，肾气虚衰，阳不化气，水湿下聚，水气上凌心肺，故见身肿，腰以下尤甚，按之凹陷不起，心悸气促。肾与膀胱相表里，肾阳不足，膀胱气化不行，故尿量减少。肾阳亏虚，命门火衰，不能温养，故祛寒神疲。肾阳久衰，阳损及阴，可导致肾阴亏虚则见腰酸遗精，手足心发热。起病复感风邪故见头昏头痛，口干咽痒，咽痛，咳嗽。舌质红，苔薄白而干，脉细无力是气阴不足之象。根据急则治标，缓则治本的原则，初诊拟扶正祛邪为法，拟肾炎3号加味；二诊表证已解，侧重阴阳双补。拟肾炎5号方加味，方中六味地黄丸及二至丸以滋补肾阴，用肉桂、附片温补肾阳，两相结合，则能补水中之火，温肾中之阳气；用白术、茯苓、泽泻、车前子、白茅根通利小便；牛膝引药下行，直趋下焦，强壮腰膝，补骨脂以温固下元，人参、黄芪健脾补气，丹参、川芎活血化瘀改善肾脏微循环。牡蛎富含碳酸钙，可降低慢性肾衰之低钙血症及肾性骨病发生的风险。

例3 脾肾阳虚，阳不化气，气不化水，以致下焦水邪泛滥，故身肿，腰以下尤甚，按之凹陷不起，脾虚运化无力，故脘闷纳差，腹胀便溏，腰为肾之府，肾虚而水气内盛，故腰痛酸重。阳不温煦，故神疲肢冷，肾与膀胱相表里，肾阳不足，膀胱气化不行，故尿量减少，水湿停聚，泛溢肌肤虚则体型肥胖，满月脸。舌质淡，苔白滑，脉沉是脾肾阳虚衰，水湿内聚之征。方中附子温补肾阳，干姜温补脾阳，人参、黄芪、白术健脾补气，茯苓、泽泻、猪苓、防己通利小便，厚朴、大腹皮理气，气行水行，桂枝助膀胱化气利水，丹参、当归、川芎、益母草活血化瘀，改善肾脏微循环，取血行水亦行之意，诸药合用，共奏温阳化气利水。

【心得】

陈老认为急性肾炎往往由外感引起，其临床表现与《金匮要略》之风水相类似。水因风起，风在整个病变过程中起主导作用。其病机主要由外邪侵入，肺先受病，继而入侵至肾而发病。故在治疗上着眼于宣散风邪以孤立水势。陈老根据其临床经验总结出3个方，即为肾炎1、2、3号方，肾炎2号方适应用急性肾炎病遍体浮肿，小便短少，肾炎2号方是汗利兼施之方，宜中病即止。肾炎3号方为攻补兼施之方。

慢性肾炎临床以水肿，蛋白尿，腰酸腿软，小便不利为特征。水肿易消易聚，时起时伏，时轻时重，长年累月难以消退。有时水肿虽然消退，而蛋白尿排泄难以控制。治疗上以水肿和蛋白尿两个问题最难，水肿的病机，历代医家都认为与肺脾肾三脏功能失调有关，慢性肾炎中后期实际上是以脾肾两虚为主的诸脏腑功能衰弱，这种脏腑功能衰弱很难用药物恢复。脏腑功能衰弱，正虚难辨，免疫功能严重低下，虚则不耐邪侵，邪自外入，乘虚而蕴结于肾，使水肿反复发作或加剧，尿中蛋白持久不消，病邪不解，又可损脾伤肾，加重脾肾损伤，脾肾亏损，封藏失职，蛋白从尿中大量漏出，蛋白质是人体的精微物质，阴精流失，势必造成阴虚，日久阴阳两虚，这样形成恶性循环。陈老根据慢性肾炎的特点，总结出2个验方，即肾炎4、5号方。

陈老对于慢性肾炎患者的遣方用药，既遵古之理法方药，亦须运用现代医学理论，用据现代药理研究证实有显效的药物。如黄芪、白茅根改善肾功能和消除蛋白尿，党参、白术能提高机体免疫功能，当归、川芎、丹参改善肾衰患者血液的高黏、高凝状态，牡蛎富含碳酸钙，可减少慢性肾衰低钙血症及肾性骨病的发生率。白茅根、鱼腥草性味平淡，《分类草药性》载鱼腥草："治五淋，消水肿，去食积，补虚弱，消臌胀。"现代药理研究所含薏苡素及钾盐能扩张肾动脉，增加肾动脉血流量，因而有较强的利尿作用，长期服用不会产生副作用。《医学衷中参西录》中就有单用白茅根根治水肿的记载。近年来有单用大剂量鱼腥草治疗肾炎蛋白尿的报道。黄芪配白茅根、鱼腥草对肾炎蛋白尿久不消者有良效。

遗尿 1

陈某某，男，7 岁，学生，成都市锦江区人，2016 年 11 月 5 日初诊。

主诉：遗尿 2 年余。

病史：患儿 2 余年前无明显诱因出现遗尿，一周夜间遗尿 2~4 次，日间小便清长而频数，伴面色少华，神疲乏力，食欲较差，手足不温。患儿平素体质较差，偏瘦，易感冒。于外院进行相关西医检查（尿常规，骨盆 X 线检查等），均无异常。曾间断口服中西药均无效，遂前来请陈老治疗。诊时症见：患儿夜间遗尿，一周 3~4 次，伴见日间小便清长、频数，面色少华，食欲不振，手脚不温，怕冷，易疲乏，易困，易感冒，大便稀溏，舌质淡，舌体胖，苔薄腻，脉沉无力。

诊断：遗尿。

辨证：肾气不足，肺脾气虚。

治法：温补肾阳，补肺益脾，固涩小便。

方药：遗尿汤（陈老经验方）。

桑螵蛸 10g	菟丝子 10g	益智仁 10g	补骨脂 10g
覆盆子 10g	白果 10g	党参 10g	黄芪 15g
巴戟天 10g	莲芯 10g	郁金 10g	石菖蒲 10g
茯苓 10g	厚朴 10g	陈皮 10g	甘草 6g

煎服法：3 剂，每剂水煎取汁 600ml，每次 100ml，1 日 3 次，2 日 1 剂，餐后温服。

二诊：2016年11月19日，服用上方3剂后，患儿一周夜间遗尿2次，日间小便次数较前减少，面色有改善，怕冷稍减轻，大便稍稀，食欲仍较差，舌质较淡，苔薄腻，舌体偏胖，脉沉。上方加用怀山药、炒白术，7剂，2日1剂，餐后温服。

三诊：2016年12月3日，患儿近一周夜间遗尿1次，日间小便次数基本正常，精神较佳，大便成型，怕冷明显缓解，食欲好转，舌质淡红，苔薄稍腻，舌体稍胖，脉稍沉有力。上方去巴戟天、郁金，余药不变，连服7剂，上述诸症消失，夜间未再遗尿。停药，清淡饮食，注意休息，门诊随访半年，未复发。

【按语】

陈老认为遗尿的发生主要与膀胱、肾、肺、脾等脏腑有关，膀胱虚寒、肾气不固是主要原因，故选药多为入下焦、固涩温阳之品。《灵枢·九针》："膀胱不约为遗溺。"《诸病源候论·小儿杂病诸候》亦云："遗尿者，此由膀胱虚冷，不能约于水故也。"《幼幼集成·小便不利证治》："小便自出而不禁者，谓之遗尿；睡中自出者，谓之尿床。此皆肾与膀胱虚寒也。"历来大多医家认为与小儿"肾常虚""肾与膀胱虚寒"有关，这与陈老认识、治疗小儿遗尿的观点相符。

本病证候分析，系小儿肾气不足，下焦虚寒，不能温养，肺脾气虚，膀胱气化不足，功能失调，闭藏失职，膀胱失约，故见遗尿。其病位以肾、膀胱为主，兼肺脾；病性为虚证，气虚、阳虚为主。肾为封藏之本，肾气不足，下元不固，膀胱气化失常，开合失度，不约则为遗尿。肾虚则气化、温养不足，固见小便清长、手足不温，怕冷等；脾为后天之本，肾为先天之本，脾之健运赖于肾阳的推动，故"肾火能暖土、脾阳根于肾阳"，若肾阳不足，则脾阳亏虚，运化升清功能不足，则见面色少华，食欲不振，神疲乏力，大便稀溏等；肺的宣发肃降和通调水道，有赖于肾阳的推动作用，也有赖于脾的运化、升清作用，"土不生金"，至肺常虚，卫气不固，则易感冒，通调水道不利，也可至膀胱失约而遗尿。

遗尿方系陈老临床经验方，由桑螵蛸散、菟丝子散、补中益气汤、缩泉丸4方化裁而来，主要用于肾气不足，肺脾气虚之证，具有温补肾阳，补肺益脾，固涩小便之功。方中菟丝子、益智仁、巴戟天、补骨脂用以温补肾阳以暖膀胱；覆盆子、桑螵蛸、白果收敛固涩以缩尿；加石菖蒲、郁金以醒神安神、促进心神相交；党参、黄芪、茯苓以补肺脾之气。二诊时，患者病情较前有所好转，治疗有效，主方不变，因脾仍失健运，加用怀山药，炒白术，以加强补益脾胃，其所用体现脾胃为后天之本之义。三诊时，患者症状明显缓解，故去掉巴戟天、郁金以防温阳、疏泄太过而伤正。

王丽整理

遗尿 2

刘某，女，50 岁，无业，雅安市石棉县人，2019 年 11 月 11 日初诊。

主诉：反复尿频尿急遗尿 1 年余，加重 1 月。

病史：1 年余前患者不明原因出现尿频、尿急，白天 20~30 分钟小便 1 次，并有尿液遗出，每夜 5~6 次（夜间使用尿不湿，否则尿床），在某三甲医院被诊断为"膀胱过度活动症"，前后辗转五家医院经中西医治疗无效，于今日就诊于陈老处。诊时症见：尿频、尿急，白天 10~20 分钟便有尿意，并有尿液流出，夜间小便次数多，每夜 5~6 次，肩背部疼痛，头昏，失眠多梦，焦虑、身软乏力，纳差食少，大便不成形，汗出畏风，舌质淡，苔白腻，舌边有齿痕，脉细数。

诊断：遗尿病。

辨证：肾阳亏虚，脾气虚弱，瘀血阻络。

治法：温肾缩泉，健脾安神，祛瘀通络。

方药：缩泉丸加味。

乌药 20g	山药 30g	盐益智仁 20g	金樱子肉 20g
覆盆子 20g	山萸肉 15g	醋五味子 20g	酒川芎 20g
白芷 20g	防风 15g	藁本 20g	赤芍 20g
路路通 15g	柴胡 18g	炒枳壳 18g	太子参 20g
黄芪 20g	地龙 15g	僵蚕 15g	甘草 6g

煎服法：3 剂，每剂水煎成汁 600ml，每次温服 100ml，1 日 3 次，2 日 1 剂。

二诊：2019 年 11 月 18 日，患者服上方后，上述诸症稍好转，但出现肩背部麻木，上方去防风，加威灵仙、茯苓、豆蔻继服，6 剂。

三诊：2019 年 12 月 9 日，精神好转，尿频、尿急、夜间小便次数减少，头昏、身软乏力、汗出畏风、肩背疼痛麻木明显好转，仍失眠多梦，纳食增加不明显，处方如下。

乌药 20g	盐益智仁 20g	山药 30g	金樱子肉 20g

覆盆子20g	太子参20g	茯苓20g	醋五味子20g
山萸肉15g	柴胡15g	炒白术15g	当归15g
炒枳壳18g	焦山楂40g	建曲20g	炒麦芽20g
煅龙骨30g	煅牡蛎30g	地龙15g	僵蚕 15g

6剂（每周3剂）。

四诊：2019年12月23日，尿频尿急症状明显好转，白天能坚持2小时以上才有尿意，夜间1~2次小便，能入睡，但睡不深，精神状态大为好转，喜形于色，纳食增加，大便有时稀但比前大为好转，纳舌质淡，苔薄白，脉细，上方加芡实15g，6剂（每周3剂）。病告痊愈，至今未发。

【按语】　遗尿的文献记载最早见于《灵枢·九针论》"膀胱不约为遗溺"。《诸病源候论·小便病诸候·尿床候》充实了发病机制："夫人有于眠睡不觉尿出者，是其禀质阴气偏盛，阳气偏虚者，则膀胱肾脏俱冷，不能温制于水，则小便多，或不禁而遗尿。""遗尿者，此由膀胱有冷，不能约于水故也。"本例患者因失治误治，导致肾阳虚衰，阳虚不能制水，膀胱气化不利故尿频尿急甚至遗尿，脾肾同源，先天为后天之根，肾阳不足，不能温煦脾阳，脾气亏虚，故纳差食少，大便不成形；脾虚气血运化无力，气血不能上承，清窍失养，故头昏，乏力，失眠多梦，焦虑；气虚卫外不固故汗出畏风；气虚血瘀，经络瘀阻故肩背部疼痛；舌质淡，苔白腻，舌边有齿痕，脾虚有湿之征。故选方缩泉丸加味。

方中乌药、盐益智仁、山药组成缩泉丸，加山萸肉增强温肾阳之功，金樱子肉、覆盆子、醋五味子助固摄之力，配合桑螵蛸以温煦下焦，助膀胱气化。陈老在调肾阴阳时，非常注重脾肾同治，气血阴阳之间互联互动，所谓脾肾同源，中焦运化正常，则承上启下，升清降浊，脏腑的功能活动就能平衡，使正气由虚转旺，常言健脾的实质就是调补气血，其中补益气血选当归补血汤。而《素问·平人气象论》曰："胃气为本。"《灵枢·五味》曰："五脏六腑皆禀气于胃。"胃气代表人体的消化吸收功能，是人体抗病能力的标志。方用太子参、黄芪、当归、茯苓、炒白术、焦山楂、建曲、炒麦芽健脾益气，脾气健，肾方可固；煅龙骨、煅牡蛎、五味子安神定志，地龙、僵蚕、赤芍、路路通通络除痹；柴胡、炒枳壳疏肝理气解郁，升举阳气。

王兆荣整理

尿频症

席某某，女，41岁，个体户，成都市人，2019年11月10日初诊。

主诉：尿频1年。

病史：1年前患者无明显诱因出现尿频，白天、夜间均明显，伴腰酸痛、乏力，经多方治疗（具体不详）无好转，经人介绍前来陈老处就诊。诊时症见：尿频，白天十多次，夜间5次左右，每次尿量不多，尿不黄，解小便时无疼痛，大便正常，伴眠差，乏力，腰酸痛，舌质红边齿痕，苔白腻，脉沉细。曾查肾功能、尿常规、泌尿系统及妇科彩超未见异常。

诊断：尿频症。

辨证：脾肾气虚。

治法：补肾缩尿，健脾益气。

方药：缩泉丸合补中益气汤加减。

山药20g	益智仁20g	乌药15g	黄芪50g
太子参20g	柴胡15g	升麻15g	桑螵蛸15g
杜仲20g	补骨脂20g	枳壳15g	香附15g
延胡索20g	薏苡仁30g	甘草5g	

煎服法：3剂，每剂水煎取汁1 200ml，每次温服200ml，1日3次，2日1剂。

二诊：2019年11月17日，诉服药后上述症状稍有改善，原方加续断15g、桑寄生15g、狗脊15g，4剂，煎服法同前。

三诊：2019年12月15日，诉服药后夜尿减少为3次，白天小便为8次左右，眠差、乏力、腰酸痛明显好转，舌质红苔薄白，脉沉细。原方基础上加白果20g、女贞子20g、墨旱莲20g、白芍30g，4剂，煎服法同前。

四诊：2019年12月15日，诉服药后尿频症状基本缓解。察舌质红，苔薄白，脉细。予调整原方继服4剂以巩固疗效。

山药20g	益智仁20g	乌药15g	桑螵蛸15g
太子参20g	黄芪50g	升麻15g	柴胡15g
杜仲20g	补骨脂20g	枳壳15g	香附15g
延胡索20g	薏苡仁30g	酒续断15g	桑寄生15g

| 狗脊 15g | 白果 20g | 菟丝子 30g | 女贞子 20g |
| 墨旱莲 20g | 白芍 30 | 甘草 5g | |

4剂，煎服法同前。

【按语】 尿频一证，临床比较常见，多由下焦膀胱湿热、肾虚引起。本例患者正值中年，病程较长，陈老脉症合参，辨证为脾肾气虚证，予补肾缩尿，健脾益气之法治之，收效明显。二诊患者显效后陈老加重补肾药物，以固肾缩尿；三诊陈老加白果，实有妙用，本品固精关，缩小便，归肺、肾经，与补肾药合用，意在敛肺固肾，金水相生；加白芍柔肝收敛，取"实则泻其子"之意，与诸补肾药合用加强膀胱收缩机能，故疗效明显，值得借鉴。

付磊强整理

消渴病

杨某，男，54岁，农民，剑阁县人，于2016年6月8日就诊。

主诉：口渴多饮，饭量增多，发现血糖增高6年。

病史：6年前患者因口渴多饮，饭量增多，测血糖高，诊断2型糖尿病，给予二甲双胍片每次1片，一日2次，空腹血糖控制在6.0mmol/L左右。半年前血糖控制不好，经查空腹血糖为12mmol/L，餐后2小时血糖为18mmol/L，糖化血红蛋白为8.4%，使用预混胰岛素优泌乐12U，早、晚各一次，血糖控制仍欠佳，于今日求治于陈老。诊时症见：口渴多饮，汗多，尿频，色深黄，手心、脚心、背心发热出汗，睡眠差，口臭，大便干，体型肥胖，面色晦暗，身高160cm，体重80kg，舌质胖大，暗红，苔黄厚，脉数。患者素嗜烟（每天约2包）、酒（每天250g），高血压病史3年，家族史中父亲有高血压病、糖尿病，大哥患糖尿病10年。

诊断：消渴病。

辨证：湿热中阻，瘀血内停。

治法：清热化湿，活血行气。

方药：黄芩滑石汤合四妙散加减。

黄芩 15g	黄连 10g	黄柏 10g	苍术 30g
川牛膝 30g	茯苓 30g	薏苡仁 30g	泽泻 30g
柴胡 10g	陈皮 10g	丹参 30g	大黄 6g
升麻 10g	天花粉 20g	佩兰 15g	甘草 3g

煎服法：5剂，每剂水煎取汁600ml，每次200ml，1日3次，每日1剂。嘱其适当运动、饮食规律、减少烟酒。

二诊：2016年6月14日，服上方后口渴减轻，手脚心及背心发热减轻，汗出减少，小便色清，大便正常，舌质淡红，苔薄白，脉洪，湿热已去大半，恐耗伤阴津，给予玉女煎加减治疗。

知母15g	生地黄15g	麦冬15g	黄连10g
川牛膝30g	丹参30g	天花粉20g	升麻10g
玄参20g	苍术20g	苦瓜20g	甘草6g

煎服法：6剂，每剂水煎取汁600ml，每次200ml，1日3次，每日1剂。西洋参粉每次2g与中药煎剂冲服。

三诊：2016年6月21日，口渴、手脚心、背心发热、汗出等症消失，正常饮水，二便饮食规律、正常，舌质淡红、苔薄白，脉象正常。空腹血糖9.2mmol/L，餐后两小时血糖11.2mmol/L。予优必乐10U早晚饭前皮下注射，二甲双胍1片，每日2次，续予玉女煎加减治疗。

知母15g	生地黄15g	麦冬15g	黄连10g
川牛膝30g	升麻6g	玄参20g	丹参20g
天花粉20g	枸杞15g	白术15g	苦瓜15g
生甘草3g			

煎服法：10剂，每剂水煎取汁600ml，每次200ml，1日3次，每日1剂。西洋参粉每次2g与中药煎剂冲服。

三个月后随访：患者精神饮食正常，体重70kg，空腹血糖8.0mmol/L，餐后2小时血糖10mmol/L，糖化血红蛋白6.2%，嘱其继续适当运动，饮食规律，间断水煎上方中药口服，优必乐8U早晚皮下注射，二甲双胍1片，早晚各服一次，观察治疗半年，病情稳定。

【按语】 消渴是以口渴多饮、消谷善饥、尿频量多而甜、形体逐渐消瘦为主要临床表现的疾病。其症候表现及发病规律与现代医学的糖尿病基本一致。其原发病因与禀赋不足、形体肥胖、饮食不节有关。继发病因有痰浊内生、瘀血内停。诱发因素有外感六淫、内伤七情、肥甘厚味、劳逸失度、过服温燥等诸多因素。病变部位主要在肺、胃（脾）、肾，中、晚期涉及心、脑（肾）、眼（肝）、耳（肾），其中以肾为主。消渴病以本虚标实，虚实夹杂为特点。本虚以气阴两虚为主，标实以燥热内结，淤血内停和痰浊中阻为多见。其总的发病趋势是自上而下，由本证渐见变证。即开始在上焦心肺——上消，继则中焦脾胃

——中消，进而下焦肝肾——下消。但也有上、中、下消证候同时出现或均不明显者。就病情轻重而言，突发者重，缓发者轻；年少（青）发病者重，年长（老）发病者轻；单发本病者轻，出现变证、兼证（病）者重。

消渴病以气阴两虚为贯穿疾病全过程中的基本病理变化，燥热内结，痰浊中阻，淤血内停分别或同时出现于本病不同个体的不同阶段。情志失调，饮食失节在消渴病的发病、治疗、预防以及防止并发病的全过程中起到至关重要的作用。临床常见证型有肺热津伤、胃热炽盛、湿浊中阻、肝气郁滞、肠燥津伤、脾胃气虚、气阴两虚、肝肾阴虚、阴阳两虚、瘀血内停。

陈老认为消渴是一种全身性疾病，在治疗上应从整体观念出发辨证论治。针对不同病情，采用不同的治疗方法，补其不足，损其有余，使受损的脏腑功能逐渐恢复正常，使偏颇的阴阳保持相对的平衡，从而达到阴平阳秘、精神乃治的目的。在辨证论治的方法上，古代医家多根据消渴主证，将本病分为上、中、下三消进行辨证论治，以滋阴清热为基本大法。但是临床上由于三消证候多胶着互见，且多密切联系，很难截然分开，因此，近现代治疗在三消分治的基础上，充实了阴阳气血、病因病机（肝失疏泄、瘀血内停、痰湿郁阻等）和脏腑等的辨证论治内容，将疏肝解郁法，活血化瘀法贯穿于消渴治疗的始终。特别是活血化瘀法是提高临床疗效和防治并发症、降低伤残率的关键。常用的活血法有滋阴活血、益气活血、理气活血，使中医学对消渴的防治更加丰富和完善。消渴，特别是2型糖尿病的发病率在逐年增加，主要原因是随着人民生活水平的提高，饮食结构的改变，过食肥甘厚味，过嗜烟酒，生活不规律，工作节奏加快，多数为肥胖超重体型，临床上湿热中阻证型较多。陈老在治疗这类消渴病时，先是重点给予清热化湿（利湿），湿浊之邪从小便而出，佐以理气化湿、活血化瘀，诸法合用，临床效果明显。中医药治疗消渴（糖尿病）的疗效是肯定的，虽然不能完全治愈，或单独服中药治疗，但在疾病的某一个阶段，消除某些症状，改善全身情况，与西药进行综合治疗有时能收到事半功倍的效果。经过大量的临床观察和实验研究，大部分复方中药和单味中药均有降糖作用。经实验研究证明有降糖作用的中药有人参、地骨皮、枸杞子、地黄、知母、苦瓜、苍耳子、玉米须、白术、苍术、玄参、玉竹等上百种中药，复方有消渴宁、糖复康、血糖平、降糖通脉宁、三消治等中成药，但最关键的是中医药治疗糖尿病的作用不单是为了降糖而降糖，重点是通过辨证施治的原则，从整体观出发，进行综合调理、调节、平衡，使机体内环境稳定，使气血、阴阳、寒热、虚实等达到平衡，从而达到降低或稳定血糖。临证验方以黄芩滑石汤合四妙散、玉女煎为主。

王国道整理

自 汗

宋某，女，54岁，农民，成都市金牛区人，2020年9月15日初诊。

主诉：反复烘热、汗出2月。

病史：2月前患者自觉浑身发热，以手心为著，阵发性烘热，自汗明显，可打湿衣衫，精神萎靡，疲倦乏力，口干，睡眠差，心烦易怒，纳食可，二便调，曾在几家诊所服用中药治疗，症状时轻时重。于今日求治于陈老。诊时症见：阵发性烘热，汗出较多，以头颈部为著，手心发烫，倦怠乏力，心烦，失眠，口干，舌红少苔，脉细数。

诊断：自汗。

辨证：肝肾不足，阴虚火旺。

治法：补益肝肾，滋阴泻火。

方药：当归六黄汤加味。

当归 12g	黄芪 15g	盐黄柏 15g	黄芩 15g
黄连 5g	生地黄 15g	熟地黄 15g	知母 15g
地骨皮 15g	仙鹤草 30g	煅龙骨 20g	煅牡蛎 20g
浮小麦 20g	女贞子 20g	墨旱莲 20g	酸枣仁 15g

煎服法：3剂，每剂水煎取汁900ml，每次服150ml，1日3次，2日1剂。

二诊：2020年9月22日。患者精神状态良好，汗出有所减少，但活动后汗出仍较多，烘热情况减轻，但仍觉手心发烫，睡眠有一定改善。上方加白芍30g、山萸肉15g、百合15g，知母、地骨皮加量至20g，3剂。后电话随访患者，告知诸证悉除。

【按语】 肝肾亏虚，精血不足，故出现精神萎靡、疲倦乏力，阴虚内热，虚阳上亢，津液不固，则出现烘热、出汗、口干，阴虚火旺，热扰心神，故见心烦失眠。当归六黄汤出自李东垣《兰室密藏》，全方滋阴、泻火并举，培本、固表并用，内外兼顾，发挥滋阴清热、固表止汗之功效。方中当归养血增液，血充则心火可制；生地黄、熟地黄入肝肾而滋阴，三味药物养血补阴，从本而治；再用黄芩清上焦火，黄连清中焦火，黄柏泻下焦火，使虚火得降，阴血安宁，不致外走为汗；又倍用黄芪，固已虚之表；盐知母加大清虚热力度，地骨皮退热凉血除蒸；二至丸（女贞子、墨旱莲）滋补肝肾之阴；煅龙骨、煅牡蛎、浮小麦敛汗固涩，酸枣仁宁心安神，标本兼治。二诊时患者虽然症状得到一定程度改善，但仍诉手心发烫，故加大知母、地骨皮剂量，陈老认为该药对是清虚热之要药，临床大剂量使用可以达到更好的清热除蒸效果，同时加入百合，与生地黄组成百合地黄汤，增强了滋阴清热之力。大剂量使用白芍，补肝血，滋肝阴；山萸肉补益肝肾、收涩止汗，起到培本治标的作用。

值得一提的是陈老在此使用仙鹤草的经验。仙鹤草除了大家熟知的止血、凉血、消肿的作用外，还有补虚、强壮、收涩的作用。《本草纲目》称仙鹤草味涩收敛，能调补气血，营卫调，腠理固，则津液不外泄，治各种原因所致盗汗。仙鹤草又名脱力草，可以部分替代党参、太子参的作用，可用于改善整日头昏脑涨、疲乏无力的亚健康状态，需要强调的是，使用时剂量要大，至少30g，最多可使用至100g。

李永平整理

亚急性甲状腺炎

刘某，女，53岁，农民，眉山市仁寿县人，2020年8月12日初诊。

主诉：发现颈部甲状腺结节伴潮热汗出1月。

病史：1月前患者发现颈部甲状腺结节，触之较硬，边界清楚，无压痛，局部皮温不高，伴潮热，阵阵汗出，夜间明显，心烦易怒，就诊于我院甲状腺外科及内分泌科，考虑亚急性甲状腺炎，鉴于甲状腺功能正常，无特殊处理办法，建议中医治疗，遂求治于陈老。诊时症见：颈部可扪及肿大甲状腺，无红肿热痛，潮热，汗出，急躁易怒，舌质红，苔少，脉细数。

西医诊断：亚急性甲状腺炎。

中医诊断：瘿病。

辨证：阴虚火旺。

治法：滋阴降火，固表止汗。

方药：当归六黄汤加减。

当归 10g	熟地黄 15g	生地黄 30g	黄芩 15g
黄连 15g	黄柏 10g	黄芪 30g	龙骨 30g
牡蛎 30g	麻黄根 18g	浮小麦 30g	秦艽 10g
知母 20g	地骨皮 15g	白芍 30g	炒白术 20g

玄参 15g　　　　甘草 6g

煎服法：3 剂，每剂煎取 1 200ml，分 6 次餐后温服，每日 3 次，每次 200ml。

二诊：2020 年 8 月 19 日，患者诉潮热汗出好转，但出现怕冷怕热，咳嗽咽干，舌质淡，苔薄白，脉浮缓，予桂枝汤加玄麦甘桔汤加减。

桂枝 10g	白芍 15g	大枣 15g	甘草 6g
厚朴 10g	杏仁 15g	僵蚕 10g	浙贝母 15g
玄参 15g	麦冬 20g	桔梗 30g	海藻 10g

3 剂，煎服法同前。

三诊：2020 年 8 月 26 日，患者再次出现汗多，前方加麻黄根 18g、浮小麦 30g，3 剂。

四诊：2020 年 9 月 9 日，患者又出现潮热汗出，改用当归六黄汤合牡蛎散加减。

当归 10g	熟地黄 15g	生地黄 15g	黄芩 15g
黄连 15g	黄柏 10g	黄芪 30g	龙骨 30g
牡蛎 30g	麻黄根 18g	浮小麦 30g	僵蚕 10g
浙贝母 20g	射干 10g	紫菀 10g	款冬花 15g
夏枯草 30g	甘草 12g		

3 剂，煎服法同前。

五诊：2020 年 9 月 16 日，潮热盗汗好转，守前方。

六诊：2020 年 9 月 25 日，潮热盗汗缓解，甲状腺缩小，仍咳嗽咽痒，舌质淡，苔白腻，脉滑。

甘草 12g	僵蚕 10g	浙贝母 20g	射干 10g
海藻 10g	紫菀 10g	款冬花 15g	夏枯草 30g
煅牡蛎 30g	桔梗 20g	百部 9g	金银花 20g
连翘 15g	白芷 15g	皂角刺 20g	

3 剂，煎服法同前。

七诊：2020 年 10 月 2 日，包块继续缩小，触摸基本不明显，守前方，3 剂，后复查甲状腺彩超，甲状腺已恢复正常大小。

【按语】　亚急性甲状腺炎（简称亚甲炎），西医认为是一种发病机制尚未明确，可能与病毒感染及自身免疫相关的甲状腺局部炎症病变。典型病程呈三期改变，分为甲状腺毒性期、甲状腺功减退期、功能恢复期。西医首选糖皮质激素及非甾体抗炎类药物治疗，但其存在停药难、减量后易反复、远期不良反应大、干扰甲状腺功能正常恢复的缺点。属于中医学"瘿病"范畴。中医认为其与外感邪毒和情志内伤有关。如《诸病源候论·瘿候》曰："瘿者，由忧恚气结所生。"陈老认为，患者长期情志不遂，肝气郁结，日久郁而化火，煎熬津液为痰浊；或肝木克脾土，健运失司，水谷不化，痰湿内生，痰随气升，结聚于颈前，以致局部经络阻滞，气血不畅，终至痰瘀交阻，发为本病。临证抓主症是陈老的特色，"急则治其标"，初诊时患者潮热汗出明显，予当归六黄汤合牡蛎散加减以滋阴降火，固表止汗；二诊时患者表现为营卫不和、咽痛不适，予桂枝汤合玄麦甘桔汤加减以调和营卫，清热利咽；三诊以后，患者虽症状迭变，选方也不断变化，但一直加用活血化瘀，软坚散结之消瘰丸，且海藻与甘草同用，打破十八反禁忌，陈老认为，两者相击非但无毒，还能增效，与"包块"专药夏枯草合用，为软坚散结之佳品。整个施治过程，体现陈老胆大心细，病证结合，根据主症灵活施治的特点。

张利整理

眩晕 1

陈某，男，71 岁，退休，成都市温江区人，2020 年 6 月 1 日初诊。

主诉：反复头昏头晕 1 年，复发 7 天。

病史：1 年前，患者无明显诱因出现头晕、头昏沉感，无头痛、呕吐，无心慌、胸闷，经当地诊所服西药（用药不详），症状消失，以后每因受凉或劳累复发，继续服药可以缓解。7 天前因心情不好，睡眠欠佳，头昏头晕再次复发，自服药症状无好转，求治于陈老。诊时症见：头晕，耳鸣，双耳堵闷不适，腹部胀满，恶心欲呕，食欲欠佳，二便畅，无肢体偏瘫，无口眼歪斜，无头痛，无胸闷气短，无心前区疼痛，舌微紫暗，苔白腻，脉涩。血压 130/80mmHg，言语流利，四肢肌力正常，双侧病理征阴性。急诊头颅 CT 示多发性腔隙性脑梗死。

诊断：眩晕。

辨证：脾胃气机升降失常，痰瘀阻窍。

治法：升降气机，涤痰祛瘀。

方药：香苏散合通窍活血汤加减。

醋香附 10g	紫苏梗 10g	陈皮 10g	川芎 10g
赤芍 10g	当归 10g	桃仁 10g	红花 10g

桂枝 10g	炒蔓荆子 10g	藁本 10g	防风 10g
炒僵蚕 10g	大血藤 15g	钩藤 15g	法半夏 10g
白术 15g	泽泻 15g	甘草 9g	

煎服法：中药免煎颗粒6剂，每日1剂，每日3次，每次200ml沸水冲服。

二诊：2020年6月8日，患者诉头晕、头昏、胃部胀满、呕恶较前明显减轻，耳鸣症状改善不明显，但感乏力明显，舌淡瘀暗，苔薄白，脉弦滑。在前方基础上去大血藤、钩藤，加黄芪15g、石菖蒲15g、远志15g、煅磁石30g，4剂。

三诊：2020年6月15日，患者诉头晕、头昏、胃部胀满及恶心欲呕症状已不明显，闷堵感减轻，偶见耳鸣发作，余未诉特殊明显不适，舌淡瘀暗，苔薄白，脉弦滑，继续守二诊方6剂病愈。后随访3个月，病情稳定，未复发。

【按语】 《素问·通评虚实论》："头痛耳鸣，九窍不利，肠胃之所生也"。意为肠胃属于中焦，中焦气机壅塞，升降失常，可导致五官七窍及前后二阴的病变。患者本次发病因情志不畅，肝郁气滞，致中焦气机升降失常，清阳不升，浊阴不降则头晕、耳鸣，肝气犯胃，胃失和降则胃脘部胀满、恶心欲呕、饮食无味，气滞则血瘀，阻于脑络则可以加重头晕、耳鸣，苔白腻为痰湿，舌质紫暗、脉涩为瘀血之征。方中紫苏梗辛温，归肺、脾二经，发表散寒，理气宽中，香附辛苦甘平，行气开郁，二药相加则调畅气机之功益著，香附借紫苏梗之升散，则能上行外达以祛邪，此即李时珍所谓：香附生用"则上行胸膈，外达皮肤……得紫苏、葱白则能解散邪气"（《本草纲目》）。胸脘痞闷，虽缘于气郁，亦与湿有关，加用陈皮理气燥湿，行气滞以畅气机、化湿浊以行津液。通窍活血汤出自王清任《医林改错》，方中赤芍、川芎行血活血，桃仁、红花活血通络，当归活血养血，原方记载是以麝香味辛性温，功专开窍通闭，解毒活血为要药，但现在麝香不易获得，陈老常以引经药蔓荆子、藁本入药代之，既能祛风散邪，亦能开窍，同时加用桂枝加强温通经络的作用。僵蚕在此用意加强祛风、化痰散结，大血藤活血祛风，法半夏、白术燥湿化痰，泽泻化浊降逆，甘草健脾和中，并调和药性，如此配伍，使表邪解则寒热除，气机畅则痞闷消，气血行则瘀自散。二诊时患者症状好转，但出现全身乏力，耳鸣，考虑气虚，故加用黄芪益气补中；远志、石菖蒲安神益智、祛痰，皆能入心经，取其开窍宁神之意；加用煅磁石聪耳安神，正如《本草衍义》曰："肾虚耳聋目昏皆用之"。后复诊患者效佳，甚为满意。

张霞整理

眩晕 2

王某，女，52岁，居民，成都市温江区人，2021年3月3日初诊。

主诉：反复头昏、头痛1年余，加重1月余。

病史：1年前患者无明显原因出现头晕，视物旋转，头痛，项强，头晕及头痛呈阵发性发作，小便淋漓不畅，尿不尽，夜尿频多，每晚4次左右，大便次数多，解大便费力，间断院外服中西药治疗，病情时好时坏。1月前因劳累后上述症状加重，继续院外治疗欠佳，于今日求治于陈老。诊时症见：精神差，倦怠乏力，头昏、头痛呈阵发性发作，视物旋转，项强，小便淋漓不畅，尿不尽，夜尿频多，每晚6次左右，大便成形，次数多，每天4次左右，解大便难解费力，有便不尽感，舌质淡略暗，苔白，脉细弱。

诊断：眩晕。

辨证：脾肾两虚。

治法：补气温阳。

方药：补中益气汤加味。

黄芪 30g	党参 30g	升麻 15g	柴胡 12g
白术 30g	陈皮 15g	当归 15g	白附片 30g
肉桂 10g	茯苓 30g	炙甘草 12g	

煎服法：6剂，免煎，1日1剂，每日3次，每次200ml沸水冲服。

二诊：2021年3月9日，精神转佳，疲乏好转，头昏、头痛有所减轻，仍有尿频，尿不尽感，但较前有所缓解，小便每晚4次左右，大便每天3次左右，仍有不尽之感。继续以原方6剂。

三诊：2021年3月16日，患者无头昏痛，无乏力，大便通畅，1日2次，尿频，尿不尽感明显减轻，继续以补中益气汤去当归加石榴皮，具体方药如下：

黄芪 30g	升麻 15g	柴胡 15g	党参 30g
白术 30g	陈皮 15g	白附片 30g	石榴皮 40g
肉桂 10g	茯苓 30g	炙甘草 12g	

6剂，免煎，1日1剂，每日3次，每次200ml沸水冲服。后电话随访，诸证缓解。

【按语】 脾主肌肉、四肢，脾气虚，气血不足则精神差，倦怠乏力，脾主升清，脾虚清阳不升，清窍失养则头目眩晕，髓窍失养，不荣则头痛，肾开窍于二阴而司二便，肾虚津液不布，肠失濡润，肠道传送无力，故解大便费力，大便艰涩，排出困难，肾阳虚，气化无力，故小便淋漓不畅，尿不尽，夜尿频多，舌质淡略暗，苔白，脉细弱为阳气不足之征。补中益气汤出自金代名医李东垣《脾胃论》，方中黄芪补中益气升阳固表，党参、白术、炙甘草甘温益气补益脾胃，陈皮理气，当归补血和营，升麻、柴胡协同党参、黄芪升举清阳，肉桂、茯苓取五苓散之意化气利小便，附片温肾阳。补气健脾以治气虚之本，脾为后天之本，补后天以养先天；升提下陷之阳气，以求浊降清升，脾胃和调，恢复中焦升降之功能，水谷精气生化有源，脾肾两虚诸证可以自愈。

张霞整理

眩晕3

李某，女，36岁，工人，剑阁县人，2014年7月8日初诊。

主诉：阵发性头晕、视物旋转5年。

病史：5年前患者无明显原因出现头晕，视物旋转，如坐舟车，恶心呕吐，无肢体偏瘫，无语言謇涩，无高血压，经当地做CT示颅内未见异常，经口服西比灵等治疗症状缓解，以后每因受凉或劳累复发，口服天麻蜜环片、西比灵有效。近1年来病情转剧，眩晕发作次数由过去2~3月一次，发展至现在每月数次，有时因感冒或情志波动诱发，多数发作时无诱因。发作时视物旋转，不能站立，伴恶心、呕吐、汗出，甚则昏倒，但神志清楚。又先后曾在多家医院检查诊断为梅尼埃综合征，服眩晕停、西比灵等药，皆最初有效，续服渐渐无效。3天前受凉又复发，经人介绍前来找陈老治疗。诊时症见：头晕，头重，恶心欲呕，烦躁，心悸，气短，口苦，小便黄，大便通畅，晨起吐痰，有时四肢发凉，伴有恶风微发热，舌尖稍红，舌体稍胖，苔薄白微腻，脉象浮滑。查体示 T 36.5℃，BP 120/70mmHg，神志清楚，体型肥胖，扶入诊室，心肺（-），肝脾（-）；血常规示 HGB 120g/L，WBC $7.2×10^9$/L，RBC $3.9×10^{12}$/L，N 72%，L 28%，院外头颅CT未见异常。

诊断：眩晕。

辨证：痰湿内阻，外感风热。

治法：燥湿化痰，健脾和胃，佐以疏表。

方药：半夏白术天麻汤合菊花茶调散加减。

法半夏15g	天麻20g	茯苓15g	陈皮12g

白术 15g	菊花 15g	僵蚕 10g	竹茹 15g
蒺藜 15g	旋覆花 15g	薄荷 10g	蔓荆子 15g
代赭石 15g	黄芩 15g	生姜 15g	甘草 3

煎服法：2剂，每剂水煎900ml，每次150ml，1日3次，2日1剂。

二诊：2014年7月12日，服上方2剂，头晕有所好转，恶心止，已能独立前来就诊。无恶风发热，脉滑，表证已解，上方去菊花、蔓荆子、薄荷、僵蚕，4剂。

三诊：2014年7月21日，服上方4剂后，眩晕止，无恶心呕吐，无吐痰，口不苦，大小便通畅，饮食尚可，但仍倦怠乏力，气短，夜间时有心悸、舌质淡红，苔薄白，舌体稍胖大，患者表现有气血不足之象，治以益气补血，燥湿祛痰，健脾和胃，予补中益气汤加减。

党参 15g	黄芪 15g	当归 15g	白术 15g
茯苓 15g	陈皮 15g	法半夏 10g	天麻 15g
酸枣仁 15g	桂圆肉 10g	柏子仁 15g	甘草 5g

10剂，煎服法同前。诸症缓解，随访半年未见复发。

【按语】　痰浊中阻，浊阴不降，上逆蒙蔽清阳故见眩晕，头重，恶心欲呕，吐痰；痰阻气机，郁而化火，症见心烦，口苦，尿黄；气短乏力、心悸是气血不足的表现，舌体胖，苔腻亦为脾虚湿阻；起病有外感，故见发热恶风，脉浮。首诊陈老用半夏天麻汤与菊花茶调散加减，方中法半夏、茯苓、陈皮燥湿化痰，白术健脾，天麻、蒺藜熄风而治眩晕，旋覆花、代赭石、生姜、竹茹以镇逆止呕，菊花、僵蚕、薄荷、蔓荆子疏风解表，黄芩清热。二诊、三诊患者表证解，痰湿已化，气血不足之象渐显，故用党参、黄芪、当归、桂圆肉益气养血。体现陈老急则治标，缓则治本，治标当治风、治痰，治本当补其虚的学术思想。

陈蓉整理

眩晕4

陈某，男，31岁，居民，成都市双流区人，2020年2月17日初诊。

主诉：反复头晕1年。

病史：患者1年前每于房事后第二日出现头晕，步态不稳，如坐舟车，伴腰酸，乏力，双侧眼睑沉重感，无黑蒙，曾在外院予中西药治疗，疗效欠佳，遂求治于陈老。诊时症见：头晕，精神欠佳，困倦感，腰酸，乏力，纳差，大小便无异常，舌质淡胖有齿痕，舌根苔腻，脉沉细。

诊断：眩晕。

辨证：脾虚湿困，肾气亏虚。

治法：健脾燥湿，补益肾气。

方药：钩芍六君子汤加味。

钩藤 15g	白芍 15g	太子参 15g	黄芪 20g
茯苓 15g	法半夏 10g	陈皮 10g	白术 10g
杜仲 15g	补骨脂 15g	甘草 6g	

煎服法：6 剂，免煎颗粒每日 1 剂，每次 1 格，每次加开水 100ml 调化温服，1 日 3 次，暂忌房事。

二诊：3 月后患者因咽痒咳嗽再次就诊，诉上次就诊后头晕症状缓解十之七八，乏力、眼睑昏沉感明显缓解，效不更方，前方加射干、僵蚕、浙贝母各 10g，6 剂免煎颗粒，服法同前，后随访诸症缓解。

【按语】　眩晕病名最早见于《黄帝内经》，名为"眩冒"。对于其病因，历代医家阐述颇多。《素问·至真要大论》云："诸风掉眩，皆属于肝"。朱丹溪《丹溪心法·头眩》云："无痰不作眩"。张景岳《景岳全书·眩晕》指出："眩晕一证，虚者居其八九，而兼火兼痰者，不过十中一二耳"，提出"无虚不作眩"。陈老指出，除痰、虚、肝风致眩外，还有"血瘀致眩"及陈修园强调的"相火"，临床中应灵活辨证。该患者每于房事后出现眩晕，伴困倦乏力、神差，舌质淡胖有齿痕，舌根苔腻，脉沉细，为脾虚湿困，肾气亏虚之征。脾虚清阳不升，加之土虚不能荣木，木失土荣而风动，故眩晕。该方钩藤平肝潜阳、白芍柔肝定眩，六君子汤健脾燥湿，太子参、黄芪益气，杜仲、补骨脂补肾强腰，标本皆治，由于辨证精准，故效如桴鼓。

张利整理

头痛 1

苏某，女，49 岁，待业，成都市人，2018 年 2 月 8 日初诊。

主诉：反复头痛 1 年，加重 2 天。

病史：1 年前，患者开始出现头痛，为右侧头部搏动样疼痛，阵发性加重，畏风，情绪激动后加重，院外查血常规、头颅 CT 等未见异常，口服氟桂利嗪加

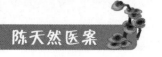

止痛药等治疗可缓解，但反复发作。2天前，患者受风后出现右侧颞顶部头痛，服用氟桂利嗪加止痛药无缓解，遂求治于陈老。诊时症见：右侧颞枕部搏动性胀痛，情绪易激动，口干眼红，心烦多梦，饮食正常，小便黄，大便正常，绝经1年，舌质红，苔薄黄，脉弦。

诊断：头痛。

辨证：外感风邪兼肝阳上亢证。

治法：祛风止痛，平肝潜阳。

处方：加减菊花茶调汤。

菊花15g	僵蚕10g	川芎15g	蔓荆15g
藁本15g	蒺藜20g	羌活10g	防风15g
薄荷15g	细辛5g	荆芥15g	钩藤30g
天麻15g	决明子15g	香附15g	延胡索20g
厚朴15g	茯苓15g	陈皮15g	甘草5g

煎服法：3剂，每剂水煎成汁1 200ml，每次温服200ml，1日3次，2日1剂。

二诊：2018年2月15日，患者头痛明显好转，无畏风，食欲稍差。原方去僵蚕、蔓荆、藁本、羌活、细辛，加用焦三仙各20g、鸡内金20g、炒白术15g，继续服用3剂，煎服法同前。

三诊：2018年2月22日，患者头痛基本消失，食欲好转，守二诊方4剂，煎服法同前。嘱饮食清淡，调畅情志。半年后随访，无复发。

【按语】 头痛为临床常见疾病，中医在治疗功能性头痛方面具有优势。陈老临证主张"中西结合"，需用西医的先进检查手段为我所用，故此病需先完善头颅CT等检查，排除颅内器质性病变，再给予辨证，运用中药治疗。患者素有头痛病史，头颅CT未见异常，颞枕部痛为少阳经及太阳经所过，此次为感受外邪后加重，发病为春季，春季多风，风性向上，易袭清窍；患者处于更年期，平素性情急躁，口干眼红，舌质红，为肝阴不足，故有肝阳上亢，为外风及内风夹杂致病。据急则治其标，故先祛外邪，驱外风兼平肝潜阳；后期以平肝潜阳为主，并调理脾胃气血。

加减菊花茶调汤是陈老治疗头痛的经验方（川芎茶调散加菊花、僵蚕、蔓荆子、藁本、蒺藜等），临床上辨证加减运用于各种类型头痛。本例患者外风侵袭，寒热错杂，肝阳上亢，先祛外感风邪为主，兼平肝潜阳，香附、延胡索为陈老常用止痛药对，厚朴、茯苓、陈皮为陈老理气健脾化痰常用药对，有培土防木克土之意。二诊时，患者外邪已去除，患者食欲差，故减祛外风药，加焦三仙、鸡内金、炒白术以健脾胃。气血充盈，气机通畅，五脏六腑调和，故邪不可干，体现陈老重视整体观念，尤其重视脾胃的学术思想。

李宝伟整理

头痛 2

曹某某，女，87 岁，无职业，德阳市广汉人，2016 年 5 月 29 日初诊。

主诉：左侧头痛，头晕 4 天。

病史：4 天前患者无明显诱因出现左侧头痛，以阵发性刺痛为主，头晕不适，视物旋转，动后心累，头痛、头晕发作后即面红如妆，伴咳嗽，痰黏稠不易咳出，夜间咳嗽甚，痰中带血，上颚干，患病后睡眠差，纳稍减，无口渴，小便正常，经院外治疗欠佳，于今日求治于陈老。诊时症见：头痛、头晕发作时面红如妆，干咳，动后心累，舌红少苔边有瘀，双脉寸浮，关、尺未扪及。平素血压正常，头痛、头晕发作后血压升高，收缩压最高为 210mmHg，经常大便干结，3~4 天 1 次。

诊断：头痛。

辨证：虚阳外越。

治法：滋阴敛阳，化痰息风。

方药：二甲复脉汤加减。

醋鳖甲 30g	生牡蛎 30g	麦冬 30g	玄参 30g
白芍 30g	五味子 12g	天竺黄 30g	蝉蜕 12g
肉桂 6g	生白术 30g	仙鹤草 30g	丹参 30g

煎服法：共 3 剂，每剂取汁共 1 200ml，分 6 次口服，2 日 1 剂。每次冲天麻粉 3g。

就诊当日双中冲穴放血 1 次。

二诊：2016 年 6 月 5 日，上方 3 剂服完后，头晕、头痛减轻，无面红，无夜间咳嗽，无上颚干，大便通畅（服药第二天解大便两次），睡眠转好，前方基础上去玄参，加苏子 20g、菟丝子 30g，再进 3 剂。

三诊：2016 年 6 月 11 日，三剂尽，患者症状全无，舌红苔薄白，脉平缓，血压恢复正常。症状易除体质难调，恐停药后复发，故用丹参、天麻、鳖甲、白术等量打粉后冲服，每次 6g，每天 2 次。连续服用半年。

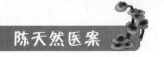

电话回访，患者坚持服药半年后，症状未再复发。

【按语】 患者有头痛、头晕、活动后心累、面红如妆，一派阳亢之势，又有夜间干咳、上腭干、大便干、舌舌少苔，阴虚津亏液少之象。此患者为阴虚虚阳外越，病属危急，需果断予以滋阴敛阳，化痰祛风之法，予以二甲复脉汤加减。方中鳖甲、牡蛎重镇潜阳，麦冬、白芍、玄参滋阴养液，五味子酸收敛阴，天麻平肝息风，祛风止痛，蝉蜕疏风，天竺黄清热豁痰，凉心定惊，肉桂引火归原，仙鹤草收敛止血，补虚扶正，生白术健脾燥湿，以防滋腻碍胃，丹参活血祛瘀，以防瘀滞，共奏以滋阴敛阳，化痰祛风之效。给予双中冲穴放血疗法，急症放血，能够调整血管的容量和压力，对于高血压性头痛能够很快见效，且降低脑血管破裂出血的风险，患者的症状虽然通过二甲复脉汤加减迅速缓解，但是患者老年阴虚的体质难调，恐停药后复发，故需散剂长期坚持服用，最后达到调整体质、治愈疾病的目的。

庄景专整理

头风病

李某，男，60岁，退休，成都市人，2020年9月14日初诊。

主诉：头昏痛2年。

病史：患者2年前开始出现头昏、头痛，为头顶及双侧太阳穴处昏胀痛，无恶心呕吐，无发热，遇热遇冷均加重，症状不甚严重，但反复发作，时轻时重，辗转多方求治效不显，遂求治于陈老。诊时症见：头昏，头痛，目易干涩，性情烦躁易怒，口干口苦，手心轻微发热，面色发暗红，面部头皮油脂分泌旺盛，饮食大便可，睡眠欠佳，舌暗红苔薄黄腻，脉弦数。测血压正常。

诊断：头风病。

辨证：肝肾不足，风阳上扰。

治法：补益肝肾，潜阳熄风。

方药：天麻钩藤饮加减。

天麻15g	钩藤30g	菊花20g	僵蚕15g
蔓荆子15g	藁本15g	防风15g	黄芩15g
杜仲15g	夏枯草30g	薏苡仁30g	藿香15g
盐知母15g	桑寄生30g	炒山楂30g	甘草6g

煎服法：3剂，每剂水煎成汁1 200ml，每次温服200ml，1日3次，2日1

剂。忌辛辣、醪糟、烟酒。

二诊：2020年9月20日，患者诉服完3剂药后，诸症缓解明显，为求巩固治疗。效不更方，上方加炒蒺藜15g，3剂，煎服法同前。后以该方加减化裁治疗几次，诸症消失，随访未见复发。

【按语】 陈老认为，肝为将军之官，主疏泄，疏泄不畅，阳气郁结而循经上亢于颠顶，出现肝阳上亢化风。肝藏血，生于癸水，平时赖于肾精滋养，柔其刚悍之性。若平时情志不畅，起居失调，肝阳上冲于颠顶则现头昏痛、目干涩、口干苦等症。正如叶天士《临证指南医案》中所言"此属操持积劳，阳升内风旋动，烁津损液，古谓壮火食气，皆阳气之化。"治宜遵叶天士"养肝息风，一定至理"。方中黄芩、夏枯草、菊花、蔓荆子祛风清肝；天麻、钩藤平肝息风；杜仲、寄生、知母补益肝肾；藁本、防风祛风止痛。方中体用兼顾，肝肾同调，标本兼顾，故而取得理想效果。

巩克翔整理

缺血中风

袁某，男，57岁，农民，成都市双流区人，2020年5月24日初诊。

主诉：失语，右侧肢体无力1月。

病史：患者1月前因失语、右侧肢体无力就诊于我院，行头颅CT示大面积脑梗死，经治疗好转，仍遗留右侧肢体无力，失语，遂求治于陈老。诊时症见运动性失语，右侧肢体瘫软无力、麻木感，肌力Ⅰ级，大便干结，3~5日1次，舌体胖大有齿痕，舌下静脉迂曲，薄腻苔，脉细涩无力。

诊断：缺血中风。

辨证：气虚血瘀。

治法：益气活血。

方药：补阳还五汤加减。

黄芪90g	川芎15g	桃仁10g	红花10g
赤芍10g	白芷15g	金钱草30g	地龙10g
鸡内金20g	石菖蒲20g	冬瓜子30g	

煎服法：7剂、每剂煎取1 200ml，分6次餐后温服，每日3次，每次200ml。

二诊：2020年6月24日，失语、肢体无力同前，诉腹痛，为脐周胀痛，舌脉同前。

黄芪 90g	川芎 15g	桃仁 10g	红花 10g
赤芍 10g	白芷 15g	金钱草 30g	香附 10g
延胡索 20g	木香 15g		

3 剂，煎服法同前。

三诊：2020 年 6 月 30 日，诉腹痛缓解，失语及肢体无力同前，大便仍干结，舌脉同前。

黄芪 90g	川芎 15g	桃仁 10g	红花 10g
赤芍 10g	白芷 15g	金钱草 30g	地龙 10g
鸡内金 20g	石菖蒲 20g	冬瓜子 30g	

12 剂，煎服法同前。

四诊：8 月 2 日，患者能发出部分词语，但表达仍困难，右侧肢体肌力恢复可，达Ⅲ级，舌质淡胖有齿痕，脉涩，效不更方，15 剂。

五诊：2020 年 9 月 2 日，言语不利、右侧肢体肌力继续恢复，诉腹痛、腰痛，前方加木香 10g、延胡索 20g、杜仲 20g，15 剂。

六诊：2020 年 10 月 14 日，腹痛缓解，诉腰痛，语言继续恢复，能简单表达，右侧肢体肌力恢复较好，能下床活动，肌力Ⅴ级，舌脉同前，前方去木香、延胡索、杜仲，加桑寄生 15g、狗脊 20g，30 剂。

七诊：2020 年 12 月 30 日，能说话，比较流利，怕冷，大便干结，自由行走，生活能自理，舌质淡，苔薄白，脉涩，前方去狗脊、桑寄生，加熟大黄 6g、桂枝 10g、肉桂 10g，30 剂善后。

【按语】 中风病属于"卒中、类中风、偏枯、风痱"范畴，为现代医学之急性脑血管病。《金匮要略·中风历节病脉证并治第五》云："夫风之为病，当半身不遂，或但臂不遂者，此为痹。脉微而数，中风使然"。陈老认为风痰瘀血、痹阻脑络或正气不足、肝肾脾亏虚、经脉失养是其基本病机，治疗多从平息内风、活血化瘀、滋阴潜阳、益气化痰入手。该患者肢体瘫软麻木，舌体胖大有齿痕，舌下静脉迂曲，薄腻苔，脉细涩无力，为气虚血瘀之证，故选方补阳还五汤。补阳还五汤出自《医林改错》，王清任指出："此方治半身不遂，口眼歪斜，语言謇涩，口角流涎，大便干燥，小便频数，遗尿不禁"。本方具有"不在逐瘀以活血，重在补气以活血"的配伍特点。方中黄芪益气，川芎、桃仁、红花、赤芍、地龙活血化瘀通络，患者失语，予石菖蒲、白芷通窍开音，冬瓜子通便；二诊患者腹痛，考虑气滞作痛，予香附、延胡索、木香行气活血止痛，余继续守方；三诊以后始终以该方为基础方灵活化裁而取得满意疗效。此外陈老认为，方中关键为黄芪用量，应不少于60g，可重用至120g左右，要远大于其他活血药物剂量。

张利整理

中风恢复期

肖某，男，49岁，职员，成都市青白江区人，2020年11月15日轮椅推入诊室初诊。

主诉：右侧肢体活动不利1月余。

病史：1月余前患者去单位上班路上突感头晕，右侧肢体乏力，猝然倒地，不省人事。路人呼叫120紧急送至青白江区人民医院急诊科，头部CT示左侧基底节区脑梗死，予输液消除脑水肿、改善脑循环、清除自由基、保护脑神经、抗血小板等治疗，1个月后病情平稳出院，遗留右侧肢体活动不利伴麻木，为求进一步康复治疗，于今日求治于陈老。诊时症见：神志清，精神尚可，右侧肢体活动不利伴麻木，言语正常，对答切题，舌淡苔薄白，脉细涩。查体：右侧上肢肌力Ⅱ级，右下肢肌力Ⅲ级，无肌张力增高，肌腱反射亢进，病理反射未引出，肢体末端麻木感明显，深感觉未见明显异常；左侧肢体肌力、肌张力正常，肌腱反射正常，病理反射未引出，深浅感觉正常。既往高血压病史，未规律服用降压药，入院血压150/100mmHg。平素身体瘦弱，因工作原因经常熬夜。

西医诊断：脑梗死恢复期。

中医诊断：中风病。

辨证：气虚络瘀证。

治法：益气养血，化瘀通络。

1. 内服方药：补阳还五合四君子汤加减。

黄芪60g	当归尾15g	赤芍10g	白芍15g
地龙10g	川芎15g	红花15g	桃仁10g
鸡血藤10g	丹参10g	党参10g	茯苓15g
白术15g	甘草6g		

煎服法：7剂，每剂水煎成汁1 200ml，分3次餐后温服，每次200ml，2日1剂。嘱饮食上宜食清淡易消化之物，忌肥甘厚味、动风、辛辣刺激之品，并禁

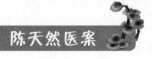

烟酒，要保持心情舒畅。

2. 针灸取穴：头针取百会，左侧顶颞前斜线、顶颞后斜线；上肢取肩三针、臂臑、手三里、曲池、外关、合谷，平补平泻；腹部取气海、关元、中脘，行补法；下肢取风市、血海、足三里、阳陵泉、三阴交、悬钟，行平补平泻。头部、上肢、下肢各用一组电针疏密波30min，1天1次。

二诊：2020年12月2日，患者诉经过半月的针灸配合口服中药治疗，感觉肢体无力改善明显，由家属搀扶入诊室，手指麻木较前有所减轻，舌淡苔白，脉细。查体：右侧上肢肌力Ⅲ级，下肢肌力Ⅳ级，肌张力正常。上方加桂枝10g、伸筋草15g、路路通15g，中药7剂口服，针灸取穴不变。连用1月后患者已行动自如，恢复良好。

【按语】 中风多因气血亏虚，心、肝、肾三脏失调，复因劳逸失度、内伤积损、情志不遂或外邪侵袭等触发，其病机为脏腑阴阳失调，气血逆乱，上扰清窍，窍闭神匿，神不导气。陈老认为，本例患者平素思虑烦劳过度，以致"精血衰耗，水不涵木……肝阳偏亢，内风时起"，在上班的途中突发气血紊乱，阳化风动，上蒙元神，出现昏倒，不省人事，半身不遂。经积极治疗后肝阳已平，但肢体仍麻木无力，此由久病耗伤气血，气虚无力推动血行，气不行，则血无以运，肢体经络不能荣，气血瘀滞，脉络痹阻，故肢体麻木、活动无力，舌淡，脉细，为气血不足，脉涩，主瘀。治宜补气活血，通经活络，方用补阳还五合四君子汤加减，方中重用黄芪，甘温大补元气，使气旺以促血行，瘀去络通，为君药；当归尾、赤芍、白芍、川芎、红花、桃仁、鸡血藤、丹参养血活血化瘀，使活血通络而不伤正；地龙通经络活，力专善走，引诸药直达络中；四君子健脾补气，增强黄芪补气之功。诸药合用，使气旺、瘀消、络通。二诊时加桂枝、伸筋草、路路通等风药以增强舒筋通络之功。现代医学研究表明，补阳还五汤可促进损伤后神经元的修复，对血液循环有强大影响，可降低血压改善微循环，抗凝、抗动脉硬化、抗血栓，以及中枢性镇静、镇痛作用。

针灸处方：脑为元神之府，督脉入络脑，百会为督脉穴，可醒脑开窍，调神导气；任脉为"阴脉之海"，气海、关元、中脘为任脉穴，三阴交为足三阴经交会穴，可调理阴经气血、滋补肝肾，阳陵泉为"筋会"，悬钟为"髓会"，可补益髓海、调理宗筋。其余肢体穴位可疏通局部经络以促进肢体功能恢复。头针法是在传统针灸理论基础上发展而来，其适应证以脑源性疾病为主，左侧顶颞前斜线、顶颞后斜线可分别治疗对侧肢体中枢性运动功能障碍、感觉障碍，促进运动和感觉的恢复，对偏瘫运动障碍起到十分积极的治疗作用。本病例中，中药和针灸配合应用，对症治疗，故可收到良好疗效。

唐跃群整理

高血压脑出血恢复期

瞿某，男，49 岁，职员，成都市温江区人，2021 年 4 月 14 日初诊。

主诉：脑出血术后 2 月余。

病史：患者两个多月前因高血压脑出血行脑室外引流术治疗，住院 54 天后好转出院，出院后时感头晕不适，全身乏力，步态不稳，有明显踩棉感，伴项背僵痛，无视物旋转、呕吐、耳鸣、头痛、眼花、晕厥等症状，体位改变时症状无明显加重，出院后继续在我院门诊行相关西医对症治疗，症状无明显好转，故欲求中医治疗，于今日就诊于陈老。诊时症见：头晕，乏力，明显踩棉感，纳食一般，睡眠欠佳，多梦易醒，二便正常，舌紫暗，苔白腻，脉涩。查体：神志清楚，初测智力正常，四肢肌力肌张力正常，病理征阴性，余无特殊。

西医诊断：脑出血恢复期。

中医诊断：中风之中经络。

辨证：肝阳上亢，痰瘀阻络。

治法：平肝潜阳，息风通络。

方药：天麻钩藤饮合半夏白术天麻汤加减

天麻 15g	钩藤 15g	炒决明子 10g	焦栀子 10g
桑寄生 15g	珍珠母 30g	首乌藤 15g	盐杜仲 12g
法半夏 10g	黄芩 10g	丹参 15g	葛根 20g
白芷 15g	炒僵蚕 10g	白术 15g	夏枯草 15g
荷叶 15g	炙甘草 9g		

煎服法：6 剂，免煎剂，1 日 1 剂，每日 3 次，每次 200ml，沸水冲服。

二诊：2021 年 4 月 23 日，患者服上方后，症状明显改善，头晕发作次数、持续时间均减少，乏力、踩棉感明显缓解，舌紫暗，苔薄白微腻，脉微弦。患者睡眠较初诊明显好转，前方去首乌藤，余不变，继服 6 剂。

三诊：2021 年 5 月 17 日，患者诉头晕不适症状显著好转，行走踩棉感基本消失，舌红浅齿痕，苔薄白微腻，脉浮缓。近日患者稍感饮食不佳，前方去白

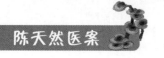

芷，加山楂、建曲，继服8剂后电话回访食欲转佳，病情稳定，暂停服中药，门诊随访。

【按语】 脑出血具有起病急，致残率、病死率高的特点，80%以上由高血压型细小动脉病变引起，在我国，脑出血发病率较高，占各类脑卒中的20%～30%，是病死率最高的脑卒中类型。脑出血属中医"中风"范畴，是中医急证之一。常因患者素体肝阳亢盛，阳化风动，挟痰气逆，蒙蔽清窍，或气血运行受阻，筋脉失于濡养所致。其往往突然发病，以突然昏仆、半身不遂、偏身麻木等为主症，常伴有头痛、头晕、恶心呕吐等症。后期往往遗留肢体功能障碍、语言功能障碍、智力障碍等。目前临床上大多重视急性期治疗，轻视恢复阶段治疗，而恢复阶段的治疗对患者的生存质量非常重要，西医对脑出血恢复阶段的治疗除康复外尚缺乏更有效的治疗手段。中医对本病的治疗积累了丰富的经验。

本案患者有高血压病史，素体肝阳偏亢，外邪引动，火升风动，气血上逆，导致脑部血溢脉外，肝阳上亢则头晕，步态不稳，踩棉感，失眠多梦；其行脑出血手术后，长期卧床，胃肠气机不畅，致脾失健运，气血不足，则乏力；脾失健运，痰浊内生，气血不行而久而成瘀，痰瘀互结，上蒙清窍，则头晕加重；舌淡暗，脉涩主瘀，苔白腻亦痰湿之征。陈老常用天麻钩藤饮，依据患者情况联用半夏白术天麻汤加减，两方合用共奏平肝潜阳、息风通络之功。中风病机虽复杂，但不外乎虚火风痰气血六端，尤以肝肾阴虚为本，故方兼以补肝肾、活血化瘀的作用。

天麻钩藤饮源自近代医家《杂病证治新义》专著，全方由天麻、钩藤等11味中药配伍而成，是治疗肝阳上亢证的代表方；半夏白术天麻汤源自《医学心悟》："有湿痰壅遏者，书云'头旋眼花，非天麻、半夏不除是也，半夏白术天麻汤主之。"全方风痰并治，标本兼顾，以化痰熄风治标为主，健脾祛湿治本为辅，为治风痰眩晕、头痛的常用方。

本案中拟方以天麻入肝经，其善于平肝息风、止晕定眩，适用于治内风所致的头晕，《本草纲目》云："天麻为治风之神药"；半夏辛温燥湿化痰，止呕降逆，调畅气机，李杲在《脾胃论》："……痰厥头痛，非半夏不能疗……风虚内作，非天麻不能除。"论述了半夏、天麻治疗风痰的重要性，天麻半夏为君药，在平抑肝阳的同时通经活络；石决明加强平肝之力，补益肝肾；栀子、黄芩、夏枯草清肝热；杜仲、桑寄生补肾阴，制肝阳；白术可化痰燥湿、健脾利气，与半夏、天麻相伍加强止眩的功效,同时肝脾并调,标本兼顾,风痰尽除;患者眩晕较甚,加炒僵蚕、珍珠母以加强化痰熄风之力;首乌藤安神缓解头痛头晕;丹参活血祛瘀通络,旧血既去,新血乃生;荷叶善清头面之风热;葛根轻扬发散,上行头面,"发散而升,风药之性也",故临床尤多用治足阳明经相关之头面疾患;加用白芷辛温,芳香上达,能祛风止痛,善走阳明而治头面诸病,一可助僵蚕祛风之功,为治风邪上袭阳明的常用药对,二可合葛根寒热并用;炙甘草调和诸药。

二诊患者症去大半,效不更方。三诊继服前方固其效力。患者病情稳定,未再复诊。

张霞整理

面　瘫

刘某,女　,48 岁,农民,2019 年 3 月 5 日初诊。

主诉:耳后疼痛 2 天,嘴角歪斜 1 天。

病史:患者 2 天前吹风后出现左耳后疼痛,1 天前出现嘴角向右歪斜,左侧面部无法做鼓腮皱眉动作,左眼闭合不完全,口角流涎,偶有左侧肌肉抽搐,恶风,心烦口苦,不伴头痛、颈肩疼痛等,未予治疗,于今日求治于陈老。诊时症见:左侧面肌抽搐,示齿时口角歪向右侧,左侧面部额纹消失,鼻唇沟变浅,吹哨不能,鼓腮不能,舌红苔黄腻,脉浮数。

诊断:面瘫。

辨证:风痰阻络证。

治法:祛风清热,活血通络。

方药:牵正散合大秦艽汤加减。

白附子 10g	僵蚕 10g	全蝎 3g	秦艽 10g
防风 10g	白芷 10g	羌活 10g	石膏 15g
黄芩 10g	生地黄 10g	薄荷 10g	菊花 10g
蝉蜕 10g	石菖蒲 10g	桃仁 10g	地龙 10g
酒乌梢蛇 15g			

煎服方法:共 3 剂,每剂水煎成汁 1 200ml,分 6 次服用,每次 200ml,2 日 1 剂。

二诊：2019 年 3 月 11 日，患者无左侧面肌抽搐，额纹较前加深，嘴角歪斜减轻，可稍鼓腮，左侧眼睑闭合较前改善，稍有乏力不适，舌红苔薄黄，脉弦。患者痰热改善，去石菖蒲、酒乌梢蛇，加红花 10g、川芎 10g、赤芍 10g 以加强活血通络之效；予针刺、灸法泻法疏通经络，祛风清热。

三诊：2019 年 3 月 18 日，患者诉服药后上述症状有所改善，但仍有左侧面部麻木沉重感，神疲倦怠，左侧肌肉较右侧欠丰满，面白，舌红苔薄白，脉细。予以去石膏、黄芩、薄荷、菊花、蝉蜕、川芎、赤芍，加黄芪、丹参、当归、石菖蒲、酒乌梢蛇等，以养血为主，给予针刺、灸法补法益气养血、温经通络。具体用方如下。

白附子 10g	僵蚕 10g	全蝎 3g	秦艽 10g
防风 10g	白芷 10g	羌活 10g	黄芪 30g
生地黄 10g	丹参 10g	当归 10g	石菖蒲 10g
桃仁 10g	地龙 10g	酒乌梢蛇 15g	炙甘草 6g

煎服法：共 4 剂，每剂水煎成汁 1 200ml，分 6 次服用，一次 200 ml，每 2 日 1 剂。服后病愈。

【按语】　面瘫有"口僻""吊线风""口眼歪斜"多种称谓。《诸病源候论》曰："偏风口僻是体虚受风，风入于夹口之筋也，足阳明之筋，上夹于口，其筋偏虚，而风因乘之，使其经筋偏急而不调，故令口僻也"。此病以风痰瘀血阻滞经络为基本病机，病位在经筋，正气不足，脉络空虚，加之受风邪侵袭，气血痹阻脉络，筋脉失于濡养以致功能失调，筋肉弛缓失于约束，从而出现口眼歪斜。本案患者初诊时为阳明内蓄痰浊，太阳外中于风，风邪引动内蓄之痰浊，风痰阻于头面经络而发本病，经隧不利，筋肉失养，而见左侧面肌抽搐，无邪之处，气血运行通畅，筋肉相对而急，缓者为急者牵引，故口眼向右歪斜，痰热内阻中焦而见心烦口苦等，为风邪初中。方选牵正散祛风化痰、通络止痛，大秦艽汤祛风养血、清热通络。方中白附子辛温祛风，化痰止痉，全蝎和僵蚕皆能祛风，且全蝎善于通络，僵蚕兼能化痰，三味药合用，可祛风化痰通络，合秦艽祛周身之风，疏经通络；羌活、防风、白芷疏风，石膏、黄芩、生地黄清热凉血；薄荷、蝉蜕、菊花共奏清热祛风之效，故初诊服药后效颇佳。病久则易伤及正气，正气虚，则气血行走无力，加重面部经络阻滞，妨碍病情恢复，故二诊、三诊时患者逐渐出现气血不足之象，神疲倦怠，舌淡苔白脉细等，此时息风通络的同时，兼顾补益气血。李宗梓有云"治风先治血，血行风自灭"，故逐加红花、川芎、赤芍活血通络，黄芪、丹参、当归益气养血，同时配合针刺、灸法等治疗，患者后期恢复良好，甚为满意。

张霞整理

不寐 1

董某，女，73岁，城镇居民，成都市温江区人，2021年4月1日初诊。

主诉：睡眠欠佳1年余。

病史：患者从1年多前到美国带孙子开始，出现入睡困难，睡眠时间减少，未予特殊处理，回国后仍未好转。2020年初，因担心美国的儿子而出现入睡困难加重，睡眠时间缩短，甚至整晚无法入睡。曾在华西医院就诊，诊断为焦虑状态，口服"安定"半片后，每晚睡眠时间为1小时，欲寻求中医治疗，遂求治于陈老。诊时症见：入睡困难，睡眠时间短，易醒，伴有心烦，气短，腹部胀满，嗳气、吞酸，大便干结，羊屎状，小便黄，舌质红，苔黄腻，脉弦。

诊断：不寐。

辨证：心虚胆怯，痰热内扰。

治法：养心利胆，理气化痰。

方药：高枕无忧散加减。

党参 20g	茯苓 15g	龙眼肉 15g	陈皮 15g
麦冬 20g	炒枳壳 15g	石膏 15g	炒酸枣仁 20g
法半夏 15g	川木香 15g	槟榔 15g	牡丹皮 15g
炒栀子 15g	首乌藤 30g	竹茹 10g	甘草 6g

煎服法：2剂，每剂水煎成汁1 200ml，每次温服200ml，1日3次，2日1剂。

二诊：2021年4月8日，患者服上方后，入睡困难、易惊醒症状好转，未服"安定"类药物每晚可睡4~5小时，嗳气、吞酸略好转，大便通畅。仍觉心烦、气短。今日原方中去槟榔，石膏用量改为30g。共3剂。

后随访睡眠可，每晚可睡5~6小时，入睡快，睡后不易惊醒，心烦、气短消失，大便通畅，偶嗳气、反酸。

【按语】 不寐是以经常不能获得正常睡眠为特征的一类病证，主要为睡眠质不高、量不足为特点。《黄帝内经》提到"不得卧"的原因是"卫气不得入

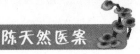

于阴，常留于阳。留于阳则阳气满，阳气满则阳跷盛，不得入于阴则阴气虚，故目不瞑矣。"张景岳提出"不寐证虽病有不一，然唯知邪正二字，则尽之矣。"故治疗不寐当辨正邪，"补其不足，泻其有余，调其虚实，以通其道而去其邪。"陈老认为现代人的饮食不节制、作息时间不规律，常导致实证居多，部分有营阴不足症状的患者也夹杂实证，故在治疗时应虚实兼治，疗效更甚。本案例中，患者入睡困难，睡眠时间短、易醒、心烦、气短为心虚胆怯症状，腹部胀满、嗳气、吞酸、大便干结呈羊屎状、小便黄、舌质红、苔黄腻、脉弦为痰热内盛症状。高枕无忧散由温胆汤加人参、麦冬、龙眼肉、酸枣仁、石膏组成，其中温胆汤理气化痰，和胃利胆，胃气和、痰浊去则胆无外邪可扰，人参、麦冬、龙眼肉益气养阴，酸枣仁、首乌藤宁心安神；加用木香、槟榔行气，使养阴之药不过滋腻，牡丹皮、焦栀子可清营阴之热，防止热入营分；本方之妙在石膏，可缓解失眠常见的烦躁不安，清代黄元御在《长沙药解》中指出："石膏清心肺，治烦躁。"有很好的清心安神作用。全方虚实兼治，故治疗效果较好。

庞荷整理

不寐 2

莫某，女，40岁，职员，成都市人，2020年10月14日初诊。

主诉：入睡困难3月，加重10天。

病史：患者3月前无明显诱因出现入睡困难，睡眠质量差，易惊醒，心情烦躁，胃脘嘈杂不适，自觉喉间有痰，经当地医院口服中药治疗（用方不详），效果不佳。10天前，患者因与家人发生矛盾，心情烦躁，不能入睡，辗转反侧，继续院外治疗，上述症状无明显改善，遂前来求陈老治疗。诊时症见：心烦不寐，急躁易怒，近10天来，每晚通夜难眠，痛苦不堪，反酸烧心，纳少，痰多，小便可，大便干结，3~4天1次，舌淡红，苔黄腻，脉弦滑。

诊断：不寐。

辨证：胆郁痰扰证。

治法：清化痰热，和中安神。

方药：温胆汤加减。

法半夏15g	茯苓20g	陈皮15g	酒黄芩15g
炒枳壳15g	胆南星10g	炒酸枣仁20g	远志15g

白芍 30g	珍珠母 30g	龙骨 30g	牡蛎 30g
莲子心 15g	合欢皮 20g	炒栀子 15g	香附 15g
延胡索 20g	槟榔 15g	草果 15g	玄参 20g
大黄 10g	冬瓜仁 30g	郁李仁 20g	甘草 6g

煎服法：6剂，每剂水煎取汁900ml，每次150ml，1日3次，2日1剂。

二诊：2020年10月21日，患者服上方后，心情变好，睡眠有所改善，每晚能睡2小时左右，痰量减少，烧心反酸减轻，大便通畅，舌淡红苔黄腻，脉弦。前方去槟榔、草果、大黄、冬瓜子、玄参、郁李仁，加藿香、薏苡仁、海螵蛸、柏子仁，继服。

三诊：2020年10月27日，患者诉睡眠每晚能睡3小时左右，烦躁不安情况较前明显好转，反酸烧心症状进一步减轻，纳可，二便调，舌淡苔薄黄，脉弦滑，效不更方，继服上方10剂后，睡眠每晚能睡6小时左右。

【按语】　不寐在《黄帝内经》称为"不得卧""目不瞑"。邪气客于脏腑，卫气行于阳，不能入阴所得。《素问·逆调论》记载有"胃不和则卧不安"。患者入睡困难，心情烦躁，胃脘嘈杂不适，自觉喉间有痰等症状，为胃腑宿食，痰热内盛，心烦扰神而不寐。陈老选用温胆汤治疗。温胆汤是唐代孙思邈所创，载于《千金方》。主治胆胃不和，痰热内扰所致的不寐。《外台秘要》言其出于南北朝姚僧垣所撰的《集验方》，由半夏、枳实、陈皮、竹茹、甘草、生姜六味药组成，主治"胆寒之大病后虚烦不得眠"。其后温胆汤又见于陈无择之《三因极一病证方论》，药用即在《备急千金要方》原方基础上加茯苓、大枣，而生姜则由原来的四两减为五片，主治"气郁生痰变生的诸症"。《古今医统大全·不寐候》："痰火扰乱，心神不宁，思虑过伤，火炽痰郁而致不眠者，多矣。又因肾水不足，真阴不升，而心阳独亢，亦不得眠。有脾倦火郁夜卧，遂不疏散，每至五更，随气上升而发躁，便不成寐，此宜快脾发郁、清痰抑火之法也"。陈老认为，此人烦躁，大便干结，胃脘嘈杂，属于脾倦火郁之相，因此在温胆汤基础上加用清热泻火，活血行血之品，助痰热邪火从大便出，胃清无嘈杂，夜安无烦躁。

陈老在治疗本病时，将方子配伍分为"三部曲"，第一步用温胆汤原方清热化痰和胃法，方中法半夏为君药，燥湿化痰，和胃止呕，胆南星助君药化痰健脾，陈皮、枳壳理气行滞，助君药化痰，配伍茯苓健脾渗湿，黄芩清上焦热，陈老将原方中竹茹替换为胆南星，竹茹有清热化痰，除烦止呕之效，胆南星有清热化痰息风定惊之效，胆南星入肝脾经，患者情绪烦躁多由肝气不舒肝火犯胃，借胆南星息风定惊之效，解烦躁不安之意，患者情志病得以控制，烦躁得解，肝气舒，胃则安，夜能眠。第二步镇心潜阳安神法，加炒酸枣仁、远志宁心安神，珍珠母、龙骨、牡蛎重镇安神，平肝潜阳，白芍酸酐敛阴，使阳能入阴。第三步燥湿和胃润肠法，加用莲子心、合欢皮、炒栀子、香附、延胡索疏肝理气活血，槟榔、草果行气化湿，玄参、大黄、冬瓜仁、郁李仁生津润肠通便。二诊时患者大便已通，加用化湿抑酸之品，减少泻下润肠之品。患者胃得安，燥得除，夜得安。

郁馨维整理

不寐3

罗某，男，57岁，工人，成都市人，2019年12月17日初诊。

主诉：睡眠欠佳，易惊醒1年余。

病史：1年余前患者无明显诱因出现睡眠欠佳，易惊醒，每晚睡眠时长不超过4小时，头晕、头痛，时有身痛，颈项强痛，口服中西药治疗，疗效较差，经常口服安眠药保证睡眠，于今日求治于陈老。诊时症见：睡眠差，易惊醒，每晚睡眠时间约3小时，头晕头痛，时感身痛、项强，饮食尚可，大小便正常，舌质红，苔薄黄腻，脉滑数。既往有高血压、高脂血症、痛风等病史。

诊断：不寐。

辨证：肝阳上亢。

治法：平肝息风，清热安神，补益肝肾。

方药：天麻钩藤饮加减。

天麻10g	钩藤15g	菊花15g	僵蚕10g
蝉蜕10g	丹参15g	粉葛15g	香附10g
延胡索10g	黄芩10g	杜仲15g	决明子15g
秦艽10g	蜂房10g	乌梢蛇10g	牛膝15g
磁石15g	甘草5g		

煎服法：6剂，每剂水煎取汁900ml，每次150ml，1日3次，2日1剂。

二诊：2019年12月24日，服上方后每晚睡眠时间约4小时左右，头晕头痛等症状减轻，但出现口苦，且苔黄厚腻，则加夏枯草、栀子以清解肝热，嘱停用安眠药。继服6剂。

三诊：2019年12月31日，未服安眠药情况下每晚睡眠时间约5小时左右，其他症状进一步好转，继服6剂，诸症悉愈，随访1年，未曾复发。

【按语】 患者有高血压病史，素体阳盛，肝阳上亢，上冒清空，故头晕头痛；肝火扰动心神，故失眠；肝旺则易惊醒；肝主筋，肝火旺，经络气血不通畅，故身痛、项强；舌红，苔黄，脉弦数皆是肝阳上亢之征。治宜平肝息风为主，配合清热安神，补益肝肾。方中天麻、钩藤、石决明均有平肝息风之效，用以为君；山栀、黄芩、菊花清热泻火，使肝经不致偏亢，是为臣药；牛膝引血下行，配合杜仲能补益肝肾，石决明、磁石安神定志；僵蚕、蝉蜕加强平肝熄风之力；香附、延胡索疏肝理气止痛，丹参活血化瘀，粉葛缓急解痉以舒筋，可疏散肌肉、经络的邪气，张仲景认为它具有治疗项背僵痛的作用，是治疗项背僵痛的要药；秦艽、蜂房祛风湿、止痹痛，乌梢蛇善治风湿顽痹，俱为佐使药。二诊时患者热象明显，故加夏枯草、栀子加强清肝火之力。诸药相配，肝阳平，肝热清，经络通，失眠、头晕等症，自然而解。

陈秋佚整理

不寐4

王某某，女，27岁，职员，深圳市罗湖区人，2020年5月7日初诊。

主诉：睡眠欠佳1$^+$月余。

病史：一个多月前患者因工作压力大，生活不规律后出现失眠，入睡困难，易惊醒，多梦，每日睡眠时间4~5小时，伴头昏、乏力、阵发性耳鸣，面部口唇周边痤疮，无心悸、反酸打嗝，小便正常，大便干燥，服用安眠药效果欠佳，患者痛苦不堪，求治于陈老。诊时症见：入睡困难，易惊醒，多梦，面部口唇周边痤疮，烦躁易怒，口干口苦，纳可，小便正常，大便干燥，舌质红，苔薄黄微腻，脉弦细。

诊断：不寐。

辨证：肝郁化火，热扰心神，湿热内蕴。

治法：疏肝解郁，泻火安神，清热利湿。

方药：丹栀逍遥散加味。

牡丹皮15g	焦栀子15g	当归15g	酒川芎15g

赤芍 20g	白芍 20g	醋香附 15g	延胡索 20g
白芷 20g	金银花 15g	连翘 15g	炒僵蚕 15g
蝉蜕 10g	制远志 15g	炒酸枣仁 20g	柏子仁 15g
薏苡仁 30g	藿香 15g	盐黄柏 15g	桑白皮 20g
炒蒺藜 15g	甘草 5g		

煎服法：3 剂，每剂水煎取汁 1 200ml，每次温服 200ml，1 日 3 次，2 日 1 剂。

二诊：2020 年 5 月 14 日，服药后睡眠有所改善，口干口苦好转，面部痤疮发红，大便正常，原方去薏苡仁、藿香、盐黄柏、柏子仁、酸枣仁，加紫花地丁 15g、败酱草 15g 加强清热解毒之功，3 剂。

三诊：2020 年 5 月 21 日，患者睡眠明显改善，易入睡，情绪平稳，面部痤疮大部分已消失，二便调，效不更方，继服 3 剂，嘱畅情志，慎起居，不适随诊。

【按语】　《素问·阴阳应象大论》曰："阴在内，阳之守也；阳在外，阴之使也"。卫阳通过阳跷脉、阴跷脉昼行于阳、夜行于阴。陈老认为，失眠多由于心脾两虚，生化之源不足；或数伤于阴，阴虚火旺；或心胆气虚；或宿食停滞化热，食热停滞扰胃；或肝火扰神，使心神不安，心血不静，而致阴阳失调，营卫不和，阳不入阴而发为本病，且不寐以虚者为多。但本例患者系情志内伤，肝郁化火，热扰心神，加之素体湿热偏盛，故除了失眠症状外，还伴有面部口唇周边痤疮，口干口苦，情绪烦躁易怒，大便干燥等症状，故治疗上选用丹栀逍遥散以疏肝解郁，泻火安神，加清热解毒利湿之品配合安神药，标本皆治，药力雄厚，故三诊后诸症皆除。

熊婷婷整理

脑脓肿

叶某，男，40 岁，农民，成都市天府新区人，2018 年 5 月 31 日初诊。

主诉：咳嗽 2 月余，发热、皮下包块 1 月余，加重伴晕厥、头痛 17 天。

病史：患者因"咳嗽 2 月余，发热、皮下包块 1 月余，加重伴晕厥、头痛 17 天。"于 2018 年 3 月 20 日至 5 月 29 日在华西医院感染科住院治疗，出院诊断为脑脓肿（奴卡菌）、奴卡菌肺炎、皮下脓肿（奴卡菌）、寻常型天疱疮。患者

2018 年 3 月 14 日行头颅 MRI 示双侧颞顶叶，右半卵圆中心及右丘脑区见大小不等小结节状长 T1 长 T2 信号影，周围伴水肿带，增强后明显强化，较大者位于右颞叶，约 2.7×2.1cm，右外侧裂池变窄，中线结构局部略左偏。胸部 CT（2018 年 3 月 16 日）示双肺多叶段见支气管扩张，壁增厚，周围见斑片影，条索影，邻近胸膜增厚，粘连。后背散在皮肤片状色素沉着，四肢可见斑片样或条形褐色皮疹，后背部皮下包块约 5cm×6cm，背部包块穿刺液培养出奴卡菌。先后予伏立康、拜复乐、复方磺胺甲恶唑片、头孢曲松、泰能抗感染，甘露醇脱水、美卓乐、异甘草酸镁对症支持治疗。3 月 24 日和 4 月 27 日先后发生两次脑疝，家属拒绝手术治疗，予保守治疗后，意识逐渐恢复正常。4 月 11 日胸部 CT 示双肺多发结节，团块及空洞，空腔影，双肺散在少许慢性炎性灶，对比上述旧片，病灶有所减小。4 月 11 日头颅 CT 示右侧大脑半球，右侧丘脑及左侧顶叶多发片状低密度影，部分病灶内见更低密度区，脑实质肿胀，右侧侧脑室受压变窄，中线结构向左侧偏移。5 月 9 日头部增强 CT 提示"脑脓肿"，对比上述旧片可见右侧额叶及左侧顶叶范围缩小，其余未见明显变化。复查血常规及生化，电解质未见明显异常。神经外科会诊仍建议手术治疗，因手术风险及经济原因，患者及家属于 5 月 29 日出院，转入我院继续治疗。

诊时症见：神志清楚，精神差，慢性病容，卧床，诉左侧腰痛，恶心，干呕，纳差，大便干，2 日 1 行，无头痛，无咳嗽咯痰，无发热，无皮疹。患者因长期激素治疗，存在腰椎压缩性骨折、血压高（132/84mmHg）、满月脸、腹部鼓胀、四肢肌肉萎缩等库欣综合征表现，双肺呼吸音清晰，未闻及干湿啰音。舌淡红，苔白黄厚腻，脉沉细。继续口服美卓乐（甲泼尼龙）8mg qd，复方磺胺甲恶唑 3 片 tid，莫西沙星 0.4g qd，甘草酸二铵 3 片 tid，美托洛尔缓释片 47.5mg qd，钙尔奇 D1 片 qd，阿法骨化醇 0.5μg qd，予以甘露醇静脉滴注，脱水降颅压治疗。

西医诊断：脑脓肿（奴卡菌）。

中医诊断：脑痈。

辨证：气血两亏，脾肾亏虚，邪毒犯脑。

治法：气血双补，健脾补肾，扶正祛邪。

方药：八珍汤合藿蔻平胃散加减。

黄芪 60g	人参 20g	当归 15g	熟地黄 20g
酒川芎 15g	赤芍 20g	肉桂 15g	白芍 20g

白术 30g	茯苓 15g	天花粉 20g	皂角刺 30g
薏苡仁 50g	白豆蔻 15g	藿香 15g	陈皮 15g
厚朴 15g	鸡内金 15g	焦山楂 30g	炒麦芽 30g
杜仲 20g	川牛膝 20g	续断 15g	骨碎补 15g
甘草 10g			

煎服法：2剂，每剂煎至1 200ml，每次温服200ml，1日3次，2日1剂。

二诊：2018年6月4日，患者精神食欲好转，腹胀减轻，饮食量增加，但食后感腹胀，仍腰痛，大便偏干，舌淡红，苔白黄腻，脉沉细。因患者病情复杂，特请陈老会诊，查看患者后，陈老指出："留得一分胃气，便存一分生机"，考虑患者胃气得复，久病多虚多瘀，邪毒犯脑，可加大攻伐之品以攻补皆施。另每日艾灸：肾俞、命门、腰阳关、神阙、关元、足三里等穴各30分钟。予调整方药，银花解毒汤合六君子汤加减以健脾补肾、益气化瘀、扶正祛邪，方药如下。

金银花 20g	连翘 15g	牛蒡子 15g	柴胡 15g
酒黄芩 15g	皂角刺 30g	人参 20g	黄芪 60g
炒白术 30g	茯苓 15g	白芍 20g	赤芍 20g
藿香 15g	白豆蔻 15g	肉桂 15g	炮姜 15g
桃仁 15g	红花 15g	酒川芎 15g	当归 15g
骨碎补 20g	杜仲 20g	陈皮 15g	薏苡仁 50g
甘草 15g			

2剂，煎服法同前，嘱加强营养支持。

三诊：2018年6月8日，患者精神好转，腹胀、腰痛有所减轻，晨起干呕，胃纳不佳，大便干，2日未解，腹部软，舌淡红，苔白黄腻，脉沉细。前方加黄连解毒汤以加强清热解毒功效，法半夏化痰散结，滑石祛湿敛疮，炒麦芽、鸡内金、焦山楂健脾消食，冬瓜仁润肠通便，方药如下。

金银花 30g	连翘 15g	柴胡 15g	酒黄芩 15g
酒黄连 15g	盐黄柏 15g	焦栀子 15g	法半夏 15g
炮姜 10g	人参 15g	黄芪 50g	藿香 15g
白豆蔻 15g	砂仁 10g	薏苡仁 50g	滑石 30g
焦山楂 30g	炒麦芽 20g	鸡内金 20g	骨碎补 20g
杜仲 20g	桃仁 15g	冬瓜仁 30g	甘草 10g

3剂，煎服法同前。

四诊：2018年6月14日，患者精神可，腹胀、腰痛减轻，纳可，大便正常，舌淡红，苔白黄腻，脉滑。考虑患者正气尚可，人参、黄芪减量，去补肾强腰膝药物，加天花粉、皂角刺、桔梗消肿排脓，半枝莲、白花蛇舌草、野菊花清热解毒散结，丹参、赤芍、桃仁、焦山楂活血化瘀。方药如下。

金银花30g	连翘15g	柴胡15g	酒黄芩15g
酒黄连15g	盐黄柏15g	焦栀子15g	法半夏15g
天花粉20g	皂角刺20g	牛蒡子15g	桔梗30g
丹参30g	赤芍20g	桃仁15g	野菊花20g
半枝莲15g	白花蛇舌草15g	人参12g	黄芪30g
白术20g	陈皮15g	茯苓15g	砂仁12g
焦山楂30g	甘草6g		

2剂，煎服法同前。

五诊：2018年6月19日，患者精神可，腹胀，腰痛进一步减轻，纳可，大便稍干，舌淡红，苔白黄，脉滑。前方去天花粉、皂角刺、桔梗，加用鱼腥草清热解毒排脓，当归易丹参，以养血活血、润肠通便，莱菔子、厚朴理气消食通便，方药如下。

金银花30g	连翘15g	柴胡15g	酒黄芩15g
酒黄连15g	盐黄柏15g	焦栀子15g	法半夏15g
牛蒡子15g	半枝莲20g	白花蛇舌草20g	人参12g
黄芪30g	当归15g	鸡内金20g	焦山楂30g
炒莱菔子30g	炒麦芽30g	陈皮15g	茯苓15g
厚朴15g	鱼腥草20g	桃仁15g	赤芍20g
甘草6g			

3剂，煎服法同前。

服完3剂后，患者于2018年6月25日到成都市天府新区人民医院复查肺部和头部CT，提示：双肺下叶少许纤维化条索影，双肺上叶少许囊泡影，同旧片比较：双肺病灶明显吸收。颅内多发低密度灶，部分病灶周围水肿较前旧片减轻，右侧侧脑室受压，中线结构居中。患者病情稳定，办理出院。出院继续服用上方7剂。

2018年8月8日家属到门诊代为复诊，诉患者病情稳定，因腰椎压缩性骨折，现卧床，甲泼尼龙减量为 1 片 qd，诉左侧腰隐痛，纳差，予以香砂六君子加味健脾和胃，补肾壮骨，益气活血。

广藿香 15g	砂仁 15g	太子参 20g	白术 30g
茯苓 15g	陈皮 15g	法半夏 15g	黄连 12g
豆蔻 15g	草果 15g	槟榔 15g	醋香附 15g
醋延胡索 20g	杜仲 15g	补骨脂 15g	续断 15g
乌药 15g	骨碎补 20g	鸡内金 20g	焦山楂 20g
柴胡 15g	枳壳 15g	厚朴 15g	甘草 6g

6 剂，煎服法同前。

2018 年 9 月 26 日，家属再次到门诊代为复诊，诉患者病情稳定，时有腹胀，纳少，要求继续服用中药调理，继服上方 6 剂。

1 月后电话随访，患者腰部疼痛明显缓解，腰部力量增强，可坐起来，12 月底，患者可站立行走，生活能够自理。2021 年 2 月 6 日电话随访，患者现一周服用两次甲泼尼龙片，1 片/次（周一和周六服用），磺胺 2 片/次，每天一次，一周 5 天（未服用激素时服用磺胺），颅脑 CT 提示：原病灶已成为软化灶，天疱疮和脑脓肿未复发，已停用降压药，血压正常，无头痛等不适。

【按语】　脑脓肿是一种由各种化脓性细菌感染引起的脑组织化脓性病变，本例患者为奴卡菌感染所致。中医无脑脓肿病名，属于"脑痈"范畴。陈老认为，该患者在气血亏虚、脾肾亏虚基础上感受邪毒，郁结于脑，热盛肉腐，气滞血瘀，继而成痈，属于本虚标实。毒邪致病复杂，表现多样，但都有"凶、顽、兼"的特点，发病凶险、病情缠绵难愈，易与风火痰瘀相兼为病，治疗难度大，故尤怡在《金匮要略心典》中云："毒者，邪气蕴蓄不解之谓"。陈老在本案治疗中紧扣扶正祛邪、健脾益肾、化瘀解毒这一主线，再配合西药复方磺胺甲噁唑抗菌，有效缓解了使用甲泼尼龙进行免疫抑制治疗带来的诸多副作用，改善患者症状，在长达数月的抗菌及免疫抑制治疗中，维持机体平衡。

选方银花解毒汤清热解毒以驱邪，合六君子汤、桃红四物汤等加减健脾益气补肾，补血活血以扶正，攻补皆施。银花解毒汤出自《幼科直言》卷五，具有清热解毒、健脾利湿之功效，主治疮毒入内，肚腹肿胀者。药物组成为：金银花、牛蒡子、甘草、连翘、柴胡、黄芩、扁豆（炒）、车前子、白芍（炒）、陈皮。陈老在该方基础上予以取舍，重用金银花30g、甘草15g、黄芪60g、人参20g，方中甘草与金银花、连翘等同用，共奏清热解毒之功，善治一切内外痈疽疮疡；黄芪可补气固表、利尿、强心、降压、抗菌、托毒、排脓、生肌，人参为强壮滋补药，可大补元气、复脉固脱、补脾益肺、安神益智，同时还具有消炎、消肿作用，与清热解毒药物并用，达到扶正、解毒排脓的功效。皂角刺、天花粉、薏苡仁、鱼腥草等清热解毒、消肿排脓；骨碎补、杜仲、补骨脂、续断等补肝肾、壮筋骨，补益先天之精；豆蔻、砂仁、藿香、鸡内金、莱菔子、炒麦芽健脾理气、和胃消食，协同六君子汤顾护后天之本；加用丹参、赤芍、焦山楂凉血活血化瘀以增强桃红四物汤活血化瘀之力。因方中大量使用如金银花、连翘、黄芩、黄连、黄柏、栀子、半枝莲、白花蛇舌草、野菊花等苦寒药物，故佐以肉桂、炮姜温阳散寒，平衡阴阳，以防寒凉"冰伏其邪"。此外，陈老重视非药物疗法，病程中予艾灸顾护正气，起到很好的协助作用。该患者治疗长达四月之久，而获全效，处处体现陈老"顾护胃气、攻补兼施"的学术思想，以及高超的辨证论治技巧和丰富的临证经验。

李兰整理

颅脑创伤术后昏迷延长

陈某某，男，45 岁，农民，剑阁县人，2020 年 5 月 7 日初诊。

主诉：高处坠伤手术后昏迷 50 天。

病史：患者于 2020 年 3 月 11 日因高处坠伤导致额骨、右侧颞骨、颅底及面颅骨多发骨折，多发脑挫伤，右侧锁骨、肩胛骨、肋骨多发骨折，伤后患者昏迷，转往广元市中心医院行手术及气管切开治疗 40 多天后转回我院治疗。入院时患者呼之不应，气管导管处可闻及痰鸣，查体示 T 37.4℃，P 88 次/分，R 22 次/分，BP 114/82mmHg，呈浅昏迷状，双侧瞳孔等大等圆约 0.25cm，对光反射灵敏，气管导管固定在位，颈项强直偏向一侧，活动受限，右侧胸部塌陷，双侧呼吸音低，可闻及湿啰音，四肢屈曲，肌张力高，肌力无法查，舌苔黄，脉滑数。入院后给予防治感染、对症支持治疗一周后，症状未见好转，患者多日大便未行，给予针灸康复治疗，邀陈老会诊。

诊断：昏迷。

辨证：痰热腑实兼气虚血瘀。

治法：清热下结、补气活血。

方药：小承气汤合四物汤加减。

生大黄 15g	枳实 15g	厚朴 15g	火麻仁 20g
生地黄 20g	当归 15g	赤芍 15g	川芎 15g
制何首乌 10g	蜜黄芪 30g	麦冬 15g	党参 30g
甘草 10g			

煎服法：6剂，每剂水煎成汁600ml，每次200ml鼻饲，1日3次，1日1剂。同时进行针灸治疗。

二诊：服上方后患者大便正常，气管导管处痰鸣减少，仍呈浅昏迷，2020年6月7日再邀陈老会诊，查舌质淡红，脉滑。证属风痰上扰，痰迷清窍，治以醒神益智、开窍豁痰，方用菊花钩藤饮加石菖蒲、郁金、冰片加减。

菊花 20g	天麻 15g	钩藤 30g	僵蚕 15g
蝉蜕 10g	石菖蒲 20g	郁金 15g	法半夏 15g
茯苓 20g	冰片 6g	甘草 6g	

服用上方12剂后，患者于2020年7月10日神志转清，气管导管处痰鸣消失，右侧肢体乏力，右侧肢体肌张力偏高，言语謇涩，口角向右歪斜，右侧肌力3级。改以益气活血，祛风通络，前方加益气活血之黄芪、丹参、川芎和针灸、康复治疗。

【按语】　此例患者系中青年男性，平素体质壮实，因严重颅脑创伤导致痰热腑实，风痰上扰，内闭清窍。前期以痰热腑实为主，故以小承气汤之生大黄、枳实、厚朴加火麻仁、炙何首乌、麦冬泻腑实通大便，加之严重创伤和手术致气虚血瘀，用四物汤加参芪以补气活血，一是使腑气通畅，气血得以敷布，以通痹达络促进肌张力改善，二是胃肠痰热积滞得以清除，浊气不得上扰心神，克服气血逆乱以防内闭加重昏迷；痰热腑实解后，主要病机转为风痰上扰，痰迷清窍，陈老用经验方菊花钩藤饮祛风化痰，石菖蒲、郁金、冰片豁痰开窍以醒神。

徐兴培整理

肝风症

王某，男，5岁10月，广安市人，2019年7月11日初诊。

主诉：发作性眨眼、摇头、耸肩7天。

病史：7天前患儿无明显诱因出现频繁眨眼、做鬼脸、摇头、耸肩，精神紧张时上述症状加重，入睡后消失，反复发作，无发热、呕吐及抽搐，无意识障碍，无四肢无力，曾于我院门诊就诊，行头颅 CT、风湿 3 项检查未见异常，西药予氟哌啶醇、乙哌尼松等，效果欠佳，为求进一步诊治，而就诊于陈老。诊时症见：频繁眨眼、做鬼脸、摇头、耸肩，食纳差，大小便如常，舌质淡，苔薄白，脉弦。查体示 T 36.5℃，神清语晰，形体正常，神经系统查体无特殊。

西医诊断：小儿抽动症。

中医诊断：肝风症。

辨证：肝风内动。

治法：平肝熄风止痉。

选方：白郁追风汤（经验方）加减。

制白附子 5g	郁金 6g	炒僵蚕 5g	钩藤 10g
防风 5g	蝉蜕 5g	葛根 10g	白芍 10g
炒鸡内金 10g	甘草 6g		

煎服法：3 剂，每剂水煎成汁 600ml，每次温服 100ml，1 日 3 次，2 日 1 剂，避免过强情志刺激。

二诊：2019 年 7 月 17 日，发作次数较前减少，精神紧张时仍有发作，但频率及强度减轻，食纳好转，守原方原法，4 剂，煎服法及注意事项同前。

三诊：2019 年 7 月 25 日，发作基本消失，精神紧张时偶有发作，大小便如常，食纳大开，舌质淡，苔薄白，脉平。守原方原法，4 剂，巩固疗效。后随访，患儿发作已停止，精神食欲好，已告痊愈。

【按语】　现代医学认为，小儿抽动症病因、病机尚不明确，认为与遗传、生物、环境、心理因素共同作用有关。治疗上无特效药物，一般予对症治疗。中医古籍中无该病病名，据症状将其归入"肝风症"范畴。《素问·至真要大论》云："诸风掉眩，皆属于肝""诸暴强直，皆属于风"。说明肝风内动为关键病机。患儿感受外邪，外风引动内风，风痰鼓动，横窜经隧，使脑髓失养，元神受扰，故而发病。加之小儿肝常有余，脾常不足，故而极易发病。方中白附子、僵蚕、蝉蜕、钩藤驱内风，防风祛外风，白芍柔肝止痉，合甘草酸甘化阴，葛根解肌，郁金清心肝之热，鸡内金健脾消食。白郁追风汤（由枯矾、郁金、僵蚕、蝉蜕、钩藤、防风组成）为陈老治疗肝风内动之痫病、颤证、痉病的经验方，该患儿风痰为甚，故以白附子易枯矾以祛风痰，临床上广泛用于肝风内动、风痰上扰之痫证、小儿抽动症、面肌痉挛等。

张利整理

痫 病

张某，女，14岁，学生，剑阁县人，2002年10月10日初诊。

主诉：不停发笑2月。

病史：2个月前无明显原因出现不自主发笑，每次持续10分钟左右，1天发作数次，发作时神志清楚，无口吐白沫及手足抽搐等症。曾四处求医，八方觅药，有医生认为是癫痫，有医生认为是精神病，然而百无一效，今日来陈老处就诊。诊时症见：不停发笑，口苦，烦躁，睡眠欠佳，梦多，大便干结，饮食尚可，舌质淡，苔薄黄，脉洪。患儿生长发育正常，起病以来性情急躁。辅助检查：头颅CT、脑血流、脑电图均示正常。

诊断：痫病。

辨证：痰火扰心。

治疗：清热化痰，安神宁心。

方药：温胆汤加味。

法半夏10g	茯苓15g	陈皮10g	竹茹10g
枳实10g	胆南星6g	天竺黄6g	珍珠母30g
远志10g	黄芩10g	生大黄6g	甘草3g

煎服法：3剂，每剂水煎成汁600ml，每次100ml，1日3次，2日1剂。

二诊：2002年10月17日，服上方3剂后，口苦缓解，大便通畅，睡眠转佳，烦躁现象减少，但仍然不停笑，去大黄、黄芩，加菖蒲15g、黄连6g，6剂，水煎服。

三诊：2002年10月30日，继服上方6剂后，发笑由原来的每天10多次减为每天2~3次，效不更方，继服5剂病愈，随访半年未见复发。

【按语】 陈老认为怪病多从痰治，有精神、情志异常的"怪"病，常与痰有关，患者平素性情暴躁，怒则伤肝，肝火暴张，鼓动阳明痰热，上扰神明，壅塞心窍，故出现不自主发笑，痰火扰心，则失眠多梦，肝火上炎，则口苦、烦躁，热结肠道，腑气不通，则大便干结，苔黄，脉洪主热。方中法半夏燥湿化痰，竹茹清热化痰，陈皮、枳实理气行滞化痰，茯苓健脾渗湿，加胆南星入肝脾经，清热化痰，息风定惊；天竺黄归心肝经，清热化痰，定惊开窍；黄芩清肝胆热；大黄泻腑通便，使痰热从大便而出；远志宁心安神；珍珠母重镇安神，平肝潜阳。二诊时患者大便已通，故去大黄，加黄连清心火，菖蒲祛痰开窍，安神定志。服上方痰化、热清、窍开，故病愈。

李云安整理

抽动病

王某，男，10岁，学生，剑阁县人，2001年5月13日初诊。

主诉：间断脘腹收缩和舒张6月。

病史：6个月前因感冒后逐渐出现白天脘腹不断收缩和舒张，状如呼吸困难貌，起初其父母认为小孩"装怪"，未引起重视，后来发现夜间安静睡觉时，也有此现象，逐渐发展到24小时脘腹不停收缩和舒张，辗转求医，众医皆不识为何病何证，百无一效，今日求治于陈老。诊时症见：脘腹不停收缩和舒张，无腹痛，无咳嗽及气紧，患儿精神佳，生长发育正常，饮食尚可，舌质淡红、苔薄白，脉弦。胸片示双肺未见异常。腹部B超示肝胆、胰、脾未见异常。

诊断：抽动病。

辨证：风中经络。

治疗：祛风止痉。

方药：桂枝汤加味。

桂枝 10g	白芍 30g	葛根 15g	大枣 10g
生姜 6g	僵蚕 10g	蝉蜕 10g	甘草 3g

煎服法：3剂，每剂水煎成汁600ml，每次温服100ml，1日3次，2日1剂，避免过强情志刺激。

二诊：2001年5月20日，患儿服上方后脘腹收缩和舒张幅度明显减弱，效不更方，继服3剂后病愈。

【按语】　此症表现离奇，粗看辨证无从下手。患儿精神佳，饮食良好，生长发育正常，无腹痛，无咳嗽及气紧，结合胸片及腹部B超，说明无器质病变。此证起于感冒，可能与风邪有关，风性劲急，风胜则动，风为百病之长，风气通于肝，肝主筋，患儿脘腹不停地收缩和舒张，实际上是肝筋拘急和弛缓，这与风主动的特性是一致的。桂枝汤祛风解肌和营卫，重用白芍，柔肝缓急止痉，加葛根升津舒经；僵蚕、蝉蜕熄风止痉、通络。半年之苦，即愈。

李云安整理

颤 证

刘某，女，65 岁，居民，成都市人，于 2020 年 9 月 10 日初诊。

主诉：四肢颤抖 2 年余。

病史：患者于 2 年多前开始出现四肢颤抖，静止及活动时均出现，并逐渐出现双肩部抖动，不能自行控制，无抽搐及意识障碍，无肢体功能障碍及肢体麻木，无大小便障碍，曾就诊于华西医院及四川省人民医院，均考虑为特发性震颤，予口服西药（具体不详），症状缓解不明显，并呈加重趋势，经人介绍，求治于陈老处。诊时症见：双上肢及下肢震颤，伴肩部抖动，口苦口干，体胖，面色少华，夜尿 5~6 次，大便正常，舌质淡胖有齿痕，少苔，脉沉细。

诊断：颤证。

辨证：阴阳两虚。

治则：调补阴阳，息风止颤。

处方：地黄饮子加减。

山萸肉 15g	石斛 20g	麦冬 15g	五味子 12g
石菖蒲 10g	远志 10g	肉苁蓉 10g	肉桂 10g
白附片 10g	巴戟天 15g	天麻 15g	白芍 15g
石决明 30g	熟地黄 15g	炙甘草 15g	

煎服法：8 剂，每剂煎取 900ml，分成 6 次，每次 150ml，每日 3 次，2 日 1 剂。

二诊，2020 年 9 月 24 日。患者诉肢体震颤明显好转，诉头晕，考虑阳虚痰饮上扰清窍，合用苓桂术甘汤以温阳化饮。

山萸肉 15g	石斛 20g	麦冬 15g	五味子 12g
石菖蒲 10g	远志 10g	肉苁蓉 10g	桂枝 30g
白附片 10g	巴戟天 15g	天麻 15g	白芍 15g
炒白术 30g	茯苓 30g		

8 剂，煎服法同前。

三诊，2020 年 10 月 28 日。患者诉停药一周后震颤有所反复，但较初诊时明显好转，头晕已缓解，软腭、口颊部出现溃疡，心悸，舌质淡，脉细。前方加石决明平肝潜阳，生脉饮以益气养阴，当归、白芷活血止痛敛疮。

山萸肉 15g	石斛 20g	麦冬 15g	五味子 12g
石菖蒲 10g	远志 10g	肉苁蓉 10g	桂枝 30g
白附片 10g	巴戟天 15g	天麻 15g	白芍 15g
石决明 30g	炙甘草 15g	熟地黄 15g	白术 30g
党参 30g	白芷 15g	当归 12g	

8剂，煎服法同前。后病情稳定，间断服药控制。

【按语】　　颤证是以头部或肢体摇动震颤，不能自制为主要临床表现的一种病证。轻者表现为头摇动或手足微颤，重者可见头部振摇，肢体颤动不止，甚则肢体拘急，失去生活自理能力。本病又称"振掉""颤振""震颤"。《素问·至真要大论》云："诸风掉眩，皆属于肝"，《素问·脉要精微大论》"骨者，髓之府，不能久立，行则振掉，骨将惫也"。《素问·五常正大论》有"其病动摇""掉眩巅疾""掉振鼓栗"阐述本病以肢体为主要症状，属风象，与肝、肾有关，为后世颤证的认识奠定基础。王肯堂《证治准绳·颤振》云："此病壮年鲜有，中年以后乃有之，老年尤多。夫老年阴血不足，少水不能制盛火，极为难治"。张璐《张氏医通·颤振》认为本病为风、火、痰、瘀、虚所致，并列载相应方药十余首，本病理法方药认识日趋充实。本证见于西医学"帕金森病、肝豆状核变性、小脑病变的姿势性震颤、特发性震颤、甲状腺功能亢进症"等病，故临床中需注意这些疾病的诊断。该病与肝脾肾相关，气血阴精亏虚，不能润养筋脉，肝主身之筋膜，为风木之脏，肝风内动，筋脉不能任持自主，随风而动，牵动肢体及颈颤抖摇动，有肝阳化风、血虚生风、阴虚风动，肝肾乙癸同源，若水不涵木，肝肾交亏，肾虚髓减，脑髓不充，下虚则高摇。本病病在筋脉，以肝肾阴阳两虚、气血不足为本，属虚；风火痰瘀为标，属实。颤抖无力、缠绵难愈，腰膝酸软、体瘦眩晕，遇劳加重者，多为虚证，但病久则多标本虚实夹杂。本病以滋补肝肾、益气养血、调补阴阳为主，兼以息风通络。

该患者为老年女性，年老则肝脾肾亏虚，阴阳两虚，肝藏血主筋，血虚筋脉失养，则风动而颤，脾为气血生化之源，主四肢、肌肉，脾虚则生化不足，不能濡养四肢筋脉，肾阳虚衰，筋脉失于温煦，肾虚精亏，筋脉失于润养，神机失用，而筋惕肉瞤，渐成颤证。阳虚，痰饮上犯清窍则眩晕，体胖，面色少华，夜尿多，舌质淡胖有齿痕，少苔，脉沉细均为阴阳两虚之征。地黄饮子出自金·刘完素《宣明论方》卷二，本为主治"内夺而厥，舌喑不能言，二足废为不用。肾脉虚弱，其气厥不至，舌不仁"之喑痱。陈老灵活化裁，运用之于颤证，其病虽异，却均属于阴阳两虚，肝肾不足，所谓"异病同治"耳。方中熟地黄滋肾真阴；附子、肉桂、巴戟天、肉苁蓉追复真元之火，驱逐浊阴而设；石斛养胃安脾；山萸肉、熟地黄补肾填精；菖蒲、远志补心开窍通肾；麦冬、五味子保肺养阴而滋水源；白芍、甘草缓急止颤，天麻、石决明平肝息风通络。全方阴阳双补、滋补肝肾以固本，息风止颤治其标，标本兼治。二诊，患者出现头晕，结合其体胖、舌质淡胖有齿痕，考虑有痰饮上犯清窍，"病痰饮者，当以温药和之"，故予苓桂术甘汤以温阳化饮。三诊时针对患者出现口腔溃疡，心悸，又处以生脉饮、当归、白芷，体现陈老灵活施治的特点。

张利整理

强直性脊柱炎

王某，男，31岁，医技人员，南充市仪陇县人，2016年8月20日初诊。

主诉：腰骶部疼痛僵硬3年，伴多处关节疼痛6月。

病史：3年前患者间断出现腰骶部疼痛，并逐渐出现腰部沉重、僵硬、活动不灵便，经当地多家医院服中药或西药治疗（用药不详），症状可减轻，受凉或劳累复发或加重。6月前受凉后腰骶部疼痛加重，右侧腰骶部关节疼痛更明显，全身多处关节游走性疼痛，关节屈伸不利，到当地某三甲医院诊断强直性脊柱炎，给予西药等治疗，效果不满意，经患者介绍前来陈老处就诊。

诊时症见腰骶部疼痛僵硬，弯腰或转体受限，全身多处关节疼痛，屈伸不利，遇寒痛增，得热痛减，饮食尚可，大小便正常，舌质淡，苔薄白，脉沉。查体示骶髂关节和椎旁肌肉压痛，脊柱的活动度受限，不可屈伸，外周关节肿胀和压痛，局部皮色不红，触之不热。辅助检查示 HLA-B27（+），X线示双侧骶髂关节面模糊，系强直性脊柱炎改变。

诊断：强直性脊柱炎。

辨证：寒湿痹阻，络脉瘀阻。

治法：温经散寒，除湿活血止痛。

方药：乌头汤合四物除湿饮加减。

制川乌15g	制草乌15g	白芍30g	当归15g
川芎15g	桂枝15g	赤芍15g	秦艽15g
炒蜂房15g	独活15g	川牛膝20g	乳香15g
没药15g	藿香15g	醋香附15g	醋延胡索20g

酒乌梢蛇 15g　　　伸筋草 30g　　　　甘草 5g

煎服法：共 8 剂，每 2 日 1 剂，水煎成汁约 900ml，分 6 次服用，一次量 150ml，制川乌、制草乌需另包先煎 1 小时去麻味才能服用。

二诊：2016 年 9 月 24 日，服上方后腰骶部疼痛僵硬与全身多处关节疼痛等症状稍好转，但仍不能停止痛药，舌质淡，苔薄白，脉沉而弱。前方加盐杜仲 20g、补骨脂 20g、桑寄生 30g，共 10 剂，煎服法同前。

三诊：2016 年 11 月 5 日，服用上方后腰骶部疼痛僵硬与全身多处关节疼痛症状明显减轻，骶髂关节和椎旁肌肉压痛、脊柱的活动度受限，不可屈伸，外周关节肿胀和压痛等较前进一步好转，不用止痛药，疼痛可忍受，效不更方，续用前方 8 剂继服。以后仍用上方加减，诸症逐渐缓解，后随访病情稳定。

【按语】　　强直性脊柱炎是以肌腱端炎、附着点炎、脊柱连接点炎症为主要病变的一种慢性疾病。是血清阴性脊柱关节病的一种。早期表现为炎性腰背痛，病久关节可出现僵硬、变形，后期发为伛偻、强直，最终致残。总体患病率在 0.3% 左右。起病年龄较早，年轻男性居多。多在 15~35 岁时发病，我国男女患病比例（3~4）：1。病因与发病机制尚不明确。可能与遗传，感染，免疫等因素相关，无根治方法，目前治疗核心目标在于缓解脊柱关节疼痛、僵硬，改善脊柱及周围关节的活动度，保持良好的姿势以及良好的生理和心理状态。西药常用非甾体消炎药、传统慢性抗风湿药、生物制剂等，效果不理想。

强直性脊柱炎属中医"痹症-骨痹""历节"病范畴，《素问·痹论》云："风寒湿三气杂至，合而为痹，其风气胜者为行痹，寒气胜者为痛痹，湿气胜者着痹也。"寒湿之邪，侵袭腰部，痹阻经络，因寒性收引，湿性重浊黏滞，出现腰部腰骶部疼痛、沉重、僵硬、活动不灵便，寒湿闭阻关节，则关节疼痛，屈伸不利，得热气血较为流畅，故其痛减，遇寒则血益凝涩，故痛更剧，寒属阴邪，故局部皮色不红，触之不热。舌质淡，苔薄白，脉沉亦属寒。用乌头汤温经散寒，《金匮要略·中风历节病脉证并治第五》："病历节不可屈伸，疼痛，乌头汤主之"。四物除湿饮（陈老经验方），方由当归、川芎、桂枝、赤芍、秦艽、炒蜂房、独活、乳香、没药、伸筋草组成，治以祛风除湿，活血止痛。二诊时，症状有缓解，但出现脉沉而弱，陈老认为腰为肾之府，乃肾之精气所溉之域，该患者病史长达 3 年，久病及肾，结合脉象考虑有肾虚，故加盐杜仲、补骨脂、桑寄生补肾强筋，患者症状明显改善。

关于乌头的毒性问题，首先根据药理研究其有毒成分主要为乌头碱、新乌头碱。乌头碱毒性最强，内服 3~4 毫克即致人死亡，乌头以酸或沸水处理，可

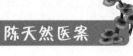

水解为毒性较弱的苯酰乌头原碱和乙酸，苯酰头原碱可进一步水解为毒性更弱的乌头原碱与苯甲酸。陈老认为要避免乌头碱中毒注意以下2点；①要久煎。可用冷水煎药，煎沸后中途水干不宜加冷水，只宜加开水；一般乌头或附子水煎至少2小时以上，乌头碱即可破坏而不含毒性，其分解产物具有一定的镇痛作用；②应与含有机酸的药物如乌梅、蜂蜜等相配伍可以降低乌头毒性，有机酸与生物碱结合成盐，能使其易溶于水而提高疗效。

龚仕良整理

痹 证

郭某，女，38岁，农民，剑阁县木马乡人，2000年11月18日初诊。

主诉：四肢关节游走性疼痛3年，加重10天。

病史：3年前患者出现四肢大关节游走性疼痛，气候变化时疼痛复发或加重，无关节红肿，无心累气紧，间断服中、西医治疗效果欠佳。10天前，因气候变冷，疼痛复发，经当地服扑炎痛等治疗效果欠佳，于今日求治于陈老。诊时症见：四肢关节酸痛，游走不定，关节屈伸不利，手足沉重，肌肤麻木，伴身痛，恶寒，舌质淡红，苔白腻，脉濡缓。体格检查：四肢关节无畸形，活动稍受限。血常规示 WBC $5.4×10^9$/L，RBC $4.2×10^{12}$/L，PLT $130×10^9$/L，HGB 120g/L，N 68%，L 32%。红细胞沉降率为50mm/h。类风湿因子阴性。

诊断：痹证。

辨证：风湿痹阻经络，气血运行不畅。

治法：祛风通络，散寒除湿。

方药：四物除湿饮（经验方）加减。

当归10g	川芎10g	桂枝10g	赤芍15g
羌活15g	白芷15g	蜂房15g	桃仁10g
牛膝15g	狗脊15g	独活15g	伸筋草30g
路路通20g	延胡索15g	防己15g	薏苡仁30g
草薢20g	防风15g	甘草3g	

煎服法：5剂，每剂水煎取汁600ml，每次200ml，1日3次，1日1剂。

二诊：2000年11月24日，患者服上方后，恶寒缓解，四肢关节疼痛明显减轻，手足沉重，肌肤麻木好转，饮食尚可，由于方药对症，药后有效，今日继服。

三诊：2000 年 12 月 15 日，患者再进上方 20 剂后，诸症缓解，为了巩固疗效，给予药酒内服，以巩固疗效。处方如下。

当归 20g	川芎 20g	赤芍 20g	桂枝 20g
羌活 30g	独活 30g	三七 10g	乌梢蛇 15g
狗肾 30g			

用白酒 3 斤，浸泡上药 7 天，内服，每次 10～20ml，1 日 3 次。

【按语】 关节疼痛，屈伸不利为风寒湿痹的共同症状，系由风寒湿邪留滞经络，阻痹气血所引起；行痹以风邪偏盛，风性善行而数变，故行痹以关节游走疼痛为特点；湿留肌肉，阻滞关节故致手足沉重，活动不便；外感风寒，寒邪束表故见恶寒身痛；苔白腻，脉濡缓为湿邪偏盛之象。故本例兼有行痹和着痹特点，治疗上除祛风外，还要除湿。陈老常用四物除湿汤（经验方）治疗，效果显著。方中当归、川芎、赤芍、桃仁、路路通、延胡索活血化瘀止痛，意为治风先治血，血行风自灭也；羌活、白芷、独活祛风散寒止痛，狗脊、牛膝祛风湿，补肝肾，强筋骨；防己、薏苡仁、草薢除湿通络；伸筋草祛风湿、通络；蜂房，质轻且性善走窜，祛风止痛。全方共奏祛风除湿、通络止痛之功。

李云安整理

项 痹

江某，男，69 岁，农民，成都市双流区人，2020 年 4 月 10 日初诊。

主诉：双上肢麻木 2 年。

病史：2 年前患者无明显诱因出现双上肢麻木，以指尖麻木为主，伴有颈项僵痛，无肢体瘫软无力，曾在外院行颈椎 DR 检查及头颅 CT 检查，提示颈椎病，予中西药及针灸理疗治疗，效果欠佳，遂求治于陈老。诊时症见：颈项僵痛，双上肢麻木，无明显头昏头痛，精神可，纳可，二便调，舌体胖大，舌质暗舌边紫斑点，苔薄白，脉弦细。既往曾行升结肠癌手术，术后化疗 12 次。

诊断：项痹。

辨证：风寒湿痹阻，气滞血瘀。

治法：活血行气，祛风散寒，除湿通络。

方药：四物除湿饮（陈老经验方）加减。

当归 15g	酒川芎 15g	赤芍 20g	炒白芍 20g
秦艽 15g	炒露蜂房 15g	羌活 15g	防风 15g

酒乌梢蛇 15g	醋乳香 10g	醋没药 10g	醋香附 15g
醋延胡索 20g	桃仁 15g	红花 15g	广藿香 20g
薏苡仁 30g	姜厚朴 15g	茯苓 15g	麸炒陈皮 15g
草红藤 30g	酒川牛膝 15g	伸筋草 30g	甘草 6g

煎服法：共7剂，每剂水煎成汁1200ml，每次饭后温服200ml，1日3次，2日1剂。

二诊：2020年4月24日，服药后上述症状有所改善，效不更方，7剂。

三诊：2020年5月8日，患者双上肢麻木减轻，颈项僵痛不适好转，考虑患者有结肠癌病史，予抗癌治疗防癌复发。上方去乳香，没药，加半枝莲20g、白花蛇舌草20g，7剂。

四诊：2020年5月22日，患者诉双上肢麻木明显好转，但颈项部僵痛不适明显加重，据"急则治其标"之理，予去半枝莲、白花蛇舌草，加乳香、没药各10g以加强活血止痛之力，继服7剂。

五诊：2020年7月24日，患者双上肢麻木明显好转，仍颈部僵痛不适，乳香、没药加量至15g，加丹参30g取活络效灵丹之意，3剂，后随访，患者症状基本缓解，以扶正抗癌善后。

【按语】　在中医古籍中，项痹病散见于"颈筋急""颈肩痛""痹证"等多个病种的论述范畴。对于其病机，陈老认为，该病多为年老体虚，又感风寒湿之邪，致筋脉气滞血瘀发病，这与历代典籍对本病的认识不谋而合。如《素问·痹论》云："风寒湿三气杂至，合而为痹也。""其风气胜者为行痹""寒气胜者为痛痹""湿气胜者为着痹也"；在《金匮要略方论》中，张仲景提及"人年五六十，其病脉大者，痹挟背行……皆因劳得之。"治以活血行气，祛风散寒，除湿通络。方选陈老经验方四物除湿饮加减。方中羌活、防风、秦艽、藿香、薏苡仁祛风散寒除湿；川芎、当归、赤芍、白芍、桃仁、红花活血化瘀；当归、丹参、醋乳香、醋没药取活络效灵丹之意以活血止痛，补血活血；秦艽、蜂房、乌梢蛇为陈老治疗痹症的经验药对，散寒除湿通络效佳；香附、延胡索陈老认为前者入气分，后者入血分，有良好止痛效果，可用于各种痛症；由于方中多味药均碍胃，加之患者为患直肠癌，故加用藿香、茯苓、陈皮等健运脾胃之品，也体现陈老处处重视后天治本的学术思想。

陈佩斯整理

尪痹

陈某，男，67岁，居民，剑阁县下寺镇人，2016年3月9日初诊。

主诉：反复全身关节疼痛8年，双手掌指关节畸形2年。

病史：8年前，患者始现双手腕掌指关节肿胀疼痛，晨起关节僵硬，起始活动疼痛加重，逐渐出现全身肘、肩、髋、膝等关节疼痛，曾在华西医院确诊为类风湿关节炎，未行正规治疗。2年前逐渐出现双手不能握物，腕掌指关节渐现畸形，一直在乡镇医院服中西药间断治疗，疼痛严重时常自购强的松、芬必得服用，近日疼痛加重，求治于陈老。诊时症见：双手掌指关节畸形，远端指关节屈伸成"鹅颈"状，晨起指关节不能活动，僵硬约2小时左右，面部浮肿，四肢肌肉消瘦，腰膝酸软，困倦乏力，精神差，苔白腻，脉弦细。辅助检查示WBC $9.8×10^9$/L，HGB 98g/L，RBC $3.2×10^{12}$/L，PLT $280×10^9$/L，ESR 56mm/h，RF 75U/ml，CRP 20mg/L。X线片示双指指关节间隙狭窄，掌指关节半脱位。

诊断：尪痹。

辨证：肝肾亏损，痰浊瘀阻。

治法：补益肝肾，蠲痹通络。

方药：独活寄生汤加减。

独活20g	桑寄生30g	杜仲15g	牛膝15g
当归15g	川芎15g	白芍30g	生地黄20g
秦艽15g	桂枝15g	三七20g	建曲20g
防风15g	寻骨风20g	伸筋草30g	炙蜈蚣2条
延胡索20g	薏苡仁30g	陈皮10g	甘草6g

煎服法：8剂，每剂水煎成汁1 200ml，每次温服200ml，1日3次，2日1剂，配合中医针灸、理疗、蜡疗，雷公藤多甙片20mg，每日3次，强的松减量，每日晨服15mg，1日1次。

二诊：2016年3月25日，患者服上方8剂及配合中医针灸理疗等治疗后，关节疼痛减轻不明显，余症及舌脉同前，此非药不中的，乃尪痹日久，非一方一时即效，需守法守方，继进8剂。

三诊：2016年4月30日，患者服药后，腕掌指肘等诸关节疼痛明显减轻，晨起关节僵硬时间明显缩短至约半小时，面部浮肿明显消减，食欲增加，全身渐觉有力，苔白腻，脉细玄，药已获效，强的松减为每日晨服一次10mg，继守前方用药8剂。

四诊：2016年5月20日，诉继服上方8剂后，患者腕掌指膝髋等关节疼痛不显，晨起关节能缓慢活动，面部浮肿全消，全身有力，食欲精神渐佳，舌苔薄腻，脉弦细。辅助检查示 WBC $4.8×10^9$/L，RBC $3.6×10^{12}$/L，HGB 121g/L，PLT $176×10^9$/L，ESR 25mm/h，RF 25U/ml，CRP 10mg/L。治法为保肝肾，强筋骨，养气血。前方基础上减去三七、蜈蚣、延胡索、秦艽、防风，加炙黄芪30g、鸡血藤30g、巴戟天15g、骨碎补15g，继进8剂。嘱患者逐渐减停强的松，双手注意防湿保温。

其后随访，患者全身关节疼痛等症状基本消除，生活能完全自理。

【按语】　陈老认为尪痹不同于一般痹证，病始常现腕、掌、指小关节对称性肿胀、疼痛、晨僵，病久则出现形体消瘦，腰膝酸软，关节畸形，病情复杂，常虚实相兼。先天禀赋不足、正气虚弱、肝肾亏虚为本，复感风寒湿等外邪为标。早期临床常以寒湿痹阻，中晚期以肝肾亏损、痰浊瘀阻证型多见。病后治疗若不及时，邪入骨骱，痰浊淤阻，胶着不去，缠绵难愈。治疗关键在发病前1~2年，早期重在祛风散寒，除湿通络，晚期重在补肝益肾，蠲痹通络，运用中医药汤剂、中成药、外治等多法、多途径给药治疗，尽早尽快控制病情，病邪一旦深入骨骱，多易导致关节畸形，影响患者工作和生活质量。陈老主张此病在运用中医药治疗的同时，结合现代医学的非甾体药物抗炎、抗风湿、免疫抑制剂、生物制剂等综合治疗，减慢或阻止骨破坏，减少致残率。加强患者健康教育，树立患者治疗疾病的信心，加强关节功能活动锻炼，提高患者生存质量。

李建成整理

脚气病

张某，女，46岁，卖鱼商人，资阳市人，2018年6月27日初诊。

主诉：双下肢酸胀沉重感1年，加重3月。

病史：患者于1年前无明显原因出现双下肢酸软、酸胀沉重感，伴有口麻木，偶有发热汗出，腰胀痛，近3月来上述症状加重，曾在多处接受中药治疗，效果差，遂求治于陈老。诊时症见：无畏寒，无口苦口臭，大便稀溏，舌质淡，薄白腻苔，脉濡。

诊断：脚气病。

辨证：寒湿痹阻。

治法：散寒化湿，行气通络。

方药：鸡鸣散加减。

苏叶 12g	吴茱萸 15g	木瓜 30g	桔梗 12g
槟榔 30g	防己 30g	桂枝 15g	陈皮 15g
干姜 15g			

煎服法：7 剂，每剂水煎取汁 1 200ml，每次温服 200ml，1 日 3 次，2 日 1 剂。

二诊：2018 年 7 月 11 日，患者诉双下肢酸软、濡胀沉重感明显好转，行动变得轻松，舌质淡红，苔薄白腻。有效，守原方原法，7 剂，煎服法同前，后随访，诸症缓解。

【按语】　脚气病又称维生素 B$_1$ 缺乏病，中西医同名，有干性和湿性之分，多以神经系统和心力衰竭为主要表现。《备急千金要方》云："地之寒暑风湿皆作蒸气，足当履之，所以风毒之中人也，必先中脚"，又云"凡四时之中，皆不得久立久坐湿冷之地，亦不得因酒醉汗出，脱衣鞋袜，当风取凉，皆成脚气"。说明此病多由于外感风寒湿邪所致。治以祛风散寒除湿。陈老认为，患者久居湿地，感受寒湿之邪，寒为阴邪，性黏滞重浊、趋下，故出现下肢濡胀、沉重、腰胀痛等不适，口麻木、舌脉均寒湿壅盛之征。鸡鸣散最早见于唐代王焘《外台秘要》（由木瓜、槟榔、陈皮、吴茱萸、紫苏，生姜）发展演变而来，后世添加桔梗。本方以槟榔苦辛无毒，利水化湿，消肿治风，能调药下行为君。臣以木瓜下行祛湿除痹，舒筋通络，陈皮行气燥湿，加强燥湿之功。佐吴茱萸辛温散寒，将逆开郁化滞，紫苏叶辛香宣散，桔梗上归于肺，开宣肺气，使以生姜宣散寒气，且姜皮有利水消肿的功效，全方合用有温化寒湿、宣通气机、行气降浊之功。陈老用干姜易生姜以加强其辛温散寒之功，加桂枝、防己以温阳利水消肿，由于辨证准，故取效甚捷。

张利整理

下篇 妇科 男科 皮肤科 五官科

妇 科

阴 痒

李某，女，61岁，职员，成都市人，2020年7月6日初诊。

主诉：外阴瘙痒难忍10余年。

病史：患者10余年前开始出现外阴瘙痒，白带正常，夜间明显，严重影响睡眠及日常生活，心烦不安，在多家医院就诊，完善相关检查，排除糖尿病、妇科炎症，外阴湿疹等疾病，予西药治疗（具体治疗不详），效果不显，遂求治于陈老。诊时症见：外阴瘙痒难忍，局部颜色暗红，粗糙肥厚，心烦不安，无腰酸腰痛，无白带，无小便淋涩，舌暗红苔薄黄腻，脉浮大。小便常规示有隐血。

诊断：阴痒。

辨证：湿热下注，毒蕴络道。

治法：清热利湿解毒，通经活络。

方药：黄连解毒汤加减。

酒黄连 15g	焦栀子 15g	黄柏 15g	黄芩 15g
金银花 15g	石韦 15g	萆薢 10g	瞿麦 15g
连翘 15g	金钱草 30g	香附 15g	醋延胡索 20g
黄芪 30g	杜仲 15g	补骨脂 15g	盐橘核 20g
荔枝核 20g	白芍 30g	藿香 15g	薏苡仁 30g

仙鹤草30g　　　白茅根30g　　　甘草6g

煎服法：3剂，每剂水煎成汁1 200ml，每次温服200ml，1日3次，2日1剂。忌辛辣，醪糟，烟酒。

二诊：2020年7月13日，患者欣喜前来复诊，诉服3剂药后，瘙痒明显缓解，效不更方，原方再服3剂，煎服法同前。后随访未复发。

【按语】　陈老认为，阴痒多为外感秽浊之邪，脾胃内蕴之湿热下注于外阴，气血壅滞，日久气血损伤，经络阻滞而成。本病例由于患病日久，皮损变得暗红，粗糙，肥厚。《黄帝内经》云："诸痛痒疮，皆属于心"，治宜清热利湿解毒，疏通经络，方选黄连解毒汤加减。方中黄连、黄芩、黄柏、栀子清热利湿解毒；石韦、萆薢、瞿麦、金钱草、薏苡仁清热利湿通淋；橘核、荔枝核、香附、延胡索活血通络止痛；湿热内蕴日久，肝肾亏虚，用白芍、杜仲、补骨脂、黄芪补益肝肾；患者小便有隐血，故加白茅根、仙鹤草凉血止血，体现陈老病证结合，衷中而参西。从上例可以看出陈老辨证准确，用药精准平和，治病求本，未用一味止痒药，却能迅速达到止痒效果，十余年沉疴得愈。

巩克翔整理

慢性盆腔炎

王某某，女，52岁，农民，达州市渠县人，2020年11月18日初诊。

主诉：反复左下腹痛6年。

病史：6年前患者因"急性盆腔炎"于当地输液（具体用药不详），症状缓解后未继续规范用药。后常因感冒、劳累、性生活出现下腹疼痛，呈持续性胀痛，多次求医服抗生素等西药及清热除湿中药，效果不佳，反复发作，甚感痛苦，遂求治于陈老。诊时症见：绝经1年，左下腹疼痛，胀痛为主，或伴有刺痛，腰酸，饮食可，睡眠正常，大小便正常，舌淡苔薄白腻，边有瘀点，脉细涩。查体：子宫活动度好，无压痛，左侧附件区增厚，无压痛，右附件区未扪及异常。彩超提示左侧输卵管积液。

诊断：慢性盆腔炎。

辨证：气滞血瘀。

治法：活血化瘀，理气止痛。

方药：桃红四物汤加减。

桃仁 10g	红花 10g	当归 15g	熟地黄 15g
赤芍 20g	白芍 30g	北柴胡 10g	醋香附 15g
炒枳壳 10g	延胡索 20g	炒乳香 10g	炒没药 10g
生蒲黄 10g	土鳖虫 10g	丹参 30g	三棱 10g
莪术 18g			

煎服法：3 剂，每剂水煎取汁 900ml，每次 150ml，1 日 3 次，2 日 1 剂。

二诊：2020 年 11 月 23 日，服上方后，腹痛明显缓解，仍有腰酸，舌淡苔白腻，脉细涩。原方去乳香、没药、土鳖虫、丹参、三棱、莪术等活血止痛之品，加薏苡仁、豆蔻、佩兰芳香化湿，扁枝槲寄生、狗脊、杜仲、补骨脂温阳补肾，继服 3 剂。

三诊：2020 年 12 月 7 日，患者诉已无腹痛，腰酸明显减轻，继服 5 剂善后。后随访，未再复发。

【按语】　慢性盆腔炎多为急性盆腔炎治疗不当，或患者体质虚弱，病程迁延所致。中医古籍无慢性盆腔炎之名，可散见于"带下病""妇人腹痛""癥瘕"等病证中。国医大师张志远认为本病"湿、热、寒、瘀、虚"相互错杂，"瘀血阻滞"是其核心病机。陈老也认为，无论从临床症状及体征来看，慢性盆腔炎已由急性期的热毒壅盛和湿热蕴结型，转为瘀血阻滞型，所以，慢性盆腔炎已不是真正意义上的"炎"症，而属于"瘀"与"结"。本例患者反复下腹痛多年求医未愈，初为外感湿热之邪，治疗不彻底，余毒未清，滞于胞宫，久则气血不畅，脉络不通，气滞则胀痛，血瘀则刺痛，且久病及肾，则腰痛，苔薄白腻亦为有湿，边有瘀点，脉细涩均为瘀血之象。初诊方中桃红四物汤活血补血，予柴胡、枳壳、延胡索理气止痛，乳香、没药、生蒲黄活血止痛，血瘀日久成癥，予三棱、莪术、丹参、土鳖虫活血消癥。二诊患者腹痛缓解，仍有腰酸，舌淡苔白腻，本虚标实，本虚为主，原方酌减活血止痛之品，加扁枝槲寄生、狗脊、杜仲、补骨脂温阳补肾以固本，薏苡仁、豆蔻、佩兰以芳香化湿治标。由于辨证准确，选方用药知常达变，故奏效神速。

许宁整理

带下病

孙某，女，31 岁，职员，成都市人，2013 年 8 月 24 日初诊。

主诉：白带增多伴外阴瘙痒 3 天。

病史：3 天前患者无明显诱因出现带下量多，色黄，质黏稠，有腥臭味，并伴外阴部瘙痒，咽喉疼痛，未经治疗，于今日求治于陈老。诊时症见：带下色黄，量多，质黏稠，有腥臭味，伴外阴部瘙痒，咽喉疼痛，口干口苦，大便干，小便黄，舌质红苔黄腻，脉弦数。平日喜食辛辣之物。

诊断：带下病。

辨证：肝胆湿热。

治法：清热利湿止痒。

方药：龙胆泻肝汤加减。

龙胆草 10g	黄芩 15g	栀子 15g	泽泻 15g
柴胡 15g	车前草 20g	枳壳 15g	薏苡仁 30g
海螵蛸 15g	黄柏 15g	苦参 10g	地肤子 15g
甘草 5g			

煎服法：4 剂，每剂水煎成汁 1 200ml，每次温服 200ml，1 日 3 次，2 日 1 剂。

外用方：黄柏 30g、苦参 30g、蛇床子 30g、地肤子 30g、白鲜皮 30g、紫花地丁 30g、儿茶 15g、蒲公英 30g、冰片 15g（冰片另包分 3 次加入），3 剂，煎水外用，1 日 1 次，1 剂药用 3 天。

二诊：2013 年 8 月 31 日，患者服上方后，带下量明显减少，色淡黄、异味减轻，咽痛缓解，仍感口干苦，舌红苔黄腻，脉弦数。上方加大青叶 30g，4 剂。

三诊：2013 年 9 月 7 日，患者服上方 4 剂后，白带正常，为巩固疗效继续上方加减治疗，去地肤子、海螵蛸、苦参、黄柏，加茯苓 15g、白术 15g，4 剂。后随访已治愈。

【按语】　带下过多是指带下量明显增多，色、质、味异常，或伴有局部及全身症状。《沈氏女科辑要笺疏》对其临床表现做了描述，"如其太多，或五色稠杂，或五臭间作，斯为病候"。其主要病机是湿邪伤及任带二脉，湿邪是导致本病的主要原因。患者平日喜食辛辣之物导致湿热内蕴，肝经绕阴器，布胁肋，连目系，入颠顶。湿热循经下注则带下黄臭、外阴瘙痒，肝胆湿热循经上炎则表现为口干口苦。肝胆湿热内盛，故大便干，小便黄，舌质红，苔黄腻，脉弦数。选用龙胆泻肝汤加减以清热利湿止痒。方中龙胆草、黄芩、栀子清肝胆湿热，薏苡仁健脾除湿，车前草、泽泻利水渗湿止带，黄柏燥湿止带，海螵蛸收敛止带，苦参、地肤子祛湿止痒，枳壳行气利于水湿的运化，甘草调和诸药。在治疗此病患时，内服龙胆泻肝汤清利肝胆湿热，外用清热利湿洗剂直达患处，这样内服外用同用，加强了清热利湿的功效，是治疗湿热带下的有效方法。

周莉萍整理

经间期出血

任某，女，25岁，护士，成都市双流区人，2020年10月23日初诊。

主诉：排卵期出血半年。

病史：患者于半年前开始，每于排卵期出血，为少量咖啡色经血，持续2~3天，伴小腹隐痛、坠胀感，无腰痛及乳房胀痛，未婚未育，服用保宫止血颗粒有效，但停药后复发，曾行阴道彩超、妇科激素水平检查均正常，遂求治于陈老。

诊时症见：阴道少量流血，形体消瘦，面色㿠白，舌体胖大有齿痕，地图舌，脉沉细弱。

诊断：经间期出血。

辨证：气血不足，肾阴亏虚。

治法：补益气血，滋阴止血。

方药：当归补血汤加味。

当归 15g	黄芪 30g	生地黄 18g	仙鹤草 20g
党参 18g	白芷 15g	肉苁蓉 50g	茯苓 30g
豆蔻 12g	石斛 12g	山萸肉 15g	甘草 15g
鸡血藤 30g			

煎服法：5剂，每剂煎取1 200ml，分6次餐后温服，每日3次，每次200ml。

二诊：前方仙鹤草加至30g，加茜草15g、荆芥炭18g，甘草减为12g，余方药同前，4剂，煎服法同前。后随访，未复发。

【按语】 经间期出血指两次月经之间有少量阴道流血，持续2~4天，可伴有不同程度的下腹疼痛、腰痛等。归属于中医"月经不调""月经先期""月经先后无定期"范畴。陈老认为，本病为本虚标实，本虚为肾阴虚、气血亏虚，标实为郁火、湿热、血瘀。

该患者形体消瘦，经间期出血，小腹隐痛、坠胀感，面色㿠白，舌体胖大有齿痕，地图舌，脉沉细弱，属于先天不足，后天失养，气血不足兼肾阴亏虚，而郁火、瘀血、湿热不显。清代名医傅山认为"先期者火气之冲，多寡者水气之验，故先期而来多者，火热而水有余也；先期而来少者，火热而水不足也。"故予山萸肉、肉苁蓉滋肾阴；黄芪、当归、鸡血藤、党参补益气血，党参、茯苓、豆蔻、石斛健脾益气，补后天之本；生地、仙鹤草补虚凉血止血，白芷燥湿止带逐瘀，甘草调和诸药，兼补充类皮质激素。二诊在补虚基础上加强活血止血之力，以期标本皆治。由于辨证准，故效果显著。

张利整理

经期延长

周某，女，30岁，居民，成都市人，2019年11月28日初诊。

主诉：行经时间长2月。

病史：近2月来患者月经行经时间延长，持续10余天方干净，经期有血块，色暗红，伴腰酸痛，经前乳房胀痛，疲倦乏力，遂求治于陈老。诊时症见末次月经为11月20日，现第8天，未干净，量少，无明显腰腹疼痛，口涩不适，舌质红苔薄黄腻，脉细滑。既往排卵期出现下腹隐痛，有贫血史，BP 80/50mmHg。

诊断：经期延长。

辨证：气虚血热，冲任不固。

治法：清热凉血，益气固冲。

方药：芩术四物汤加减。

黄芩15g	焦白术15g	生地黄20g	当归15g
川芎15g	白芍30g	续断15g	乌药15g
杜仲15g	补骨脂15g	香附15g	延胡索20g
黄柏15g	炒栀子15g	仙鹤草30g	白茅根30g
海螵蛸15g	黄芪30g	藿香15g	薏苡仁30g
甘草5g			

煎服法：3 剂，每剂水煎成汁 1 200ml，每次温服 200ml，1 日 3 次，2 日 1 剂。

二诊：2019 年 12 月 5 日，诉服药后月经已干净。现无不良反应，要求继续治疗。原方去仙鹤草、白茅根、海螵蛸，继续治疗。5 剂，煎服法同前。

三诊：2019 年 12 月 19 日，诉服药后病情稳定，要求继续治疗。原方加女贞子 20g，墨旱莲 20g。3 剂，煎服法同前。

四诊：2019 年 12 月 29 日，诉本月月经 1 周干净，LMP 为 2019 年 12 月 19 日，月经量、色正常。继服 4 剂以巩固疗效，后随访 3 月未再复发。

【按语】　本例患者经期延长，且有贫血史，结合舌脉，陈老认为是由于气虚血热、冲任不固所致。血热导致血海不宁，经血妄行；气虚冲任不固，不能制约经水，导致经期延长，治宜采用清热凉血，益气固冲。方选《医宗金鉴》之芩术四物汤加减治疗，颇合病机，故疗效显著。一诊以清热凉血，益气调冲为主；二诊经血干净后，以调补冲任、清热固经为主，故减仙鹤草、白茅根、海螵蛸凉血止血药；三诊加强补肾育阴以调经固本，故加二至丸，体现了陈老治疗月经病崇尚标本缓急、有序治疗的思路和方法。

付磊强整理

月经后期 1

朱某，女，38 岁，职员，成都市人，2020 年 8 月 3 日初诊。

主诉：经闭 50 天。

病史：患者工作压力大，逐渐出现月经量少，伴经前双乳胀痛，经期腰酸痛，口苦，50 天前，患者月经未再来，伴腰部酸痛，辗转多处就医，完善妇科彩超、激素水平检查及垂体 MRI 均未见异常，服用中药无效，遂求治于陈老。诊时症见：患者体形偏胖，面色潮红，月经已停 50 天，心烦不安，夜寐多梦，口干，手足心热，前次月经周期正常，经前乳房轻微胀痛，腰酸，量偏少，无血块，舌暗红苔薄腻，脉细数。

诊断：月经后期。

辨证：肝郁化火，脾肾两虚。

治法：疏肝清热，补益脾肾。

方药：丹栀逍遥散加减。

当归 15g	白芍 30g	炒白术 15g	茯苓 15g
熟地黄 20g	香附 15g	柴胡 15g	焦栀子 15g
牡丹皮 15g	续断 15g	炒杜仲 15g	补骨脂 15g
狗脊 15g	盐黄柏 15g	盐知母 15g	甘草 6g

3剂。煎服法：每剂水煎成汁 1 200ml，每次温服 200ml，1 日 3 次，2 日 1 剂。忌辛辣、醪糟、烟酒。

二诊：2020 年 11 月 27 日，患者因感冒咽喉不适来求治，问及上次月经情况，患者诉服三剂药后，月经正常到来，其他症状也得到缓解。

【按语】 月经后期在临床上大体分为虚实两型，虚者宜补，实者宜通。患者工作压力大后发病，肝性喜条达，恶抑郁，为藏血之脏，体阴而用阳，肝郁日久，则化热生火，面色潮红，手足心热，心烦，寐不安，舌质红，均为肝郁化火之征，加之其形体偏胖，月经平素量少，常腰酸痛不适，证属脾肾两虚。治以疏肝清热，补益脾肾，方选丹栀逍遥散加减，肝脾同治，气血同调，正如《医宗金鉴·删补名医方论》云："经云：木郁则达之。遂其屈直之性，故名曰逍遥。若内热、外热盛者，加丹皮解肌热，炒栀清内热，此加味逍遥散之义也"。同时佐以黄柏、知母降火润燥，杜仲、狗脊、续断、补骨脂补肾调经。由于辨证精准，故三剂诸症痊愈。

巩克翔整理

月经后期 2

赵某某，女，24 岁，职员，成都市人，2020 年 9 月 25 日初诊。

主诉：停经 2 月。

病史：患者外院确诊多囊卵巢综合征，甲状腺功能减退，高脂血症，葡萄糖耐量试验提示半小时偏高，靠黄体酮维持月经，末次月经为 2020 年 7 月 25 日。平素月经经色偏暗，夹血块，偶有痛经，现月经两月未来，未诉特殊不适，经尿妊娠试验除外怀孕后，为求中医治疗求治于陈老。2017 年曾行右侧输卵管切除术，未生育，现暂无生育要求。诊时症见月经 2 月未来潮，体型偏胖，口干，偶有便秘，纳眠可，小便调，舌质暗红，苔薄黄，舌边有瘀点，齿痕，脉弦细。尿妊娠实验阴性。

诊断：月经后期。

辨证：气滞血瘀证。

治法：理气活血，化瘀调经。

方药：桃红四物汤加减。

桃仁 15g	红花 15g	生地黄 15g	当归 15g
川芎 15g	赤芍 15g	丹参 30g	泽兰 30g
三棱 15g	莪术 15g	姜黄 15g	苏木 15g
乳香 10g	没药 10g	柴胡 15g	草红藤 30g
广藿香 15g	月季花 10g	益母草 30g	炙甘草 6g

煎服法：共 7 剂，两日一剂，水煎取汁 900ml，分早中晚 3 次饭后温服，每次 150ml。

二诊：2020 年 10 月 16 日，患者诉服药后无明显不适，月经未来潮。原方基础上赤芍加至 20g，乳香加至 15g，没药加至 15g，加土鳖虫 15g，再进 3 剂，煎服方法同前。

三诊：2020 年 10 月 23 日，患者诉近日便秘，月经未来潮。

上方去月季花，加净山楂 30g、荷叶 30g、炒决明子 20g、香附 15g、延胡索 20g。再服 7 剂。

2020 年 12 月 04 日随访，患者诉 LMP 为 2020 年 11 月 16 日，量色质如常。

【按语】　多囊卵巢综合征（PCOS），是稀发排卵或无排卵、高雄激素或胰岛素抵抗、多囊卵巢为特征的内分泌紊乱症候群。可表现为月经稀发、量少渐至闭经。陈老认为，该病可对应中医月经后期辨证施治，其病机分为精血不足和邪气阻滞，血海不能按时满溢，遂致月经后期。该患者月经后期，体胖，口干，便秘，舌质暗红，苔薄黄，舌边有瘀点，证属气滞血瘀证，予桃红四物汤加减以理气活血，化瘀调经。桃红四物汤方名首见于《医宗金鉴》，由四物汤加味桃仁、红花而成，功效为养血活血。方中以强劲的破血之品桃仁、红花为主，力主活血化瘀，以甘温之熟地黄、当归滋阴补肝、养血调经，芍药养血和营，以增补血之力，川芎活血行气、调畅气血，以助活血之功。

本案中为防熟地黄滋腻困脾，将原方中熟地黄换为生地黄，在养阴生津的同时，还可清热凉血；瘀血不去，新血难生，故予益母草、泽兰、月季花以活血祛瘀通经；瘀血内阻，不通则痛，加用乳香、没药、姜黄、香附子、延胡索活血行气止痛；血瘀日久成癥，予三棱、莪术、丹参、土鳖虫、苏木破血消癥。患者体胖、便秘，陈老认为净山楂、荷叶、决明子具有降脂轻身、润肠通便之，现代医学研究，对多囊卵巢综合征具有较好疗效，为治疗专药。由于PCOS患者证候复杂，治疗难度较大，还需长期用药随访。

任菲菲整理

崩 漏

张某，女，32岁，职员，成都市人，2019年4月2日初诊。

主诉：月经淋漓不尽3月。

病史：3月前患者无明显诱因出现每月经期月经淋漓不尽，持续十余天，量少，血色暗红，在院外行盆腔及妇科彩超均正常，血生化及激素无异常，经中西医治疗（用药不详）无明显好转，经病友介绍前来陈老处诊治。诊时症见：正值经期，月经淋漓不尽，量少，持续十余天，血色暗红，质黏稠，伴臭味，偶有小腹胀痛不适，平素性情急躁易怒，嗜食辛辣，常觉两胁不舒，腰背酸痛，心烦，口干，小便短赤，大便干，睡眠差，舌质红，舌苔黄，脉滑数。

诊断：崩漏。

辨证：血热证。

治法：清热凉血，止血调经。

方药：芩术四物汤加减。

黄芩15g	白术15g	当归15g	白芍30g
生地黄20g	川芎15g	焦栀子15g	盐黄柏15g
仙鹤草30g	白茅根30g	地榆炭30g	茜草炭30g
柴胡15g	香附子15g	延胡索20g	杜仲15g
补骨脂15g	续断15g	益母草30 g	甘草6g

煎服法：3剂，每剂水煎成汁1 200ml，每次温服200ml，1日3次，2日1剂。

二诊：2019年4月8日，经血明显减少，夹有血块，口干、心烦等症状减轻，继用上方加牡丹皮、赤芍，3剂，煎服法同前。

三诊：2019年4月14日，月经已干净，性情急躁易怒、两胁不舒、心烦等症状均减轻，方用丹栀逍遥散加杜仲、补骨脂、续断、桑寄生、乌药、女贞子、墨旱莲，5剂，煎服法同前。

四诊：2019年5月10日，月经来潮，血色红，无异味及血块，偶有胸胁不舒，继服丹栀逍遥散加杜仲、补骨脂、续断、桑寄生、乌药、女贞子、墨旱莲，3剂，煎服法同前。

五诊：2019年6月10日，月经正常，行经6天干净，偶有腰膝酸软，余无他症，予健脾补肾善后。

【按语】　陈老认为，崩漏病位在冲任胞宫，但与肝、脾、肾密切相关。病因有热（实热、虚热）、瘀（血瘀）、虚（脾虚、肾虚）之分，而血热是其常见病因。正如《伤寒明理论》所谓："冲之得热，血必妄行"。本例月经淋漓十余天不尽，平素多抑郁，肝郁化火，血热内蕴冲任，扰动胞宫，血不循经所致。治疗上本着"急则治其标，缓则治其本"的原则，紧抓住血热这一关键病机，止血是当务之急，予芩术四物汤，方中黄芩苦寒，既清热又止血，白术甘温，培补脾胃，芩术配伍，寒不伤胃，生血有源；生地黄甘寒，滋阴凉血，生白芍苦酸，养血平肝制郁火，地、芍同属血中之血药，共奏滋养阴血，以息虚火之功；川芎行血活血，当归补血活血，引血归经，归、芎同为血中之气药，全方补而不滞；焦栀子、黄柏清热降火止血；仙鹤草、白茅根、地榆炭、茜草炭清热凉血以止血；益母草化瘀止血；柴胡、香附、延胡索理气调冲任；杜仲、补骨脂、续断补肝肾、强腰膝；全方滋阴与清热凉血同用，止血和化瘀并行，从而达补其不足，泻其有余，止血不留瘀，清热不寒滞，补中有行，行中有敛的效果，对血热崩漏患者有较好疗效。后期则注重疏肝，健脾，补肾而固本，体现陈老治病注重分期论治、标本兼治的施治风格。

田冰整理

痛　经

陈某某，女，19岁，学生，成都市人，2020年4月16日初诊。

主诉：初潮起经行腹痛6年，加重半年。

病史：6年前（即患者13岁）自初潮起出现经行小腹及腰骶部酸痛不适，热敷可缓解，经血夹血块，偶有经前乳房胀痛，月经周期基本规律，未服药治疗。近半年来上症加重，遂求治于陈老。诊时症见：小腹痛，双乳轻微胀痛不适，腰酸，怕冷，情绪易烦躁，无口干口苦，纳眠可，二便调，舌质淡红边有淤点，舌下静脉迂曲，苔薄黄脉弦滑。末次月经为 2020 年 3 月 24 日，2020 年 3 月 22 日外院经腹部 B 超提示未见明显异常。

诊断：痛经。

辨证：肾虚血瘀，肝郁气滞。

治法：补肾活血，化瘀止痛，疏肝行气。

方药：青娥丸合桃红四物汤加减。

盐杜仲 20g	补骨脂 20g	桃仁 15g	红花 10g
生地黄 15g	当归 15g	川芎 15g	柴胡 15g
茯苓 15g	炒白术 15g	醋香附 15g	醋延胡索 15g
乌药 15g	续断 15g	藁本 15g	焦栀子 15g
黄芩 15g	甘草 5g		

煎服法：3 剂，每剂水煎成汁 1 200ml，每次温服 200ml，1 日 3 次，2 日 1 剂。嘱经前及经期保暖，避免进食生冷食物。

二诊：2020 年 5 月 14 日，服药后月经于 4 月 30 日来潮，经前有轻微乳房胀痛，经行腹痛较前缓解，轻微腰酸，效不更方，继续 6 剂。

三诊：2020 年 6 月 11 日，服药后月经 5 月 1 日来潮，无明显经前乳房胀痛，经行轻微下腹坠胀及腰酸，均能忍受。继续巩固 3 剂。嘱经前及经期保暖，避免进食生冷食物。

【按语】　痛经为女子经期或行经前后出现的周期性小腹痛，或痛引腰骶，甚至剧痛难忍，并伴有恶心呕吐，头昏晕厥等。原发性痛经常在初潮后发生，与肾气、天癸有关。《傅青主女科》云："妇人有经前腹痛数日，而后经水行者，其经来多是紫黑块……"治疗上予以疏肝补肾为主。陈老认为痛经发病基本病机考虑为肾虚血瘀，肾虚"不荣则痛"，血瘀"不通则痛"，加之患者情志不畅，肝失疏泄，气机不利，不能运血畅行，以致冲脉不利，瘀血滞于胞宫而作痛。治疗上补肾活血，化瘀止痛，疏肝行气。方选青娥丸合桃红四物汤加减，加用香附、延胡索行气止痛，续断、乌药调补冲任，暖肝肾，并佐以栀子、黄芩清利下焦湿热，陈老结合现代医学认为痛经与妇科炎症有关，故酌加清热利湿之品。并嘱经前经期注意保暖，忌食生冷，故能取得良效。

熊婷婷整理

滑　胎

黄某，女，30岁，居民，成都市双流区人，2019年7月21日初诊。

主诉：2年内胎停1次，流产1次。

病史：患者2年来无明显诱因下出现孕5月胎停1次，随后夫妻双方到华西医院等多家医院做妇科检查、B超、阴道镜、胚胎染色体检查，抗胚胎抗体以及精液分析等检查，均未见异常，也未做相关治疗。随后患者半年后再次受孕，但妊娠至15+周时，无明显诱因又出现自然流产。于今日求服中药调理，求治于陈老。诊时症见面色无华，精神不振，大便不成形，每日1~2次，时常有夜尿1~2次。舌质淡红，舌边齿痕明显，苔薄，左、右侧关脉弦，左侧尺脉细弱。

中医诊断：滑胎。

辨证：脾肾两亏，肝郁化火，肝气乘脾。

治法：补脾填精，疏肝解郁，调和肝脾。

选方：泰山磐石散合四逆散加减。

麸炒白术20g	人参10g	黄芪20g	当归10g
白芍10g	熟地黄10g	川芎8g	柴胡10g
枳壳15g	香附10g	郁金10g	黄芩10g
砂仁（后下）8g	阿胶3g	炙甘草5g	

煎服法：7剂，每剂用水煎服，取汁450 ml，每次150ml，1日3次，1日1剂。

二诊：2019年7月28日，患者精神稍好转，大便成形1日1次，夜尿1~2次，但时有腰酸软痛，怕吹空调，今日在原方基础上加龟板胶3g、鹿角胶3g填补真阴真阳，调补冲任气血，再服7剂。

三诊：2019年8月18日，患者诉服药期间遇月经周期而至，月经期自行停药。精神较佳，面色较前红润，饮食尚可，腰酸痛好转，舌质淡红，齿痕变浅，脉左、右侧关脉微弦，左侧尺脉弱。后守方再服用2月，嘱服药期间避孕。

随后2020年遇新冠疫情，患者未再复诊，2020年9月喜得一男婴，因为产褥期感冒复诊，方知年初受孕，整个孕期无不适情况，故未再就诊。

【按语】　滑胎即现代医学所说的习惯性流产，而习惯性流产在学术上称为反复自然流产（简称RSA），指连续两次以上在同一妊娠期内发生胎停育或死胎的现象，属于不孕范畴。滑胎病因有肾气虚、气血虚弱、脾肾两虚、血热扰宫等多端。如宋代的《女科百问》，书中提出补肾安胎为防治滑胎的关键，还提出可预服杜仲丸治疗曾有胎动不安之苦者；明代张景岳在《景岳全书·妇人规》亦云："凡治堕胎者，必当察此养胎之源，而预培其损，保胎之法无出于此"；叶天士《叶氏女科证治·安胎》书中曰："妊娠有三月而堕者，有六七月而堕者，有屡孕屡堕者，由于气血不足，名曰滑胎"。

陈老认为，此病之主要病机是冲任虚损、胎元不固，该病除肾虚，冲任不固外，应该考虑到反复滑胎对患者情志的影响，以及肾虚水不涵木，两者相加往往导致肝失疏泄，疏泄失常，肝郁化火，肝气乘脾，肝脾不和。并且强调受孕前治疗的重要性，认为母壮儿肥，母体肾气强健、情志调和才能孕育健康婴儿。因此在临床中常用泰山磐石散和四逆散加减在孕前治疗此病。方中重用白术益气健脾，为君药；人参、黄芪助白术益气健脾，当归、熟地、芍药、川芎养血和血，调补冲任，共为臣药，君臣相伍，双补气血以调和冲任；佐以龟板胶、鹿角胶、阿胶填补真阴真阳，补肾固冲，柴胡、枳壳、香附、郁金疏肝理气解郁，黄芩清解郁热，砂仁理气醒脾，化浊止泻，以防诸益气补血药滋腻碍胃，炙甘草益气和中，调和诸药，为佐、使药。诸药相伍，气血两补，肝脾肾同调，气血旺盛，冲任安固，犹稳如泰山，坚如磐石，使患者做好了受孕前准备。

刘玲整理

经行情志异常

陶某，女，34 岁，成都市温江区人，2021 年 9 月 9 日初诊。

主诉：经前及经期烦躁不安、闷闷不乐 1 年余。

病史：患者自诉 1 年多来无明显原因出现经前和行经期间烦躁不安，心情闷闷不乐，易激怒，甚至暴怒，善太息，伴有乳房胀痛，两胁不适，彻夜难眠，纳呆，经净后诸症自消，未予重视，未治疗。此次因月经来时与家人发生争吵，上述症状加重，外院服西药（用药不详）欠佳，于今日来我院进行中医治疗。诊时症见烦躁不安，心情抑郁，胸闷不舒，善太息，乳房胀痛，两胁不适，彻夜难眠，纳呆，便溏，经量少，经色紫暗有块，平常白带量中，色白，无异味及阴痒，舌质红，苔白，脉弦细。曾受孕 4 次，两次人工流产，妇科检查：无异常。彩超提示子宫附件无明显异常，左侧乳腺囊性增生。

诊断：经行情志异常。

辨证：肝郁脾虚，气滞血瘀。

治法：舒肝解郁，活血化瘀调经。

方药：逍遥散合四物汤加减。

醋柴胡 15g	当归 15g	白芍 20g	茯苓 15g
炒白术 15g	川芎 15g	香附 15g	延胡索 15g
枳壳 15g	建曲 15g	合欢皮 15g	炒酸枣仁 15g
远志 15g	五味 15g	赤芍 15g	鸡内金 15g
益母草 15g	红花 10g	桃仁 15g	甘草 3g

服法：每剂水煎成汁1 200ml，每次温服200，1日3次，2日1剂。共6剂。

二诊：2021年9月21日，现经净1天，服药后抑郁，烦躁易怒，胸闷不舒等症状明显缓解，但夜晚难以入睡，纳可，大便转干，饮食有所增加，小便如常。舌质红，苔薄白，脉弦，上方炒白术改为生白术，加首乌藤20g、炒山楂15g、陈皮10g，炒酸枣加量为25g，去川芎，继服6剂。

三诊：2021年10月19日，现心情舒畅，饮食可，睡眠好转，晚上可以入睡6个小时，消化功能转好，还是以逍遥散为基础方，加三棱10g、莪术10g活血破瘀，治疗乳腺囊性增生，续服6剂。

【按语】　情志所伤，肝失条达，故心情抑郁，烦躁不安；肝郁使心神失养，神无所主，故失眠；足厥阴肝经布胁肋，肝郁气滞，则胸闷不舒，乳房胀痛；肝气犯胃，脾虚不能运化水谷故不思饮食，便溏，白带多；气滞血瘀则经量少，经色紫暗有块；苔白，脉弦为肝郁之象。方选逍遥散以疏肝健脾，四物汤养血活血调经，加益母草、桃仁、红花以增强四物汤活血化瘀调经；合欢皮、炒酸枣仁、远志、五味养血安神定志。二诊时患者大便正常，故炒白术改为生白术，加首乌藤，酸枣仁加为25g，以增强安神的作用。三诊时患者睡眠明显改善，加三棱、莪术活血破瘀，消乳房包块。

温江陈蓉整理

围绝经期综合征

汪某，女，53岁，农民，成都市简阳人，2020年11月17初诊。

主诉：反复潮热、出汗3年，加重1月。

病史：患者3年前绝经后开始出现反复烘热汗出，潮热面红，手足心热，夜间明显，汗湿衣被，数分钟后自行缓解，时有心悸头昏、失眠多梦，情绪烦躁，检查血压、心电图等，未见明显异常，未予治疗。近1月潮热汗出、心悸症状加重，遂求治于陈老。诊时症见：阵发性烘热汗出，手足心热，夜间明显，烦躁异常，舌红，苔薄黄，脉弦数。

西医诊断：围绝经期综合征。

中医诊断：绝经前后诸证。

辨证：肝肾阴虚，阴虚火旺。

治法：滋肾养肝，清泻虚火。

方药：知柏地黄汤合青蒿鳖甲汤加减。

知母 20g	盐黄柏 15g	生地黄 15g	山药 20g
山茱萸 15g	茯苓 15g	泽泻 15g	牡丹皮 15g
地骨皮 20g	鳖甲 20g 先煎	青蒿 15g	女贞子 20g
墨旱莲 20g	龙骨 30g	牡蛎 30g	盐杜仲 15g
醋柴胡 15g	白芍 30g	枳壳 15g	法半夏 15g
酒丹参 30g	郁金 15g	首乌藤 30g	炙甘草 6g

煎服法：3剂，每剂煎至1 200ml，每次温服200ml，1日3次，2日1剂。

二诊：2020年11月23日，服完3剂，患者诸症明显好转，再求巩固治疗，效不更方，4剂。一月后电话随访，诸症均消失。

【按语】 《素问·上古天真论》云："女子七七，任脉虚，太冲脉衰少，天癸竭。"此本是妇女正常的生理衰退变化。但由于体质因素，加之肾虚天癸竭的过程加剧或加深，或生活、环境、精神因素等原因，难以迅速地适应这一过渡阶段，使阴阳平衡失调而导致本病。因妇女经历经、孕、产、乳，数伤于血，易处于"阴常不足，阳常有余"的状态，经断前后，肾气虚衰，天癸先竭，故临床以肾阴虚居多，阴不维阳，虚阳上越，故头面烘热，汗出，五心烦热。此外，陈老认为肾阴阳失调，常累及心、肝、脾等脏腑。肾阴不足，不能上济心火，则心火偏亢，热扰心神，故见心悸、失眠多梦；乙癸同源，肾阴不足以涵养肝木，导致肝肾阴虚，肝失柔养，肝阳上亢，故见头昏、脉弦数。方选知柏地黄汤加青蒿鳖甲汤合二至丸滋肾养肝，清泄虚热；四逆散柔肝疏肝，调畅气机；酒丹参、郁金活血凉血，清心解郁；龙骨、牡蛎平肝潜阳，镇惊安神；首乌藤养血安神。法半夏燥湿和胃，有安眠功效。诸药合用，标本皆治，故取效甚捷。

李兰整理

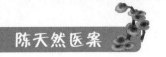

产后恶露不绝

黄某，女，36 岁，教师，成都市双流区人，2018 年 9 月 3 日初诊。

主诉：产后恶露不尽 40 天。

现病史：患者 40 余天前因宫内感染终止妊娠，行刮宫术，时胎儿 5 月，术后予抗生素、益母草颗粒口服，患者恶露不尽，量少，为褐色，无血块，伴小腹部隐痛，曾就诊于某妇幼保健院，行妇科彩超检查，提示宫内有血块，建议刮宫治疗，为求中医治疗，遂求治于陈老。诊时症见：恶露不尽，量少，为褐色，无血块，伴小腹部隐痛，舌质淡红，苔薄白，脉弦细。既往有流产史，G3P1，既往月经、白带正常。

诊断：产后恶露不绝。

辨证：气滞血瘀，冲任受损。

治则：活血化瘀，调理冲任。

方药：芩术四物汤加味。

黄芩 15g	炒白术 15g	赤芍 15g	川芎 15g
白芍 30g	生地黄 20g	当归 15g	丹参 30g
香附 15g	延胡索 20g	桃仁 15g	红花 15g
续断 15g	乌药 15g	杜仲 15g	补骨脂 15g
炒栀子 15g	黄柏 15g	红藤 30g	败酱草 30g
月季花 10g	益母草 30g	海螵蛸 15	甘草 6g

煎服法：3 剂，每剂水煎成汁 1 200ml，每次温服 200ml，1 日 3 次，2 日 1 剂。

二诊：2018 年 9 月 9 日，出血停止，有少许分泌物，偏黄，总体较清亮，有黏性，舌质淡红，苔薄白，脉弦细，有效，继续用前法，前方去红藤、败酱草、赤芍，月季花加至 15g，加小蓟 20g，仙鹤草、侧柏叶、白茅根各 30g，3 剂，煎服方法同前。

三诊：2018 年 9 月 15 日，患者就诊前一天阴道出血，量多，色鲜红，第二天减少，余无不适，患者较紧张，告知患者行妇科彩超检查，结果提示宫腔内未见异常，左侧附件囊性占位，考虑月经来潮，调方，予丹栀逍遥散去薄荷、生姜，加赤芍、杜仲、补骨脂、续断、乌药、月季花、益母草、藁本、黄柏、黄芩，3剂巩固疗效，煎服法同前。后随访无特殊不适。

【按语】　产后恶露一般在2~4周排尽，手术刮宫易导致宫腔受损，局部出现炎症反应，或因组织残留，引起恶露不尽，容易导致宫腔感染，再次刮宫会加重损伤，给术后康复带来影响，甚至引起不孕。西医在治疗方面方法较少，中医通过辨证论治，效果较好。《医宗金鉴》认为本病病因为冲任受损或瘀血停腹中，分别施予十全大补汤和佛手散。陈老在临床中采取辨病与辨证相结合、中西医结合的方法，注重抓主症，如腰酸、小腹痛、恶露颜色、成分、有无血块、有无臭味、时间、患者年龄等。早期一般辨证为气滞血瘀、冲任受损，给予芩术四物汤加味。中西医结合是陈老施治的又一特色，陈老认为刮宫损伤可引起炎症反应，故加黄柏、栀子、红藤、败酱草，现代药理研究认为这几味药具有杀菌消炎作用；月季花、益母草调经；海螵蛸促进创面修复；藁本入肝经，配合香附、延胡索以活血行气止痛。一诊时考虑瘀血不去、新血不生，所以不予止血，而血自止；二诊时给予止血补虚，减少清热解毒力度；三诊时患者恶露排尽，给予丹栀逍遥散加味调经、调冲任而善后。

张利整理

乳　痈

刘某，女，24岁，职员，成都市双流区人，2019年7月22日初诊。

主诉：右侧乳房肿痛3天，发热2天。

病史：3天前患者因为天气炎热，加之进食猪蹄汤后出现右侧乳房肿痛，第二天乳房肿痛处出现硬块并伴随发热，最高温度39.5℃，遂到双流区人民医院输液治疗，输液后乳房肿痛及发热均无缓解，患者正值哺乳期，担心婴儿健康，遂求治于陈老处中医治疗。诊时症见精神不佳，体温38.7℃，右侧乳房3~4点钟位置有一8cm×7cm左右包块，皮肤红肿，质地硬，边界清楚，伴有口干，大便3天未解。舌质红，苔薄黄腻，脉数有力。常规提示：白细胞23.32cm×10^9/L，CRP：89.56mg/L。

诊断：乳痈。

辨证：热毒壅聚，瘀痰互结，气滞不通。

治法：清热解毒，消肿通乳，活血止痛。

选方：仙方活命饮加减。

金银花 15g	白芷 10g	皂角刺 15g	防风 10g
浙贝母 10g	当归 10g	赤芍 10g	王不留行 15g
乳香 8g	没药 8g	石膏 30g	知母 10g
栀子 10g	冬瓜仁 20g	甘草 5g	

一剂，用水煎服，取汁 900ml，每次 150ml，1 日 3 次，2 日 1 剂。

针刺选穴：膻中、乳根、太冲、内庭、足临泣、曲池，留针 30 分钟，一日一次。由于患者目前复发发热，遂加用至阳、大椎放血 3~5 滴。并且嘱患者清淡饮食，暂不进汤、肉，定时排空乳汁。

二诊：2019 年 7 月 23 日，患者第二日复诊体温已经正常，乳房肿痛已经缓解一半，包块硬度有所变软，大便已解，遂减石膏、知母，以及大椎、至阳放血疗法，其余治疗同前。

三诊：2019 年 7 月 24 日，患者乳房疼痛已经消失，但乳房仍有硬结未解，减针刺治疗，中药效不更方，连服 3 剂。

四诊：2019 年 7 月 29 日，患者复诊，乳房结块已经消失，停药观察。

【按语】 乳痈是乳房红肿疼痛，乳汁排出不畅，以致结脓成痈的急性化脓性病证。属于现代医学急性化脓性乳腺炎范畴。自古乳痈多予"瓜蒌牛蒡汤"治疗。但陈老多选用"仙方活命饮"治疗，他认为此方力量更雄，为疮证散肿之第一方，除热毒在朝夕之间，又能疏风、活血、软坚、散结，功能清热解毒，消肿溃坚，活血止痛，更符合乳痈肿初起热淤壅乳特点。唐宗海《血证论》认为："此方纯用行血之药，加防风、白芷，使达于肤表；加山甲、皂刺，使透乎经脉。然血无气不行，故以陈皮、贝母散利其气，血因火而结，故以银花、花粉清解其火……其真方也。再视疮之阴阳，加寒热之品，无不应手取效。"《校注妇人良方》也认为，此方是"治一切疮疡，未成者即散，已成者即溃，又止痛消毒之良剂也。"以上观点均与陈老观点不谋而合。所以在学习陈老临床经验后再配合针刺放血等治疗，加强疏经通络，行气止痛、清热泻火的功效。所以仙方活命饮加减配合针刺放血对于热毒壅聚、瘀痰互结、气滞不通所致乳痈有良好效果。

刘玲整理

溢　乳

梁某，女，41岁，居民，成都市双流区人，2020年9月29日初诊。

主诉：双侧乳房反复泌乳3年。

病史：3年前患者无明显诱因出现双侧乳房乳汁泌出，量5~10ml，色白，无脓血，乳房无包块及肿痛，平时月经规律，乳汁分泌与月经周期无相关性。曾先后到华西医院等多家医院就诊，行泌乳素、女性激素、头颅MRI、钼靶等检查均未见异常，中西药治疗均疗效欠佳，遂就诊于陈老。诊时症见：双侧乳房乳汁泌出，双侧乳房无红肿，无橘皮样改变，质地软，无按痛，未扪及包块，精神尚佳，大小正常，舌质红，苔薄，脉弦。

诊断：溢乳症。

辨证：肝郁化火。

治法：疏肝解郁、清热泻火。

方药：四逆散合泻心汤加减。

柴胡20g	枳壳15g	白芍30g	黄连15g
黄芩10g	焦栀子10g	香附15g	五味子15g
海螵蛸20g	玄参20g	北沙参20g	当归10g
枸杞子15g	甘草5g		

煎服法：2剂，每剂煎取900ml，每次150ml，1日3次，2日1剂。

二诊：2020年10月7日，患者面带喜色，诉左侧乳房泌乳量明显减轻，右侧还能挤出少量，效不更方，4剂。后随访得知，服完4剂后症状完全消失，未再复发。

【按语】　停止哺乳半年以上仍可从乳头挤出乳汁，甚至乳房未受任何刺激有较多乳汁溢出，西医学称之为溢乳症。该患者仅有溢乳，而无闭经、血清泌乳素升高等情况，西医无有效治疗方法。溢乳症属于中医学"乳汁自出""乳泣"的范畴。《景岳全书·妇人规》云："产后乳自出，乃阳明胃气之不固，当分有火无火而治之"；《医宗金鉴·妇人心法要诀》云："产后乳汁爆涌不止者，乃气血大虚"；明代《校注妇人良方》补充了"肝经血热""肝经怒火"可引起乳汁自溢。陈老认为，肝为木，木为五行之始，肝为五脏之始，肝藏血，主疏泄，性喜条达，郁怒伤肝，肝火亢盛，疏泄太过，迫乳外溢。本例患者舌质红，脉弦，实为肝郁化火之象，治宜疏肝解郁、清热泻火。方中柴胡疏解肝郁，升清阳以外透郁热，为君药；芍药养血敛阴，与柴胡相配，一升一敛，使郁热透解而不伤阴，黄连、黄芩之苦寒泻火，改泻心汤中大黄为栀子以助泻火之功，又不使其太过峻猛，同为臣药；肝脏体阴而用阳，其性喜条达而恶抑郁，肝失所养，疏泄失常，宜滋养肝肾阴血，疏达肝气；北沙参、麦冬、当归、枸杞子益阴养血柔肝，育阴而涵阳，补水降火；枳壳、香附行气散结，疏肝解郁；五味子、海螵蛸收敛止乳，同为佐药，甘草缓急调中，调和诸药。由于辨证精准，多年顽疾短时治愈。

刘玲整理

乳癖1

窦某，女，34岁，职员，成都市高新区人，2020年1月2日初诊。

主诉：周期性双乳疼痛3月余。

病史：3个多月前患者因情绪波动较大后出现经前双乳胀痛，伴胸胁不适，无胸闷胸痛，此后每于经前发作，自行在院外口服中成药（具体不详）后无改善，遂求治于陈老。诊时症见：双乳胀痛，月经前加重，经净后疼痛缓解，胸胁胀满不适，口干口苦，情绪急躁，失眠，多梦，大便不成形，日1~2次，小便调，舌质红，苔薄黄，脉弦滑。末次月经为2019年12月25日。查体示双乳对称，乳头无凹陷，双乳外上象限可扪及散在硬结，触痛。辅助检查：本院乳腺彩超提示双乳增生样改变，BI-RADS分类为2类。

诊断：乳癖。

辨证：肝郁气滞，肝胆湿热。

治法：疏肝解郁，理气止痛，清热利湿。

方药：柴胡疏肝散加减。

北柴胡15g	醋香附15g	陈皮15g	麸炒枳壳15g
麸炒白术15g	酒白芍50g	醋延胡索30g	郁金15g
麸炒青皮15g	茯苓15g	姜厚朴15g	山药20g
川木香15g	焦栀子15g	藿香15g	薏苡仁30g
盐杜仲20g	盐补骨脂20g	乌药15g	甘草6g

煎服法：6剂，每剂水煎取汁1 200ml，每次200ml，1日3次，2日1剂。

二诊：2020年3月26日，患者未及时复诊，自行院外前方继服6剂。服药后于1月30日、3月2日月经来潮，诉经前乳房疼痛较前缓解，情绪平稳，大便溏，每日3~4次，便前轻微腹痛，舌红苔薄黄腻，脉弦滑，考虑兼有肠道湿热，前方基础上去青皮、郁金、栀子，加白头翁20g、黄芩15g、黄连10g清利肠道湿热，6剂，嘱畅情志，清淡饮食。

三诊：2020年4月2日，患者诉无明显双乳疼痛，大便调，情绪可，睡眠可。嘱畅情志，清淡饮食，后期予以加味逍遥胶囊善后。

【按语】　乳癖是乳腺组织的非炎症、非肿瘤的良性增生性疾病，相当于西医的乳腺增生症。乳房疼痛多以胀痛为主，常在月经前加剧，经后疼痛减轻，或疼痛随情绪波动而变化，常伴有月经失调，心烦易怒等症状。临床常见证型为肝郁痰凝或冲任失调。陈老认为本例患者因情志不遂，郁怒伤肝，肝郁气滞，气血凝结乳络，经脉阻塞而致乳房疼痛、结块；肝郁化火，则情绪急躁，失眠，多梦；大便不成形、口干口苦，舌质红，苔薄黄，脉弦滑均是肝胆湿热之征。治疗上选用柴胡疏肝散加减疏肝解郁，理气止痛，清热利湿。二诊患者便次多，便前轻微腹痛，舌红苔薄黄腻，脉弦滑，考虑兼有肠道湿热，故加强清利肠道之力，加用白头翁汤，后期予疏肝解郁之加味逍遥胶囊善后。经治疗，患者肝气条达，血脉通畅，湿热除，故痛止而诸症皆除。

熊婷婷整理

乳癖2

杨某，女，32岁，职员，成都市温江区人，2021年4月7日初诊。

主诉：乳房胀痛2年余，加重1周。

病史：患者2年多前无明显诱因出现乳房胀痛，月经期间胀痛较为明显，月经量少，因工作忙碌未予特殊重视，自行服用逍遥丸等中成药物治疗，症状未见明显缓解。1周前患者因工作繁忙，感乳房胀痛症状加重，遂到当地医院门诊检查，门诊行彩超检查提示"乳腺纤维增生"，为求中医调理诊治，遂就诊于陈老。诊时症见：精神差，月经前期乳房胀痛明显，情绪不稳定，易怒，感腰酸胀，口苦，口臭，纳可，眠可，小便调，大便2~3次/天，舌红，苔黄，脉弦涩。

诊断：乳癖。

辨证：肝郁血滞，肾虚夹热毒证。

治法：清热解毒，疏肝散结，调理冲任。

方药：仙方活命饮加减。

金银花10g	连翘10g	皂角刺10g	醋乳香10g
醋没药10g	防风10g	白芷10g	柴胡10g
香醋附10g	醋延胡索15g	黄芩10g	焦栀子10g
盐杜仲10g	盐补骨脂10g	续断10g	乌药10g
藁本10g	益母草15g	黄柏10g	甘草5g

煎服法：6剂，每剂水煎成汁600ml，分3次服用，每次200ml，1日1剂。

二诊：2021年04月21日复诊，患者乳房胀痛不明显，现正值月经期，月经量较上次月经量增多，腰部酸胀感不明显，情绪较前稳定，自觉效果明显甚感开心，多次谢过陈老，希望再继续调整，现精神可，纳可，眠可，小便调，大便每日1次，偏稀。遂由上方加减如下：

金银花10g	连翘10g	皂角刺10g	醋乳香10g
醋没药10g	防风10g	白芷10g	柴胡10g
香醋附10g	醋延胡索15g	黄芩10g	焦栀子10g
藿香10g	薏苡仁15g	盐杜仲10g	盐补骨脂10g
续断10g	藁本10g	益母草15g	甘草5g

6剂，服法同前。后随访，诸症缓解。

【按语】 "乳癖"一词首见于汉代华佗《中藏经》，因其"内结隐僻，外不可见"故名为"癖"，是以乳房肿块疼痛，大小不等，形态不一，边界不清，质地不硬，活动度好为特点，常与月经周期息息相关。历代医家从不同病因解读乳癖，清代高秉钧在《疡科心得集·辨乳癖乳痰乳岩论》中提出："良由肝气不舒郁积而成"；清代顾世澄《疡医大全》引陈实功言："多由思虑伤脾，怒恼伤肝，郁结而成也"；宋代赵佶敕撰《圣济总录》："妇人以冲任为本，若失于调理，冲任不和阳明经热，或为风邪所客，则气壅不散，结聚乳间，或鞕或肿，疼痛有核"；清代高秉钧《疡科心得集》："夫乳属阳明，乳中有核，何以不责阳明而责肝，已阳明胃土最畏肝木，肝气有所不舒，胃见木之郁，唯恐来克，伏而不扬，气不敢舒，而肿硬之形成"。

陈老认为乳癖的病因病机及治疗原则应遵从"四论三法"原则，四论为：肝郁气滞论、瘀血痰凝论、阳明热盛论、冲任失调论。三法包括：清热解毒法、疏肝解郁法、调理冲任法。肝主疏泄，喜条达而恶抑郁，肝经气郁，气血周流失度，气血凝滞亦结聚成块；而肝郁则脾虚，肝脾不调，脾失健运，气滞血阻，痰瘀互结，阻于乳络。乳房本属胃，足阳明胃经循行之处，阳明经为多气多血之经，妇人多气郁化火，阳明热毒可致气血搏结不畅，会停滞乳房。而肝失条达，脾失运化，阳明热毒均会影响肾精，肾精亏损，冲任失调，冲任起于胞宫，上连凝集于乳房，发为乳癖。陈老认为，乳癖的发生绝非一脏致病，更非一方所用，需标本兼顾，虚实同治，陈老认为此病更为看重辨明标本轻重，虚实缓急，病因侧重，在用药剂量上需酌情加减，在加减药物选择上需慎重考虑。陈老强调乳癖的药物使用离不开疮科用药，而疮疡之圣药，外科之首方当属"仙方活命饮"。仙方活命饮出自明代薛立斋《校注妇人良方》，此方主治"疮疡肿毒初起，红肿热痛，身热恶寒，舌苔薄白、或微黄，脉数有力，其证属阳者。"认为疮疡肿毒，多由热毒壅结、气血瘀阻所致。热毒壅结则红肿，气血瘀阻不通则疼痛。陈老将此功效应用于治疗乳癖的阳明热毒，瘀血痰凝治其标，加用疏肝解郁调和冲任配伍方剂治其本。

本方由三部分组成，分别体现三法的应用原则，方中首要部分为仙方活命饮加减，即清热解毒法。方中金银花、连翘性味甘寒，清热解毒疗疮，乳香、没药行气活血通络，消肿止痛，白芷，防风通治散结，热毒外透，皂角刺通行经络透脓溃坚。此患者病因多为肝郁血滞，肾虚夹热毒，而痰凝不明显，因此原方去除浙贝母，天花粉，又因此患者更偏重肝郁，气行则血行，减少当归、赤芍、穿山甲等活血药物。方中重要部分为柴胡疏肝散加减，即疏肝解郁法。方中柴胡疏肝解郁，香附理气疏肝止痛，延胡索活血行气止痛，这里陈老善用延胡索而非川芎，意在延胡索能专治一身上下诸痛之效，而川芎上行头目，善治头痛，此为陈老用药精炼之处。黄芩栀子配伍，善宣心肺胸膈郁热，清心肝血分之毒，引药入经，清疏同治。方中本质部分为调理冲任法，方中盐杜仲、盐补骨脂、续断、乌药、藁本常为陈老用于调理冲任的配伍药，补肝肾，强筋骨，温肾散寒行气止痛，加上益母草、黄柏，补而不腻，清而不峻，亦可调节月经。患者服用后感效果甚佳，二诊时稍做加减，于上方兼顾脾胃，藿香、薏苡仁健脾化湿加以调整。患者热则解，气得通，血则行，肝得疏，冲任得调，神清气爽，连赞不绝。

陈老认为，学会方剂加减变化十分重要，理解方义本身，根据患者病情具体情况，选方、择药、定剂量乃是医者学习中医路上最深的学问。

郁馨维整理

男科病

早泄病

王某，男，30岁，居民，成都市青白江区人，2021年4月10日初诊。

主诉：早泄伴盗汗1年。

病史：1年前患者开始无明显诱因出现早泄症状，举而不久，间断有勃起疲软，每次性生活时间小于2分钟，晨勃次数较往日明显减少，腰膝酸软，会阴部有坠胀感，时有乏力感，发质干枯，夜间盗汗明显，夜醒背湿，大便干结，时有口苦咽干，间断院外服中西药（用药不详）效果欠佳，于今日求治于陈老。诊时症见早泄，间断有勃起疲软，每次性生活时间小于2分钟，晨勃次数较往日明显减少，腰膝酸软乏力，会阴部有坠胀感，发质干枯，盗汗，夜醒背湿，大便干结，口苦咽干，无精血、射精痛，无尿频、尿痛，无四肢不温，舌红苔黄腻，脉滑数。因工作原因长期熬夜，睡眠差，既往有过度手淫史，长期少量烟酒史，好食辛辣刺激食物。

诊断：早泄病。

辨证：肾阴亏损，湿热内蕴。

治法：滋养肾阴，清热利湿。

方药：杞菊地黄丸加味。

枸杞25g	菊花15g	熟地黄30g	白芍20g
淮山药25g	山茱萸20g	泽泻15g	茯苓20g
牡丹皮15g	金樱子15g	海螵蛸15g	黄连15g
焦栀子15g	知母20g	门冬15g	南沙参20g
甘草6g			

煎服法：7剂，每剂水煎取汁900ml，每次150ml，1日3次，2日1剂，禁忌辛辣刺激食物，每日中午需午休补充睡眠，勿手淫，同房1周少于2次。

二诊：2021年4月28日，患者勃起疲软较前改善，晨勃数次增加，自觉性生活时间有所延长，但仍不满意，盗汗症状明显改善，口苦咽干及大便干结症状较前明显好转，失眠多梦，出现白天感自汗、气短、乏力、恶风，原方去黄连、白芍、门冬，加黄芪、防风、白术、麦冬入方，7剂，用法同前。

三诊：2021年5月15日，勃起满意，早泄症状改善，每次同房时间大于5分钟，常能超过10分钟，自诉射精后有阴囊坠胀感，精液稀薄量少，晨勃次数明显增加，睡眠较前改善，潮热自汗症状消失，乏力症状改善。前方去麦冬、防风，加杜仲、黄精、锁阳、肉苁蓉入方，7剂，用法同前；嘱适当减少同房频率。

四诊：2021年5月30日，勃起满意，早泄症状明显改善，睡眠可，精液量较前增加，少有阴囊坠胀感，较前症状明显改善，方药同前，7剂后电话随诊，症状基本消失，嘱上药再巩固疗程3剂。

【按语】　早泄与多脏虚损相关（心、脾、肾），尤多系肾虚导致，肾为先天之本，人体生命活动及生理运动之原动力，肾虚则五脏六腑皆虚，五脏六腑虚弱又可致肾更虚。肾内藏元阴元阳，为水火之脏，主藏精，主骨生髓，古人称肾为先天之本，为生命之根。如果劳倦淫欲过度，久病伤精，则会出现肾虚表现。一般出现滑精早泄，阳痿不举，腰脊酸软，听力减退，小便频数，或尿后余沥，或四肢不温，或动则气喘、头昏耳鸣、少寐健忘、遗精，舌质红少苔等症状。

本例患者为中年发病，四诊合参，当属于中医学"早泄病"范畴，患者久食辛辣，湿热内蕴，虚火内生，热盛伤阴，精血耗损，肾阴亏虚，子器失荣养，阴器失充盈，而发举而不坚，坚而不久。结合舌、脉象，当为肾阴亏损，湿热内蕴，治法当滋阴养肾，清热利湿。方选杞菊地黄丸加味，方中重用熟地黄滋阴补肾，填精益髓，为君药；山茱萸滋养肝肾，秘涩精气，山药健脾补虚，涩精固肾，补后天以充先天，共为臣药；泽泻淡渗泄浊，并防熟地黄之滋腻恋邪，牡丹皮清泻相火，并制山茱萸之温涩，茯苓渗湿健脾，既助泽泻以泻肾浊，又助山药之健运以充养后天，枸杞子平补肝肾，菊花清肝泻火，均为佐药。首诊时加用白芍养血敛阴止汗，金樱子、海螵蛸固摄敛精止泻，黄连、焦栀子、知母、门冬、沙参清热滋阴润燥、生津止渴。二诊出现自汗、气短、乏力、恶风，失眠症状明显，系虚热久伤，气阴两虚，肺气亏耗，卫气不固，营卫不和，加用玉屏散补肺益气，麦冬滋阴生津养血。三诊出现精液稀薄量少，考虑为肾阴损耗，化生无源，加用杜仲、黄精、锁阳、肉苁蓉补肾益气填精，阴阳互补、互根、互用，阴得生而阳得安，阴阳平衡，元阳得生，固泄得司。

邓宗志整理

阳痿 1

邓某，男，33岁，公司职员，成都市青白江区人，2021年6月6日初诊。

主诉：勃起障碍伴头晕多梦2月。

病史：患者2月前同房时开始出现勃起障碍，举而不坚，每次同房不能顺利插入，早泄，精液量减少、无异味、性状正常，晨勃次数较往日明显减少，头晕耳鸣，胆怯多疑，失眠多梦，心悸易惊，腰酸，尿频，大便正常，时有乏力感，精神不振，语声低微，无遗精、精血、射精痛，经院外服中西药治疗欠佳，于今日求治于陈老。诊时症见：精神恍惚，面色无华，言语清晰，语声低微，倦怠乏力，勃起障碍，举而不坚，早泄，头晕耳鸣，胆怯多疑，失眠多梦，心悸易惊，腰酸，尿频，大便正常，舌质淡，苔薄白，脉弦细。查体：外阴及会阴部查体未见明显异常，包皮长度适中，尿道口无异常分泌物；阴囊形态大小正常，无触、压痛，未及精索静脉曲张，透光试验（-）；直肠指检前列腺大小形态正常，无触、压痛。辅助检查：精液常规及前列腺液分析均正常。否认慢性病病史，否认烟酒史。

诊断：阳痿。

辨证：气血亏虚，肾阳不足。

治法：补气养血，益肾助阳。

方药：大补元煎合右归丸加减。

人参15g	升麻10g	鹿角胶10g	山药15g
熟地15g	杜仲15g	当归15g	山萸肉15g
枸杞15g	五味子20g	覆盆子15g	菟丝子15g
车前子10g			

煎服法：7剂，每剂水煎取汁900ml，每次150ml，1日3次，餐后温服，2

日 1 剂，嘱：禁忌辛辣刺激食物，每日中午需午休补充睡眠，勿手淫，同房 1 周少于 2 次。

二诊：2021 年 6 月 14 日，尿频腰酸症状缓解，晨勃次数增加，头晕、失眠、多梦有改善，近日感四肢欠温。舌质淡，苔薄白，脉沉细。上方去覆盆子、车前子，加附子、肉桂、黄芪，7 剂，用法同前。

三诊：2021 年 06 月 21 日，精神较佳，四肢温暖，无倦怠乏力，头晕、失眠、多梦较前明显好转，勃起满意，早泄症状改善，每次同房时间大于 10 分钟，自诉射精后有阴囊坠胀感，精液稀薄、量少，二诊方去附子、肉桂，加黄精、锁阳、金樱子、海螵蛸，7 剂，用法同前。嘱适当减少同房频率。

后电话随诊，举而不坚症状消失，性生活较为满意，精液量较前增加，嘱上药再巩固疗程 3 剂。

【按语】 阳痿与心、脾、肾有关，尤其与肾关系密切。肾为先天之本，人体生命活动及生理运动之原动力，肾虚则五脏六腑皆虚，五脏六腑虚弱又可致肾之更虚，肾内藏元阴元阳，为水火之脏，主藏精，主骨生髓，古人称肾为先天之本，为生命之根。如果劳倦淫欲过度，久病伤精，则会出现肾虚表现。一般出现阳痿不举、滑精早泄、腰脊酸软，听力减退，小便频数早而清、或尿后余沥，或四肢不温，或动则气喘、头昏耳鸣、少寐健忘、遗精，舌质红少苔等症状。

本例患者表现为阳痿不振，举而不坚，精神恍惚，面色无华，头晕耳鸣，胆怯多疑，失眠多梦，心悸易惊，腰酸尿频，舌质淡，苔薄白或薄腻，脉弦细等，属恐惧伤肾，气血亏虚型阳痿早泄，治疗应该选择固本培元、补气养血、益肾助阳之法方选大补元煎加减。方中人参大补元气，熟地黄、当归滋阴补血，人参与熟地相配，即是景岳之两仪膏，善治精气大耗之证；枸杞、萸肉补肝肾，杜仲温肾阳，甘草助补益而和诸药；加用枸杞子、五味子、覆盆子、菟丝子、车前子补肾填精，温肾助阳。二诊时患者出现四肢不温，故加附片、肉桂温阳补肾，加黄芪助人参大补元气。诸药配合，功能大补真元，益气养血。

邓宗志整理

阳痿 2

杜某，男，39 岁，农民，剑阁县人，2017 年 2 月 25 日初诊。

主诉：阳事不举 1 年。

病史：1 年前患者发现妻子有外遇后，逐渐出现阳事不举，或者举而不坚，胸闷，喜叹气，纳少不香，失眠多梦，当地乡医院诊断为阳痿（肾虚），服中药 10 余剂欠佳，后自己买了各种补肾壮阳药服用近 1 年无效，于今日求治于陈老。

诊时症见：身体强壮，阳事不起，心情抑郁，脘闷不适，心悸不宁，失眠纳差，手足厥冷，无腰膝酸软、头晕耳鸣、夜尿清长等症状。舌质淡，苔薄白，脉弦细。

诊断：阳痿。

辨证：肝郁气滞，阳气受阻。

治法：疏肝解郁，通阳解凝。

方药：四逆散加味。

柴胡 15g	枳实 15g	白芍 15g	青皮 15g
香附 15g	郁金 15g	合欢皮 15g	酸枣仁 20g
夜交藤 30g	神曲 15g	甘草 6g	

煎服法：5 剂，每剂水煎成汁 1 200ml，每次 200ml，1 日 3 次，2 日 1 剂。

二诊：2017 年 3 月 5 日，服上方 7 剂后，饮食增加，精神较好，欲念时起，心悸失眠等症见明显好转。嘱暂避房事，原方 4 剂继服。

三诊：2017 年 3 月 13 日，患者精神振作，面唇红润，四肢温暖，阴茎勃起有力，心悸失眠缓解。为了巩固疗效，予逍遥丸善后。

【按语】　陈老认为，自唐代以后历代医家认为疲劳过度、房事太过是阳痿发病的主要病因。但在现代社会，由于生活水平明显提高，医学技术逐渐进步，身体素质不断增强，以及婚姻制度的改革，房劳损伤所致阳痿者已显著减少。相反，由于生活节奏快，社会竞争激烈，工作压力大，致使精神紧张，情志内伤，肝气郁结引起阳痿日渐增多，即所谓"因郁致痿"，此患者为肝胆抑郁不伸，而阳气受阻，气郁应疏达，而反用补肾壮阳，则实其实，郁其郁，故病久而不愈。患者非因纵欲，便为情志之障，肝主筋，其经循阴器，肾藏志，为"作强之官，技巧出焉"，肝、肾一体同源，肝胆气郁，疏泄不利，阳气受阻使之阳痿不举，本案选择四逆散加味，疏通气机，开泄阳郁，而阳痿可愈矣。

徐兴培整理

阳痿3

杜某，男，37岁，工人，成都市双流区人，2016年10月11日初诊。

主诉：阳事不举3年。

病史：患者3年前因情绪抑郁后逐渐出现阳事不举，伴胸胁胀满，口苦，心烦，手足厥冷，脱发，皮肤油腻，会阴潮湿，无腰膝酸软，无耳鸣，无牙齿松脱，无神疲乏力，无面色萎黄，无倦怠乏力，自认为是肾虚，遍服各种补肾壮阳药久治无效，经人介绍到陈老处就诊。诊时症见：阳事不举，身体强健，两目有神，胸胁胀满，口苦，心烦，手足厥冷，脱发，皮肤油腻，会阴潮湿，小便黄，尿不尽，大便时干结，睡眠差，脉弦数有力，舌红苔黄腻。

诊断：阳痿。

辨证：肝郁气滞，湿热内蕴，阳气受阻。

治法：疏肝解郁，清热利湿，通阳解凝。

方药：柴胡疏肝散合四妙散加味。

柴胡15g	枳壳15g	白芍30g	香附15g
川芎15g	苍术15g	黄柏15g	薏苡仁50g
车前仁30g	牛膝15g	金钱草30g	延胡索20g
郁金15g	党参20g	黄芪30g	甘草6g

煎服法：5剂，每剂水煎取汁900ml，每次150ml，1日3次，2日1剂。

二诊：2016年10月20日，患者诉尿频、尿不尽、胸胁胀满症状明显好转，其余症状如前，脉弦数，舌红苔黄微腻。在上方基础上加入焦栀子15g、黄芩15g加强清热祛湿之效，3剂。

三诊：2016年10月27日，患者诉阳事能举，但持续时间短暂，无尿频尿不尽，无口苦，无胸胁胀满，情绪转佳，皮肤油腻好转，大便通畅，脉弦，舌红苔微腻。效不更方，再进 3 剂。

四诊：2016 年 11 月 3 日，患者诉阳痿症状明显好转，时间也延长，心情好转，脱发好转，睡眠好转，手足转温，余无特殊，脉弦，苔微腻，上方基础上去焦栀子 15g、黄芩 15g、金钱草 30g，再进 10 剂以固疗效。

半年后随访，患者已愈。

【按语】　本例患者有两个方面的临床表现：胸胁胀满，手足厥冷，为肝气郁结所致，阳气不布；口苦，心烦，脱发，皮肤油腻，会阴潮湿，小便黄，尿不尽，大便时干结，舌红苔黄腻，脉弦数有力，为肝经湿热所致。《景岳全书·阳痿》云："凡思虑焦劳，忧郁太过者，多致阳痿。"情志不遂，思欲过度，忧思郁怒，则肝失疏泄，气机不畅，宗筋所聚无能；湿热外侵，蕴结肝经，下注宗筋。《景岳全书·阳痿》又云："湿热炽盛，以至宗筋弛纵。"肝主筋，其经循阴器，经络阻遏，发为阳痿。此患者为肝胆抑郁不伸而阳气受阻，气郁应疏达，而反用补阳壮火则实其实，郁其郁，故病久而不愈，故用柴胡疏肝散疏肝解郁，四妙散清热利湿，肝木疏达，湿热清除，阴器自起。

庄景专整理

皮肤科

带状疱疹 1

李某，男，48 岁，农民，广元市朝天区人，近年在天津务工，2018 年 7 月 14 日初诊。

主诉：头面部带状疱疹 10 余天。

病史：患者于 10 余天前受凉后自觉头痛不适，随后发现头面部出现红色斑丘疹、水疱，累及口腔、鼻腔，因口腔疼痛，不能进食，剧烈疼痛伴呕吐，遂前往天津市某医院诊断为"带状疱疹"，并住院予以抗病毒、抗感染、激素、维生素营养周围神经等治疗。患者头面部疱疹逐渐消退，但头痛症状日益加剧，痛苦难耐，医院使用"曲马多、去痛片"等止痛药止痛效果差，服中药（具体药方不详）数剂仍不见效，决定回川疗养，但因疼痛确实较甚，恐路途中出现变故，故而却步，其女求治于陈老，予电话远程视频就诊。诊时症见：头痛难忍，夜不能寐，间断呕吐，右侧颌面部肿胀，头面部疱疹基本结痂，口腔、鼻腔疼痛，仍有少量溃疡面，只能进少量流质饮食，大小便基本正常，舌红，苔厚腻。

诊断：带状疱疹。

辨证：气滞血瘀，湿毒瘀堵。

治法：通络止痛，除湿解毒。

方药：活络效灵丹加味。

当归 15g	丹参 15g	乳香 15g	没药 15g
菊花 20g	钩藤 30g	僵蚕 15g	蔓荆子 15g
藁本 15g	防风 15g	羌活 15g	川芎 15g
白芷 20g	藿香 15g	薏苡仁 50g	野菊花 20g
金银花 15g	连翘 15g	甘草 6g	

煎服法：2 剂，水煎服，少量，频服，2 日 1 剂。

二诊：患者服完两剂药后头痛大减，遂于 2018 年 7 月 20 日从天津回四川继续调治。复诊时自述头痛大减，夜寐可，进食可，无呕吐，右侧颌面部肿胀消退，皮肤、口鼻黏膜未见红色斑丘疹及水疱，口腔、鼻腔疼痛基本消失，大小便正常，舌红，苔腻微黄，脉弦数。继续活血通络止痛，除湿解毒。上方去菊花、钩藤，加香附、延胡索、厚朴、茯苓、陈皮。共4剂，2日1剂。服药后电话随访，头痛症状消失，饮食、睡眠正常。遂返天津继续打工。

【按语】 带状疱疹属于中医"蛇串疮""缠腰火丹"范畴。常以皮肤上出现呈带状分布的成簇水疱，常以痛如火燎的神经痛贯穿疾病始终，病因为水痘-带状疱疹病毒引起，总体病因病机为湿热火毒，正虚血瘀。本例患者外感湿热火毒之邪，蕴积肌肤，上窜头面，出现头痛，面部红色斑丘疹、水疱，湿热毒盛，气血凝滞，不通则痛，以致疼痛剧烈，舌红，苔厚腻，为湿热之征。带状疱疹后期，疼痛是主要矛盾，陈老认为其病机特点为气血不通，故选用活络效灵丹化瘀通络止痛。患者颌面部肿胀，舌苔厚腻，故加藿香、重用薏苡仁50g利湿消肿，因其病位在上，非风药不达，入防风，引药上行，头面为诸阳之会，又投羌活、白芷、川芎入三阳经（"羌、防、川、芷"为陈老经验药对，治头痛尤效），再加钩藤、僵蚕、蔓荆子、藁本、野菊花、金银花、连翘等共凑祛风、清热解毒。二诊时患者风去十之八九，故去菊花、钩藤疏风清肝之品，加香附、延胡索调气和血，厚朴、茯苓、陈皮健运脾胃以绝湿痰之来源。综上治疗，故疼痛得除，疾病得愈。

何礼整理

带状疱疹2

郑某，女，65岁，居民，成都市人，2019年9月5日初诊。

主诉：胸背、腰腹部灼热刺痛7天。

病史：7天前，患者出现右侧胸背、腰腹部簇集性水疱，患处灼热刺痛，在成都市第二人民医院诊断为"带状疱疹"，予注射干扰素、口服西药（具体药名及剂量不详），效果不明显，疼痛难忍，经病友介绍到陈老处就诊。诊时症见：右侧胸背部、腰腹部红色皮疹，皮色鲜红，疱壁紧张，呈放射状灼热刺痛，并有黄豆大小的簇集性水疱沿单侧周围神经分布区成带状排列，疱壁紧张发亮，疱液澄清透明。伴头晕目胀，性情烦躁易怒，夜间不能入睡，口苦、咽干、口渴，纳差，小便短赤，大便干燥，舌质红，舌苔黄腻，脉弦滑数。查体示 T 37.5℃，P 80次/分，R 20次/分，BP 128/86mmHg。

诊断：带状疱疹。

辨证：肝胆湿热、瘀血阻络。

治法：清肝利胆，利湿通络，活血止痛。

方药：茵陈蒿汤合活络效灵丹加减。

茵陈 20g	栀子 15g	大黄 10g	当归 15g
丹参 30g	乳香 10g	没药 10g	黄芩 15g
虎杖 20g	板蓝根 30g	金钱草 20g	金银花 20g
连翘 20g	藿香 15g	薏苡仁 50g	柴胡 15g
白芍 30g	枳壳 15g	香附 15g	延胡索 30g
川楝子 15 g	甘草 6g		

煎服法：5 剂，每剂水煎成汁 1 200ml，每次温服 200ml，1 日 3 次，2 日 1 剂。

二诊：2019 年 9 月 15 日，胸背部灼热刺痛明显减轻，水疱疱液混浊，起效，守原方原法，5 剂，煎服法同前。

三诊：2019 年 9 月 25 日，口苦、咽干、口渴减轻，局部偶有疼痛，水疱消退，皮色暗红，有灰褐色色素沉着，上方去茵陈、大黄，加紫草 15g、红花 15g，5 剂，煎服法同前。

四诊：2019 年 10 月 8 日，患者诉已无疼痛感，诸症消失，水疱干涸、结痂，继服 5 剂，以善其后。

【按语】　带状疱疹多发生四肢、胸背腹等处，其特点常是突然发生簇集性水疱，排列成带状，伴刺痛或剧痛等表现。陈老认为，本病多由外感湿热邪毒与素体肝脾湿火相合，湿热内蕴、气滞血瘀蕴于肌肤而成；治以清热利湿、解毒凉血、疏肝理气，活血止痛。本案抓住肝胆湿热内蕴兼气滞血瘀的病机特点，用茵陈、栀子、大黄、黄芩、虎杖泻肝胆湿火，板蓝根、金银花、连翘清热解毒，大黄、金钱草导湿热之邪从二便而去；重用薏苡仁，一则清热利湿，二则健脾渗湿；配柴胡、香附、枳壳、川楝子疏肝理气以调达气机；配活络效灵丹活血祛瘀，通络行气止痛；一则活血以助解毒，二则可减轻其刺痛，以及预防带状疱疹后遗神经痛；甘草调和诸药。三诊后皮色暗红，有灰褐色色素沉着，考虑瘀滞，加紫草、红花以活血消瘀。经辨证治疗 1 月而愈。

田冰整理

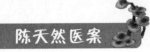

带状疱疹 3

袁某，女，64岁，退休，成都市人，2017年3月23日初诊。

主诉：左侧胸胁部疱疹疼痛1月余，面部新发疱疹伴疼痛5天。

病史：1月前患者因家事劳累，且在与家人争吵后出现左侧胸胁部针刺样疼痛，后疼痛区域出现疱疹，就诊于成都市第二人民医院，诊断为"带状疱疹"。住院治疗后疱疹结痂，疼痛好转出院。但仍有持续疼痛，夜间疼痛剧烈，偶伴瘙痒。5天前患者左侧眼角新发疱疹，疼痛剧烈，放射至整个左侧头面部，夜不能寐，遂求治于陈老处。诊时症见：左侧胸胁部疱疹已结痂，呈深紫黑色，部分痂壳已脱落，左侧目外眦、左侧额角、耳后可见新发疱疹，呈簇集样分布，基底潮红，疱液澄亮，伴口干、口苦、眠差，无发热，大便正常，小便黄，舌红苔黄腻，脉弦数。

诊断：带状疱疹。

证候：气滞血瘀，湿热内蕴。

治法：行气活血，祛风止痛，清热利湿。

方药：活络效灵丹合柴胡疏肝散加味。

当归15g	丹参30g	乳香15g	没药15g
柴胡15g	香附15g	延胡索20g	枳壳15g
白芍50g	川芎15g	防风15g	菊花20g
蔓荆子15g	藁本15g	金银花15g	连翘15g
黄芩15g	山栀15g	僵蚕15g	蝉蜕15g
秦艽15g	蜂房15g	蒺藜20g	夏枯草30g
甘草6g			

煎服法：5剂，每剂水煎成汁900ml，温服，1日3次，2日1剂。

二诊，2017年4月2日，服前方后疱疹已全部结痂，疼痛明显减轻，睡眠较前明显改善，舌暗苔薄腻，脉弦。效不更方，继服5剂后诸症消失，痊愈停药，随访未再复发。

【按语】 带状疱疹是由水痘-带状疱疹病毒引起的急性疱疹性皮肤病，疱疹皮疹愈合后持续1个月及以上疼痛的，称为带状疱疹后遗神经痛，为其常见并发症，治疗难度大。中医称为"蛇串疮"，亦称"缠腰火丹"，多由情志内伤，肝脾内蕴湿热，感邪毒所致。《医宗金鉴·外科心法要诀》缠腰火丹记载："此证……有干湿不同，红黄之异，皆如累累珠形。干者色红赤……作痒发热，此属肝心二经风火，治宜龙胆泻肝汤。湿者色黄白……较干者多疼，此属脾肺二经湿热，治宜除湿胃苓汤；若腰肋生之，系肝火妄动，宜用柴胡清肝汤治之。"陈老认为，本病常起于内伤情志，外感湿热邪毒，病后疼痛难忍，迁延不愈，痛苦少眠，备受折磨，虽有不同证型，但肝胆湿热、气滞血瘀为其基本病机，清热利湿、行气活血、通络止痛为其治要。

活络效灵丹为《医学衷中参西录》治气血郁滞肢体疼痛的效方，张锡纯认为："用此方治内外疮疡、心腹四肢疼痛，凡病之由于气血凝滞者，恒多奇效。"方中当归、丹参活血化瘀，通络止痛，兼以养血；乳香善透窍以理气，没药善化瘀以理血，二者相须为用，活血行气，化瘀定痛。

本例患者情志不遂，复有劳累起病，病位在胸胁，疼痛剧烈，夜间为甚，病程较长，当属气滞血瘀；皮损疱疹，伴口干口苦，小便黄，舌红苔黄腻，湿热内蕴无疑。情志不舒，偶伴瘙痒，后病势突变，残邪死灰复燃，病位在头面及肝胆经络循行部位，虑内有肝风，外夹风邪。故治予行气活血，祛风止痛为主，兼顾清热利湿解毒。其中重用丹参，微寒，祛瘀强于活血，加用乳香、没药相须为用，以活血行气，化瘀定痛；联用柴胡疏肝散疏肝行气活血；湿热病邪，乃湿与热合，气机不利则热邪内蕴，外邪蕴久化热，形成郁热，五志化火，形成郁火。湿阻气机，湿遏热伏，证属郁热，故予金银花、连翘、黄芩、炒山栀清热利湿解毒；夏枯草清肝泻火，性虽寒犹温，味辛微苦，气浮而升，阴中阳也，尤善治夜间痛甚；僵蚕、蝉蜕透达郁邪，祛风透疹止痛，防风亦有火郁发之之意。香附、延胡索相须为用，为理气止痛常用药对；防风、蔓荆子、藁本祛头风，善止头痛；菊花清利头目；秦艽、蜂房祛风止痛，炒蒺藜平肝解郁，祛风活血止痒，甘草调和诸药。两诊共 10 剂，选方用药知常达变，故应手而愈。

李婷整理

带状疱疹后遗神经痛

李某，男，57 岁，农民，成都市温江区人，2020 年 9 月 8 日初诊。

主诉：右侧腹部及右侧腰背部疼痛 15 天，加重两天。

病史：患者 15 天前无明显诱因出现右侧腹部及右侧腰背部疼痛，疼痛呈烧灼样刺痛,游走不定,右侧腹部疼痛可抵达右侧脐周,右侧腰背部可抵达右侧脊柱周围,疼痛呈间断性发作,发作时疼痛难忍,伴随大小不等水泡成簇出现,未超过中线,遂到当地医院就诊,诊断为"带状疱疹"后予输液及外用软膏及口服药物治疗(具体不详),治疗后疱疹部分结痂,疼痛发作次数日趋频繁,愈发难以忍受。两天前患者感右侧腹部及右侧腰背部疼痛发作次数为6~7次,发作时痛苦不堪,为求解决疼痛治疗,遂来医馆找陈老诊治。诊时症见:疱疹部分结痂,右侧腹部及右侧腰背部疼痛,频繁而剧烈,精神差,纳差,眠差,二便调,舌暗,苔白,脉沉涩。

诊断:带状疱疹后遗神经痛。

辨证:气滞血瘀。

治法:活血化瘀,通络止痛。

方药:活络效灵丹加减。

丹参30g	当归15g	乳香10g	没药10g
秦艽15g	川芎15g	独活15g	防风15g
羌活15g	延胡索15g	牛膝15g	藿香15g
薏苡仁30g	厚朴15g	茯苓15g	陈皮15g
炙甘草15g			

煎服法:6剂,每剂水煎至600ml,分3次服用,每次200ml,1日1剂。

二诊:2020年9月15日,患者诉右侧腹部及右侧腰背部疼痛范围缩小,疼痛次数明显减少(1~3次),疼痛程度较前明显减轻,疼痛持续时间减短,以腰背部疼痛感显著减轻,右侧腹部局部偶有牵扯样疼痛,遂前来复诊巩固。予上述原方加白芍15g,继续服用6剂。

三诊:2020年9月22日复诊,患者诉疼痛明显好转,发作次数明显减少,疼痛持续时间短,且疼痛可忍,予上方继续巩固治疗6剂。

【按语】 活络效灵丹出自张锡纯《医学衷中参西录》中,方由当归、丹参、乳香、没药四位药物组成,善治"气滞血瘀、心腹疼痛、腿臂疼痛、跌打瘀肿、内外疮疡以及癥瘕积聚"等病症。陈老根据多年经验总结,将此方加减应用于带状疱疹后遗神经痛当中,效果颇为显著。带状疱疹为西医病名,是一种皮肤上出现成簇状水疱,呈身体单侧带状分布,痛如火燎的疱疹性皮肤病,以累累如珠,带状排列,沿一侧周围神经分布区出现,局部刺痛为特点。本病最早见于隋代《诸病源候论》,其后医书多有记载,病名各异,明代《证治准绳》称为"缠腰火丹、火带疮"，明代《外科启玄》称为"蜘蛛疮"，清代《外科大成》称为"蛇串疮"。陈老认为蛇串疮多以肝经郁热，脾虚湿蕴，气滞血瘀为主要病机特征。发病呈阶段性，前期多以热毒、湿邪发病，后期往往多因气滞血瘀迁延难愈。该患者为中老年男性，发病时间久，久病多瘀，结合舌脉象及疼痛特点考虑气滞血瘀证型。

方中乳香、没药皆为活血止痛之良药，《成方便读》云"乳香行气，没药行瘀。二味皆芳香宣窍，通达营卫，为定痛之圣药"，相须为用，活血祛瘀，行气止痛之功尤著，两药兼具有消肿生肌之效，对治蛇串疮疱疹脓毒皆起到化腐生肌之效。当归辛甘而温，为血中之气药，补血活血消肿止痛，且化瘀而不伤正，配伍丹参，加强活血祛瘀之功，亦有凉血消痈之效。四味药物两相配伍，起到活血通络止痛作用。陈老在活络效灵丹方剂基础上针对此患者疼痛特点进行药物加减，《症因脉治》记载"腰痛引脊内廉，少阴经痛也，宜独活秦艽汤"，该患者疼痛累及腰背部，抵达脊柱周围，因此加用独活秦艽汤中的独活、秦艽、川芎、防风，祛风通络活血止痛，湿浊之邪不是主要致病因素，因此去除独活秦艽汤中的苍术，加羌活，延胡索，牛膝，加强活血通络止痛之效。又因活血药物容易损伤脾胃，予厚朴、茯苓、陈皮、藿香，薏苡仁、炙甘草等药物健脾和胃，加以预防，取未病先防之意。

二诊时陈老加一味白芍，是取"芍药甘草汤"之意。芍药甘草汤出自张仲景《伤寒杂病论》，由白芍、炙甘草两味药物组成，有调和肝脾，缓急止痛之效。现代医学研究表明，白芍对疼痛中枢和脊髓性反射弓的兴奋有镇静、镇痛作用。因此加用后，效果更为显著。陈老认为，方剂的加减运用离不开方剂本身，即使加减变化，需有方可循，一味药物看似微不足道，却能改变整个方义，从而影响疗效。

郁馨维整理

白 疕

王某，女，45 岁，自由职业，成都市双流区人，2019 年 5 月 10 日初诊。

主诉：双下肢红斑丘疹 1 年。

病史：1 年前患者出现双下肢暗红斑、红色丘疹，红斑上覆盖白色鳞屑，搔之有点状出血，伴瘙痒，夜间难以入眠，辗转就诊于四川省皮肤研究所、华西医院、中医附院等医院，完善皮肤活检等检查，诊断为银屑病（寻常型），服中西药及外用药（具体不详），病情反反复复，痛苦不堪，遂就诊于陈老。诊时症见：双下肢暗红斑、红色丘疹，红斑上覆盖白色鳞屑，搔之脱屑，皮肤现点状出血，伴瘙痒，口苦，口渴，眠差，大便干结，两三日一行，尿黄，舌质红绛少苔，脉洪有力。患者平素喜熬夜，嗜食辛辣，好烟酒。

西医诊断：寻常型银屑病。

中医诊断：白疕。

辨证：血热内盛，湿毒蕴结。

治法：凉血消斑，除湿解毒。

选方：生地四物汤合犀角地黄汤加减。

生地黄 15g	当归 15g	川芎 15g	赤芍 20g
白芍 20g	水牛角 30g	牡丹皮 15g	苦参 15g
僵蚕 10g	蝉蜕 10g	银花 15g	连翘 15g
炒蒺藜 20g	桑白皮 15g	黄柏 15g	冬瓜子 30g
甘草 6g			

煎服法：4剂，每剂水煎成汁1 200ml，每次温服200ml，1日3次，2日1剂。忌辛辣、醪糟、烟酒。

二诊：2019年5月18日，瘙痒减轻，皮疹减少，红斑变淡，未见新发，大便畅，小便稍黄，已见效，前方去冬瓜子，继服4剂，煎服法同前。

三诊：2019年5月26日，病情继续好转，皮损减少，瘙痒明显好转，舌质偏红，无斑疹，可见薄白苔，脉转平，睡眠欠佳，前方去苦参，恐其苦寒伤胃，加茯苓15g。后以上方为基础方加减40余剂，临床治愈。

【按语】　银屑病是以鳞屑性红斑为特点的慢性炎性皮肤病，据临床特征分为关节型、寻常型、脓疱型、红皮病型，以寻常型占绝大多数。西医治疗以糖皮质激素、维A酸类，免疫抑制剂为主，副作用多，易反复。陈老认为，该病属于中医"白疕"范畴，其病机为热、湿、瘀、毒相兼致病，久而化风，以血热、湿毒为内发基础。《医宗必读·痹》云："治风先治血，血行风自灭"，陈老总结出凉血活血解毒，养血祛风止痒的治法。患者为血热体质，加之嗜辛辣、好烟酒，《黄帝内经》云："有之内必行诸外"，故而发病。方中当归、川芎、生地黄、赤芍、丹皮、水牛角凉血活血，且赤芍、牡丹皮凉血而不留瘀；银花、连翘、生甘草清热解毒，僵蚕、蝉蜕、炒蒺藜祛风止痒；黄柏、苦参燥湿止痒；肺司皮毛，桑白皮、炒蒺藜清肺热，祛风止痒，据现代药理研究：两药有助于皮损修复，为皮科要药，陈老广泛用于各种皮肤病；白芍合甘草酸甘化阴，滋养阴血；冬瓜子通便。此外，陈老认为，生甘草15g以上清热解毒，15g以下起调和诸药作用，白芍20g以上养血，15g以下养阴柔肝，值得临床借鉴。

张利整理

神经性皮炎

刘某某，男，43岁，农民，成都市人，2015年7月9日初诊。

主诉：反复皮肤瘙痒1年。

病史：患者1年前，无明显诱因下出现颈部皮肤瘙痒，伴见少许丘疹，无糜烂，曾多次在院外皮肤科就诊，诊断为神经性皮炎，间断口服中西药物及外用软膏等治疗均无效。遂经人介绍前来请陈老治疗。诊时症见：颈部皮肤瘙痒明显，丘疹样皮疹，皮损色淡，局部皮肤肥厚粗糙，见抓痕，易疲乏，易感冒，舌质淡，脉沉细。

诊断：神经性皮炎。

辨证：血虚风燥型。

治法：养血润燥，祛风止痒。

方药：四物消风饮加减。

当归15g	川芎15g	白芍30g	生地黄20g
赤芍20g	牡丹皮15g	柴胡15g	丹参30g
蝉蜕10g	僵蚕15g	地肤子15g	白鲜皮20g
蒺藜20g	防风15g	桑白皮20g	薄荷10g
炒麦芽20g	茯苓15g	陈皮15g	甘草6g

服法：7剂，2日1剂，每剂煎取1 000ml，分6次餐后温服，忌肥甘厚腻。

外洗方：

| 黄柏30g | 苦参30g | 地肤子30g | 蒺藜30g |
| 蛇床子30g | 千里光30g | 蝉蜕15g | 儿茶15g |

冰片15g（分3次后下）

用法：4剂，煎水外用，1日1次，1剂药用3次。

二诊：2015年7月23日，连服用7剂药后，患者皮肤瘙痒稍好转，皮肤仍肥厚粗糙，疲乏明显好转，二便正常，舌质淡红，脉稍细。患者皮肤瘙痒有所减轻，但效果欠佳，故加紫花地丁、金银花以加强清热解毒，加桃仁以加强活血化瘀通络之力，继续服用7剂，外洗方不变，继续4剂。

三诊：2015年8月10日，患者皮肤瘙痒明显减轻，皮肤仍较肥厚粗糙，无疲乏无力，舌质稍红，脉稍细，故去掉桃仁、僵蚕，加用藿香、薏苡仁以利湿健脾。

四诊：2015年8月25日，患者诉现皮肤瘙痒不明显，皮肤粗糙肥厚好转，余无明显不适，仍继续原方巩固疗效，半年随访无复发。

【按语】　神经性皮炎又称慢性单纯性苔藓，是以阵发性皮肤瘙痒和皮肤苔藓化为特征的慢性皮肤病，常造成局部皮肤干燥肥厚。属于中医"摄领疮""牛皮癣"等范畴，《诸病源候论·摄领疮候》："摄领疮，如癣之类，生于颈上，痒痛，衣领拂着即剧，云是衣领揩所作，故名摄领疮也。"《外科正宗》说："牛皮癣如牛项之皮，顽硬且坚，抓之如朽木"。初起外感风湿热邪，以致阻滞肌肤则出现皮肤瘙痒，邪毒内迫营血，逼血外扑于肤，而发皮疹，病久耗伤阴液，营血不足，血虚生风生燥，风燥甚，故可剧痒，营血不足，皮肤失去濡养，故斑疹色淡红、脱屑、皮肤干燥，皮肤肥厚粗糙，气血不足，卫外不固则易疲乏，易感冒；舌质淡，脉沉细，为气血不足之征。四物消风饮加减系陈老临床常用经验方，方中当归、川芎、赤白芍、生地黄，取四物汤之义以补血活血，补中有通，滋而不腻，温而不燥，以养血补血润燥，僵蚕、蝉蜕、蒺藜、防风、薄荷、地肤子、白鲜皮以祛风止痒，牡丹皮、丹参、香附子、延胡索、柴胡理气活血通络，麦芽、茯苓、陈皮健脾养胃，脾胃健则气血足。诸药合用体现养血润燥，祛风止痒，活血通络的治疗大法。二诊加用紫花地丁、金银花以清热解毒；三诊加用藿香、薏苡仁以渗湿健脾。陈老认为神经性皮炎一般病程较长，治疗上相对较困难，需全方位考虑用药对症治疗，方显疗效，并常加用中药外洗方，内服外用配合治疗。

王丽整理

湿 疹

桂某，男，55 岁，居民，达州市万源县人，2017 年 8 月 14 日初诊。

主诉：反复腹部皮肤红疹 3 年。

病史：3 年前患者因突发腹部皮肤瘙痒，出现弥漫性红色丘疹，抓破后有糜烂、结痂，无流水流脓，此起彼伏，到当地医院就诊，诊断为湿疹，用糖皮质激素类药物，暂时好转，停药后症状反复，后自用皮康王，效果欠佳，遂求治于陈老。诊时症见：腹部皮肤弥漫性红色丘疹、糜烂、结痂，无皮肤增厚，无疱疹，瘙痒，饮酒后瘙痒加重，夜不能眠，身热，口腻口苦，小便黄，大便可，饮食可，舌质红，苔黄厚腻，脉滑数。患者平素喜食辛辣厚腻之品，嗜酒，每天饮酒半斤，嗜烟。

诊断：湿疹。

辨证：热毒蕴肤证。

治法：清热解毒。

方药：黄连解毒汤和五味消毒饮加减。

黄连 15g	黄芩 15g	黄柏 15g	炒栀子 15g
金银花 15g	紫花地丁 30g	蒲公英 30g	野菊花 20g
当归 15g	川芎 15g	生地黄 20g	白芍 30g
苦参 15g	地肤子 15g	浮萍 30g	连翘 15g
大青叶 30g	蝉蜕 10g	甘草 6g	

煎服法：共 5 剂，每剂水煎成汁 1 200ml，每次温服 200ml，1 日 3 次，2 日 1 剂。药渣熬水，湿敷患处，忌食辛辣、肥甘厚腻之品，忌用高温热水淋患处，忌烟酒。

二诊：2017 年 9 月 2 日，患者服上方后，红色丘疹减少，瘙痒减轻，夜热及口苦口腻好转。上方继续服用 10 剂。

三诊：2017 年 9 月 26 日，患者服上方后，红色丘疹进一步减少，瘙痒明显减轻，只偶尔热后瘙痒，口苦口腻好转。上方继续服用 15 服。

四诊：2017 年 11 月 2 日，患者服药后，皮疹消失，无瘙痒，无夜间发热症状，口苦口腻消失。嘱患者停药观察，忌食辛辣、厚腻食物，尽量不饮酒，少抽烟。随后随访未复发。

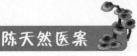

【按语】 陈老认为湿疹属于中医学的"湿疮"。本病多因过食辛辣刺激动风食物，导致脾失健运，痰湿内生，进而化热，湿热浸淫肌肤，发生湿疮。患者喜食辛辣厚腻食物，饮酒量大，导致脾胃湿热内生，浸淫肌肤，出现红色丘疹，瘙痒，中焦气机运化失常，浊气不降，出现口苦口腻，内热传至营血，邪热在夜间与入营之阳气相结合，出现身热，眠差。综上，辨证为热毒蕴肤证，选用黄连解毒汤合五味消毒饮加减。黄连解毒汤清三焦火邪，苦寒直折，五味消毒饮清热解毒，消散疔疮，方中加入四物汤，将熟地黄改为生地黄，用以凉血养血，防止邪热内传营血，耗伤营阴，同时也遵循"治风先治血，血行风自灭"的治法，苦参、地肤子、浮萍、蝉蜕疏风清热止痒，大青叶、连翘助五味消毒饮清热解毒，合上方既清热解毒，消风止痒，同时预防邪热传营，故效果甚佳。因患者患病日久，故恢复时间较长，嘱患者要有信心，忌食辛辣厚腻食物。

庞荷整理

肺风粉刺

吴某某，男，20岁，学生，成都市人，2017年9月21日初诊。

主诉：反复头面及胸背部丘疹脓疱1年余。

病史：1余年前，患者出现头面部及胸背部丘疹，红色，少许脓疱，多分布于面颊及额部，少许分布于胸背部，偶发痒，反复发作，进食辛辣后加重，偶有挤破后流血，经维A酸等西药治疗，症状无缓解，特来陈老门诊治疗。诊时症见：颜面及胸背部皮疹，丘疹，少许脓疱，皮肤发红，口苦，口干，口臭，饮食正常，小便黄，大便干燥，舌质红，苔黄厚腻，脉滑。

诊断：肺风粉刺。

辨证：血热兼湿热内蕴证。

治法：清热除湿解毒，凉血活血祛风。

方药：银花解毒四物汤加减。

金银花15g	连翘15g	紫花地丁30g	蒲公英30g
败酱草20g	牡丹皮15g	白芷20g	生地黄20g
当归15g	川芎15g	白芍30g	赤芍15g
黄柏15g	苦参10g	僵蚕15g	蝉蜕10g

| 地肤子 15g | 蒺藜 15g | 生麦芽 20g | 薏苡仁 30g |
| 桑白皮 20g | 生大黄 10g | 甘草 5g | |

煎服法：3 剂，每剂水煎成汁 1 200ml，每次温服 200ml，1 日 3 次，2 日 1 剂。

二诊：2017 年 9 月 28 日，患者无新发皮疹，原有皮疹颜色已变淡，脓疱减轻，偶有疼痛，无发痒，大便偏稀，上方去生大黄、苦参、黄柏、蒺藜、蝉蜕、僵蚕，余方药同前，5 剂，煎服法同前。

三诊：2017 年 10 月 8 日，患者皮疹明显减少，脓疱消退，大小便正常，守二诊方，服用 3 剂，煎服法同前。

四诊：2017 年 10 月 14 日，患者皮疹明显减少，有少许色素斑及痘印，上方去桑白皮、地肤子，加用丹参 15g、桃仁 15g、红花 15g 加强活血化瘀，消斑生肌以善后治疗。并嘱其饮食清淡，保持充足睡眠，调整情绪。后随访，已治愈。

【按语】 肺风粉刺，最早记载于《素问·生气通天论篇》："劳汗当风，寒薄为皶，郁乃痤。"指出"风寒"为外因，阳气被遏，郁而化热，而成痤。《医宗金鉴·外科心法要诀·肺风粉刺》云：肺风粉刺肺经热，面鼻疙瘩赤肿疼，破出粉汁或结屑，枇杷颠倒自收功。以上可看出古代医家认为，肺风粉刺的病变在肺，总与热邪有关，这与陈老的观点一致。陈老认为，肺风粉刺发病多为青年男女，气血旺盛者，面部保养、化妆、空气污染等外邪因素，阻塞玄府，不通而郁。再加上现代人生活饮食习惯不良，心理压力大，郁而化生血热，湿热内蕴；热毒外达皮肤腠理，宣泄不畅，则生脓疱皮疹，皮肤发红，热极生风则痒痛，久则痰凝血瘀而成结节疙瘩。

临床上常用银花解毒四物汤（药有金银花、连翘、紫花地丁、蒲公英、败酱草、牡丹皮、白芷、生地、当归、川芎等）加减治疗，该方系陈老经验方，由银花解毒汤及五味消毒饮和生地四物汤加减化裁而成。方中金银花、连翘、紫花地丁、蒲公英、败酱草清热解毒；黄柏、苦参、薏苡仁、地肤子清热除湿；生地、牡丹皮、赤芍、当归、川芎凉血活血；白芷、僵蚕、蝉蜕、蒺藜祛风止痒；生大黄通腑泄热；生麦芽、薏苡仁健脾利湿，顾护后天之本；现代药理研究表明，桑白皮、刺蒺藜有促进皮肤疤痕愈合作用。二诊时大便通，故去大黄；湿热已去大半，皮肤瘙痒已解，故去苦寒伤胃之黄柏、苦参，祛风止痒之僵蚕、蝉蜕、蒺藜；后期加用丹参、桃仁、红花活血化瘀、消斑除痕。

李宝伟整理

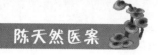

黧黑斑

马某某，女，35岁，公务员，周口市人，2020年4月10日初诊。

主诉：两颧部黄褐色斑半年。

病史：半年前患者产后出现两颧部面斑，呈黄褐色，面积较大，形状不规则，散在分布，无瘙痒及疼痛，伴月经量增多、腰酸，无乳房胀痛及小腹痛，间断院外服中药治疗欠佳，于今日求治于陈老。诊时症见：两颧部大片散在黄褐色斑，经期月经量多，腰酸，口干口苦，舌质红，苔薄黄微腻，脉弦数。

诊断：黧黑斑。

辨证：血热生瘀，湿热夹毒。

治法：清热凉血，活血消斑，清热利湿解毒。

方药：生地四物汤加味。

生地黄20g	当归15g	川芎15g	白芍20g
赤芍20g	白芷20g	金银花15g	连翘15g
栀子15g	黄芩15g	黄柏15g	僵蚕15g
蝉蜕10g	藿香15g	薏苡仁30g	紫花地丁30g
蒺藜20g	桑白皮20g	地肤子15g	紫草15g
杜仲15g	补骨脂15g	甘草6g	

煎服法：7剂，每剂水煎取汁900ml，每次温服150ml，1日3次，2日1剂。

二诊：2020年4月30日，服药后患者颧部面斑有所好转，诉白发增多，月经量仍多，腰酸，无乳房胀痛，舌脉同前。上方加制何首乌30g、合欢皮20g，7剂。

三诊：2020年5月28日，患者颧部面斑明显好转，月经量基本正常，无腰酸，但出现乳房胀痛、小腹胀痛，近期睡眠差，颈部僵硬，胃胀痛不适、口臭，舌脉同前。前方去地肤子、紫草、杜仲、补骨脂、制何首乌，加柴胡15g、香附15g、延胡索20g、鸡内金20g、远志20g，3剂善后。

【按语】 黧黑斑病名出自《外科正宗》。后世又有"蝴蝶斑""妊娠斑""肝斑"之称，病因病机多为情志不遂、脾虚湿盛、肾精亏损、冲任失调、血热郁结等。陈老认为该患者除鼷黑斑外还伴有月经量增多、口干口苦，结合舌脉辨证为血热生瘀，湿热夹毒，治以清热凉血，活血消斑，清热利湿解毒，选用陈老经验方生地四物汤加味。方中生地四物汤清热凉血活血（生地黄、当归、川芎、赤芍，重用生地而得名），金银花、连翘清热解毒，现代研究知其可改善皮肤血液循环，促进皮肤新陈代谢，抑制酪氨酸酶的活性与黑色素的沉积，加速消斑脱色，从而起到养颜润肤、增白、祛斑的美容护肤效果，同时也体现了清代温病学派吴鞠通"治上焦如羽，非轻不举"的思想，用清、轻升浮之品直达高处；栀子、黄芩、黄柏、藿香、薏苡仁清三焦湿热；炒蒺藜、僵蚕、蝉蜕疏风散热祛斑。白僵蚕、白芷又为古代美容经典美白方七白散、玉容散中必备中药；再者陈老据肺主皮毛，桑白皮为肺经引经药，以达上焦皮毛面部；地丁草、紫草、地肤子同用清热利湿、凉血活血、解毒祛斑，少加杜仲、补骨脂以补肝肾、调冲任。

陈林整理

风瘙痒

张某，男，82岁，农民，成都市人，2019年5月16日初诊。

主诉：反复皮肤瘙痒3年，加重15天。

病史：3年前患者出现皮肤瘙痒，以四肢及胸背部瘙痒明显，局部可见明显抓痕及斑痕，无明显渗液，在外院就诊，可暂时缓解，但反复发作。15天前患者觉瘙痒难忍，夜间尤甚，经病友介绍前来陈老处就诊。诊时症见：胸背部、四肢见红色皮疹，皮色鲜红，全身皮肤粗糙、遍布抓痕、血痂，个别区域苔藓样变，有少量渗出液，伴头晕目胀，性情烦躁易怒，夜间不能入睡，口苦、咽干、口渴，小便短赤，大便干燥，舌质红，舌苔黄腻，脉滑数。有8年糖尿病病史，血糖控制尚可。

诊断：风瘙痒。

辨证：血热兼湿热内蕴。

治法：清热凉血，祛湿止痒。

方药：生地四物汤加味。

生地黄 15g	赤芍 15g	当归 10g	川芎 15g
黄芩 15g	栀子 20g	牡丹皮 15g	僵蚕 15g
蝉蜕 10 g	紫草 10 g	蒲公英 15g	紫花地丁 15g
野菊花 15g	金银花 15g	白蒺藜 15g	苦参 10g
蛇床子 15g	地肤子 15g	丹参 15 g	浮萍 10g
甘草 6g			

煎服法：3 剂，每剂水煎成汁 1200ml，每次温服 200ml，1 日 3 次，2 日 1 剂。

二诊：2019 年 5 月 22 日，患者诉四肢及胸背部瘙痒明显减轻，皮疹颜色较淡，渗出液减少，起效，守原方原法，3 剂，煎服法同前。

三诊：2019 年 5 月 28 日，口苦、咽干、口渴减轻，局部偶有瘙痒，皮色暗红，上方加红花，3 剂，煎服法同前。

四诊：2019 年 6 月 6 日，患者诉已无瘙痒感，其余诸症消失，予滋阴养血、祛风止痒，继服上方，3 剂，以善其后。

【按语】　风瘙痒为中医皮肤科常见疾病，症状顽固，不易治愈。《医宗金鉴》云："血风疮证生遍身，粟形搔痒脂水淫……久郁燥痒抓血津"，《外科证治全书》对"痒风"的描述为"遍身搔痒，并无疮疥，搔之不止。"与本病极为相似。陈老认为，本病多由血分有热，血热生风化燥，肌肤失养而致瘙痒，治宜清热凉血，祛风止痒，用生地四物汤为基本方。本案除血热外，兼有湿热内蕴，用生地四物汤清热凉血；黄芩、栀子清热燥湿，泻火解毒；蒲公英、紫花地丁、野菊花、金银花清热解毒；苦参、蛇床子、地肤子清热燥湿，杀虫止痒；僵蚕、蝉蜕、白蒺藜祛风止痒；浮萍味辛而气清寒，引血入肌表，去皮肤瘙痒之风；甘草调和诸药。此外，陈老认为，炒蒺藜、桑白皮为皮肤科要药，现代医学研究有修复皮损作用，可广泛用于各类皮肤疾病。

田冰整理

荨麻疹

王某，女，35 岁，农民，剑阁县人，2000 年 12 月 4 日初诊。主诉：全身散在风团，腹痛，腹泻反复发作 3 年，复发 15 天。

病史：3 年前患者进食猪肉后出现全身发风疹块，腹痛，腹泻，经服西药治疗缓解，以后每因进食猪肉后上述症状复发，间断院外治疗欠佳，以至于不敢吃猪肉，甚是痛苦。15 天前再次因为进食猪肉后复发，更医数次，无效，于今日求治于陈老。诊时症见：全身散在风团，风团色白，瘙痒难忍，腹痛，腹泻，泻下清水样便，1 日 3 次，恶心，口不渴，舌质淡红，苔薄白，脉浮。

诊断：荨麻疹。

辨证：脾胃失健，毒郁胃肠肌肤。

治法：健运脾胃，解毒祛风。

方药：桂枝汤加味。

桂枝 10g	白芍 30g	葛根 15g	大枣 10g
生姜 5g	生山楂 25g	焦山楂 25g	鸡内金 10g
僵蚕 10g	蝉蜕 10g	地肤子 15g	砂仁 10g
甘草 3g			

煎服法：4 剂，每剂水煎成汁 600ml，每次 200ml，1 日 3 次，1 日 1 剂。

二诊：2000 年 12 月 9 日，服上方后症状减轻，继服 5 剂，诸症悉愈。随访 2 年，未曾复发。

【按语】　荨麻疹属于中医学"瘾疹"范畴。西医学认为是食入异物蛋白，引起Ⅰ型变态反应所致，本型反应的发生，是由于抗原、抗体在肥大细胞和嗜碱性粒细胞膜上发生结合反应，引起脱颗粒，释放多种生物活性物质，如组织胺、乙酰胆碱、缓激肽、血小板激活因子、前列腺素等，刺激平滑肌收缩，小血管扩张，毛细血管通透性增加，腺体分泌增多，嗜酸性细胞浸润，若发生在皮肤可引起荨麻疹，发生在胃肠道，则引起腹痛、腹泻、呕吐。陈老认为：该病系患者素体脾土不健，气血不和，进食肥甘厚味，异物蛋白，仓廪之官，不能受纳和运化，产生一种"毒素"，内不得疏泄，脾胃气机阻滞，则腹痛、腹泻，外不得透达，郁于皮毛腠理之间，则出现皮疹，风团。治疗本病应着眼于调和脾胃，祛风解毒，调和气血，改善体质。伤寒大家徐彬云：桂枝汤外证得之，解肌和营卫，内证得之，化气和阴阳；近代医家刘渡舟教授认为桂枝汤有调和脾胃，调和营卫，调和气血，调和阴阳的作用。葛根味辛升发，能升发清阳，鼓舞脾胃之气上升而止泻痢，重用白芍，与甘草组成芍药甘草，意在缓急止痛，加山楂、鸡内金消食化积，山楂为治疗油腻肉食积滞之要药，一般来说，消食用生山楂，止泻用炒山楂或楂炭。蝉蜕、僵蚕、地肤子祛风止痒，砂仁和胃止呕。此外现代药理研究：桂枝促进唾液、胃液分泌，帮助消化，排除积气以及缓解胃肠痉挛疼痛，还能抑制 IgE 抗体引起肥大细胞脱颗粒作用，葛根有较强的解痉作用，能对抗和抑制组织胺。有临床报道葛根可用于治疗变态反应在性疾病，僵蚕、蝉蜕有较强抗过敏作用。山楂在前人方剂和民间验方、单方中，用来治疗荨麻疹，山楂含有黄酮类物质，有抗过敏作用。因本方有调和脾胃、化气和阴阳、抗过敏的作用，故用之有效。

李云安整理

过敏性紫癜

郑某，女，7岁，学生，成都市双流区人，2017 年 1 月 15 日初诊。

主诉：反复双下肢瘀斑 1 年，复发伴关节疼痛 1 月。

病史：1 年前患儿无明显诱因出现双下肢皮肤瘀点，无痒痛及尿血，就诊于多家医院，诊断为过敏性紫癜，经治疗后好转（具体治疗不详），但反复发作。1 月前受凉后再次出现双下肢皮下瘀点，在当地医院给予口服抗炎、脱敏等治疗，效果不佳，遂慕名求治于陈老处。诊时症见双下肢内侧散在皮下出血点，色鲜红、压之不褪色，对称分布，大小不等，伴有关节疼痛，以踝关节为甚，关节稍红，舌红苔黄腻，脉数。血常规、尿常规未见异常。

诊断：过敏性紫癜。

辨证：血热内盛，湿热阻滞关节。

治法：清热凉血消斑，祛湿通利关节。

方药：凉血消斑汤加减。

当归 10g	川芎 10g	黄柏 10g	生地黄 10g
牡丹皮 10g	金银花 10g	连翘 10g	炒僵蚕 10g
蝉蜕 10g	地榆炭 10g	栀子 10g	藿香 10g
桑白皮 10g	陈皮 10g	茯苓 10g	炒蒺藜 10g
紫草 10g	白芍 20g	白茅根 20g	仙鹤草 20g
薏苡仁 20g	甘草 3g		

煎服法：3 剂，每剂水煎成汁 1 200ml，每次温服 200ml，1 日 3 次，2 日

1 剂。

二诊：2017 年 1 月 21 日，瘀点明显减少，关节仍疼痛，舌红减轻。患者病情改善，继续守前方再服 3 剂，煎服法同前。

三诊：2017 年 1 月 27 日，瘀点明显减少，关节疼痛减轻，面色萎黄，舌淡红，苔薄黄，脉弦。前方去地榆炭、栀子、白茅根、仙鹤草，服用 7 剂巩固治疗。后电话随访已治愈。

【按语】　过敏性紫癜是一种毛细血管变态反应性疾病，以皮肤紫癜、腹痛、关节痛、尿血或便血为主要表现。属中医学"血证""发斑"等范畴，亦称"皮衄""肌衄"。中医内科学将此病辨为紫斑，分三型：热盛迫血，阴虚火旺，气不摄血。而陈老认为该病与湿邪关系密切，患儿脏腑娇嫩，形气未充，脾常不足，又喜食冷饮，湿阻中焦，郁而化热，湿热内蕴；加之腠理疏松，表卫不固，则易感外邪；且小儿为纯阳之体，感受外邪，易从阳化热，热为阳邪，与内蕴之湿热相搏，伏于血分，灼伤脉络，则发紫癜；湿性黏滞，故缠绵难愈。故治以清热除湿，凉血活血、祛瘀生新，自拟凉血消斑汤加减。方中当归补血活血，川芎行气活血止痛，生地黄凉血消斑，牡丹皮凉血活血化瘀，金银花、连翘、紫草清热解毒，地榆炭、白茅根、仙鹤草凉血止血，黄柏清热燥湿；桑白皮清肺热、炒蒺藜祛风，（现代药理发现桑白皮、炒蒺藜为皮肤科要药，有修复皮损之功效）；藿香、薏苡仁芳香化湿；僵蚕、蝉蜕祛风通络利关节；白芍、甘草缓急止痛，甘草调和诸药。

姚燕整理

脱发 1

李某某，女，34 岁，干部，剑阁县下寺镇人。2017 年 3 月 2 日初诊。

主诉：脱发 2[+] 年，加重 15 天。

病史：2[+] 年前患者因流产后头发开始迅速脱落，自诉每洗头、梳头后有大量脱发，日渐稀疏，曾于多家医院西医治疗（口服胱氨酸、B 族维生素及糖皮质激素）后无明显好转。近 15 天来患者上述症状加重，并伴有心烦、心悸、多梦、头晕、面色少华、腰膝酸软、月经量少、便秘等症，遂求治于陈老。诊时症见：头顶及后枕部头发几乎完全脱落，发色偏黄无光泽，心烦，心悸，多梦，头晕，面色少华，腰膝酸软，月经量少，便秘，舌质淡，苔薄白，脉细弱。

诊断：脱发。

辨证：气血亏虚。

治法：益气养血，宁心生发。

方药：生发养血汤。

生黄芪 60g	当归 15g	川芎 15g	白芍 30g
白术 20g	山药 20g	茯苓 20g	红人参 15g
制首乌 20g	菟丝子 20g	枸杞 15g	熟地黄 20g
女贞子 15g	龙眼肉 15g	桑葚 15g	阿胶 15g
侧柏叶 30g	大枣 15g	炙甘草 15g	

煎服法：12 剂，每剂水煎成汁 1 200ml，每次温服 200ml，1 日 3 次，2 日 1 剂。嘱患者自加黑芝麻随药食用。

二诊：2017 年 3 月 27 日，服药后脱发、心悸、多梦、腰膝酸软等症均有好转，但患者仍感头晕、乏力、便秘，将上方去熟地黄、白芍，加丹参 30g、生地黄 20g、赤芍 20g 以养血活血、清热凉血，继服 12 剂，水煎服。

三诊：2017 年 4 月 25 日，服药后头顶和枕部有少量浅黄绒毛发长出，面色稍有润泽、月经量稍有增加，仍用上方加减共服 30 剂，病愈。

【按语】 《黄帝内经》曰："发为血之余，肾其华在发。"头发受五脏六腑之精而养之，故血气盛则肾气足，肾气强则骨髓充而发润乌黑。因此，此方组合以补气血，填血海，益肝肾以充骨髓，脾精血旺，肾气充足，故而生发。《诸病源候论》："足少阴肾之经也，其华在发"。陈老认为人体毛发的营养来源于血，其生机又根源于肾，因此，毛发的色泽、数量和质量的改变可反映出肾与血分的病理变化。当然肾与血之盛衰与否势必影响头发。陈老认为此患者因 2[+] 年前流产后血海空虚，气血衰弱，肝肾阴虚，方中用制首乌、枸杞、黑芝麻、熟地黄、女贞子、桑葚、菟丝子补益肝肾；用当归、黄芪、红人参、白术、龙眼肉、阿胶、炙甘草、大枣补气养血，宁心益脾而滋化源。二诊时脱发、心悸、多梦、腰膝酸软等症均有好转，但患者仍感头晕、乏力、便秘，原方白芍改赤芍，熟地黄改生地黄，以达养血活血、清热凉血之用。

程文章整理

脱发 2

张某，男，38 岁，成都市双流区人，职员，2021 年 1 月 10 日初诊。

主诉：头发脱落 2 月。

病史：患者近 2 月来头发脱落明显，每天脱落一小撮，头皮屑多、油腻，2 天必须洗一次头，口干、口苦明显，曾在院外予补血、生发中药，不但无效，还出现口黏腻等不适，经人介绍，求治于陈老。诊时症见：头发较稀疏，油腻，头皮屑多，形体肥胖，面部多油脂，口干口苦，小便黄，大便黏滞不爽，舌质红，苔黄腻，脉滑数。

诊断：脱发。

辨证：肝胆湿热。

治法：清肝利胆，清热利湿。

方药：龙胆泻肝汤加味。

龙胆 12g	栀子 10g	黄芩 20g	柴胡 10g
车前草 10g	泽泻 20g	木通 12g	生地黄 15g
当归 20g	制何首乌 30g	焦山楂 20g	生山楂 20g
荷叶 20g	丹参 30g	川芎 15g	

煎服法：4 剂，每剂煎取 1 200ml，分 6 次餐后温服，每次 200ml，每日 3 次，2 日 1 剂。嘱忌辛辣油腻饮食。

二诊：2021 年 1 月 17 日，患者诉脱发较前减少，头皮屑、发油腻均明显减少，苔薄白，脉细，调整方药，予八珍汤加减善后。

当归 20g	制首乌 30g	焦山楂 20g	生山楂 20g
荷叶 20g	丹参 15g	川芎 15g	熟地黄 30g
白芍 15g	太子参 30g	白术 20g	茯苓 15g
鸡血藤 30g	杜仲 20g	补骨脂 20g	淡竹叶 10g

3 剂，煎服法同前，嘱忌辛辣油腻饮食，戒烟酒，避免熬夜。后随访，脱发基本缓解，头皮屑多、头发油腻等现象也明显好转。

【按语】 脱发临床大致分为两种类型，一为头发突然脱落，常在一夜之间，成片成块脱落，脱发处头皮光亮如镜，不留发根，古称"油风""鬼剃头"，现称为"斑秃"。一为头发逐渐稀落，尤以头顶为甚，日久形成秃顶。陈老认为，其病因为多种因素，如长期心理压力、感染、饮食不合理，或先天疾病所致；中医多责之肝肾两虚、血虚风燥、湿热内蕴、瘀阻经络等，发失濡养是共同病机。在治疗上，陈老按虚实论治，"虚则补之，实则泻之"。虚则补肝肾、益气血，实则清利肝胆湿热、活血化瘀通络，但很多患者虚实夹杂，则需灵活施治。该患者脱发，头皮油脂多，头发油黑发亮，头皮屑多，形体肥胖，面部多油脂，口干口苦，舌质红，苔黄腻，脉滑数，小便黄，大便黏滞不爽，均为肝胆湿热内盛之征，故一诊以龙胆泻肝汤清利肝胆湿热，加山楂、荷叶化瘀消脂，丹参、川芎活血化瘀；二诊患者肝胆湿热俱去，气血亏虚兼肝肾亏虚征象显现，故以八珍汤合鸡血藤、制首乌补益气血，山楂活血消脂，杜仲、补骨脂补益肝肾，"诸痛痒疮，皆属于心"，故用淡竹叶清心热，由于辨证精准，故两诊就明显收效。

张利整理

顽 疮

程某，男，62岁，农民，成都市人，2018年6月7日初诊。

主诉：双外踝溃疡1年。

病史：1年前无明显诱因出现双外踝溃疡，疼痛不适，未规范诊疗，导致溃疡迁延不愈，曾在我院骨伤科住院，通过换药，使用皮肤生长因子、康复新液涂抹等治疗1月余，无明显疗效，于今日求治于陈老。诊时症见：溃疡面色淡，有少许淡黄色渗液，无明显红肿，饮食尚可，大小便正常，无畏寒发热，无口干口苦，舌红苔白腻，脉弦滑无力。既往有小儿麻痹症，遗留下肢畸形及活动障碍，20余年前因小儿麻痹症行下肢手术（具体不详）术后效果不佳，逐渐出现双足皮肤溃疡。平时常服双氯酚酸钠及吲哚美辛塞肛止痛治疗，1年前因"上消化道出血"在我院内二科住院治疗，曾输血、输注白蛋白治疗。

诊断：顽疮。

辨证：气血亏虚，湿毒夹瘀。

治法：补益气血，清热解毒，除湿化瘀。

方药：补中益气汤合四妙勇安汤合四妙丸加味。

生黄芪 40g	太子参 20g	炒白术 20g	柴胡 6g
陈皮 15g	茯苓 15g	厚朴 15g	金银花 30g

玄参 30g	当归 30g	苍术 12g	川牛膝 15g
黄柏 15g	薏苡仁 50g	建曲 20g	甘草 6g

煎服法：8 剂，1 剂服 2 天，每剂煎水成汁 900ml，每次 150ml，每天 3 次。

二诊：2018 年 6 月 21 日，患者疮面已缩小一半，纳可，未诉不适，舌红苔微腻，效不更方，再进 4 剂。

三诊：2018 年 6 月 30 日，患者溃疡面已全部愈合，未诉不适，舌红苔微腻，予补益气血方善后。

【按语】 双外踝溃疡迁延不愈，此为本虚标实。本虚：老年男性，年老体虚，久病耗伤气血，导致气血亏虚，气血生化乏源，故双外踝溃疡不易愈合，故选补中益气汤加味补益气血。标实：有溃疡，有淡黄色渗出液，舌苔白腻，有湿毒血瘀，又位于下肢，故予四妙勇安汤合四妙丸以清热解毒，除湿化瘀。陈老指出：此患者应进行综合疗法，在口服中药基础上，还可以使用中药外治药物，如生肌玉红膏之类药棉外敷伤口，加快伤口愈合，以免患者长期口服中药疗效较慢，丧失治疗信心。另外还建议患者进行食物疗法，多吃如猪蹄汤、黄鳝粥等蛋白质含量高的食物，为伤口愈合提供充足的营养。

庄景专整理

皮下脂肪瘤

张某，女，14 岁，学生，成都市金牛区人，2015 年 11 月 12 日初诊。

主诉：发现背部包块伴疼痛 15 天。

病史：15 天前患者背部出现一鸽蛋大小包块，隐痛不适，按压时疼痛加重，遂求治于陈老。诊时症见：左肩胛下有一 3.5cm×4.0cm 包块，质地中等，包块活动度小，按之有轻微疼痛感，包块局部皮肤颜色正常，无红肿，肤温正常，舌质偏红，苔薄黄，脉涩。

诊断：皮下脂肪瘤。

辨证：气滞血瘀。

治法：行气散结，活血止痛。

选方：仙方活命饮加减。

银花 10g	当归 15g	赤芍 15g	连翘 10g
白芷 15g	浙贝母 15g	防风 10g	皂角刺 15g

| 延胡索 15g | 厚朴 15g | 陈皮 15g | 茯苓 15g |
| 制乳香 10g | 制没药 10g | 藿香 15g | 甘草 5g |

煎服法：3 剂，每剂水煎取汁 900ml，每次服 150ml，1 日 3 次，2 日 1 剂。

二诊：2015 年 11 月 19 日，患者背部包块明显缩小，大小约 1.5cm×1.5cm，且疼痛明显减轻。效不更方，继续上方服用一周。

三诊：2015 年 11 月 27 日，患者背部包块缩小至 0.5cm×0.5cm，无疼痛及压痛，继续服用上方 3 剂，包块完全消失。

【按语】　仙方活命饮最早载录于薛古愚《女科万金方》，名"神仙活命饮"。《痈疽神秘验方》最先将其命名为"仙方活命饮"。主治：痈疡肿毒初起，热毒壅聚，气滞血瘀，红肿热痛，或身热微恶寒，苔薄白或黄，脉数有力。被历代医家称为"疮疡之圣药，外科之首方"。陈老应用古方而不拘泥，继承创新，突破仙方活命饮为治疗外科痈疡肿毒初起之法，灵活加减，把该方广泛应用于治疗多科疾病，如：外科、妇科、内分泌科、消化科、皮肤科、肿瘤科、男科等，并取得良好治疗效果。陈老认为临床表现要抓住"肿块"或"疮疡"，辨证为"阳证"，使用仙方活命饮随症加减，均能取得满意疗效。

方中金银花性味甘寒，最善清热解毒疗疮为君药；然单用清热解毒，则气滞血瘀难消，肿结不散，又以当归尾、赤芍活血通络，乳香、没药化瘀消肿止痛，陈皮理气行滞，加强活血化瘀之力，共为臣药；肿疡初起，其邪多羁留于肌肤腠理之间，更用辛散的白芷、防风相配，通滞而散其结，使热毒从外透解；气机阻滞可导致液聚成痰，故配用浙贝母清热化痰散结；皂角刺通行经络，溃坚散结，均为佐药；中医认为痰核的形成还与脾弱不运、湿痰结聚于皮下有关，故加用茯苓、厚朴，健脾、行气、除湿，同时起到顾护脾胃，以免攻伐之药伤脾之用；甘草清热解毒，并调和诸药。诸药合用，共奏清热解毒，消肿散结，活血止痛之功。值得注意的是：本方含有乳香、没药，因其味苦，气味难闻，对胃肠道刺激作用大，故陈老在临证时常常佐以芳香醒脾之藿香，以减轻两药的副作用。

李永平整理

五官科

鼻渊 1

邓某，女，32岁，职员，成都市温江区人，2019年3月29日初诊。

主诉：反复流涕3年，加重5天。

病史：3年前患者因受凉后出现流鼻涕、鼻塞、喷嚏，伴头昏乏力，当地医院诊断为鼻炎，经治疗症状缓解。以后每年秋冬季节复发，每次持续2~3月，病情严重时使用滴鼻剂可缓解。近年来病情逐年加重，反复发作，冬春季更甚。5天前患者因受凉流浊鼻涕，鼻塞，喷嚏连作，并伴咳嗽咯黄稠痰，头昏乏力，于今日求治于陈老。诊时症见：流浊鼻涕，鼻塞，喷嚏连作，并伴咳嗽咯黄稠痰，头昏乏力，纳差，大便干燥，舌质红，苔薄黄，脉浮数。查体：鼻中甲肥大、充血。鼻旁窦X线片示：双侧上颌窦及蝶窦炎变。

诊断：鼻渊。

辨证：肺经风热。

治法：疏风清热，祛痰止咳。

方药：加味辛夷散合止嗽散加减。

辛夷15g	炒苍耳子15g	白芷20g	薄荷15g
菊花15g	广藿香18g	炒牛蒡子20g	连翘15g
大青叶15g	酒黄芩15g	酒川芎15g	赤芍20g
牡丹皮20g	川牛膝20g	蜜白前20g	前胡15g
蜜紫菀20g	蜜款冬花15g	浙贝母20g	甘草6g

煎服法：3剂，每剂水煎成汁1 200ml，每次温服200ml，1日3次，2日1剂。

二诊：2019年4月11日，患者服上方后，咳嗽、咯痰症状消失，大便通畅，食欲改善，头昏乏力减轻，仍流浊鼻涕、鼻塞，上方去蜜白前、前胡、蜜紫菀、蜜款冬花、浙贝母，继服6剂。

三诊：2019年5月8日，患者诉无头昏乏力，无喷嚏鼻痒，流鼻涕、鼻塞进一步减轻，效不更方，上方继服6剂。

四诊：2019年8月29日，患者诉服上方后三个月鼻炎未再犯，未再跟药。2天前又因感冒受凉流清鼻涕，时伴鼻塞，偶尔喷嚏，纳差，乏力，畏风，大便略干，舌质红，苔薄黄，脉细数。仍宗前法，处方如下。

辛夷20g	炒苍耳子15g	白芷20g	薄荷15g
菊花15g	广藿香18g	炒牛蒡子20g	酒黄芩15g
酒川芎15g	川牛膝20g	燀桃仁15g	赤芍20g
牡丹皮20g	黄芪20g	路路通12g	防风15g
防己15g	当归15g	威灵仙15g	甘草6g

6剂，煎服法同前。

五诊：2019年9月11日，患者服上方6剂，诸症缓解，不愿熬药，予上方6剂嘱患者在外加工成水丸服用2月，跟踪至今未再复发。

【按语】　鼻渊病是指鼻流浊涕，如泉下渗，量多不止为主要特征的鼻病。常伴头痛、鼻塞、嗅觉减退，鼻窦区疼痛，久则虚眩不已。是鼻科常见病、多发病之一。亦有"脑漏""脑砂""脑崩""脑渊"之称。陈老认为鼻渊病变根本在肺，肺主气，开窍于鼻，外合皮毛，主表，故外邪从口鼻、皮毛入侵，往往因感冒受凉诱发出现流鼻涕，或伴鼻塞，或喷嚏。外邪入侵，加之鼻病卫外不固，邪多入里犯肺，导致肺气宣降不利，上逆为咳，所以鼻渊往往伴有咳嗽。若失治或治之不当，日久不愈，耗伤肺气，肺气既虚，营卫不固，则畏风，易于复感外邪，乃反复发作，迁延不愈，严重者导致长期鼻流腥臭脓涕。若肺病及脾，子耗母气，脾失健运，则纳差。方中辛夷、苍耳子、白芷、薄荷专通鼻窍，"治上焦若羽，非轻不举"，菊花、炒牛蒡子、藿香轻清升浮，有助宣肺清散热邪，酒黄芩、连翘、大青叶共清上焦之热邪，蜜白前、前胡、蜜紫菀、蜜款冬花、浙贝母宣肺化痰止咳，酒川芎、赤芍、川牛膝活血。患者三诊后自行停药，病根未除，数月后鼻渊再犯而四诊，病情迁延致气虚，久病气血俱虚，故乏力，畏风，纳差，加当归益气补血，黄芪固表实卫，其意又在杜绝复感外邪。路路通、威灵仙、防己具有祛风活络、利水通窍之功，现代药理研究认为，路路通、威灵仙、防己有抗过敏作用。

王兆荣整理

鼻渊 2

杨某，女，8 岁，学生，成都市温江区人，2020 年 9 月 6 日初诊。

主诉：鼻窍不通、流浊涕 1 周。

病史：患儿于 1 周前不慎受凉后出现鼻窍不通、流浊涕，色黄，咽喉痛，偶有咳嗽，无痰，咽痒，于当地私人诊所治疗（具体诊治不详），症状无明显好转，今来求治于陈老。诊时症见：鼻塞，流浊涕，色黄，质黏稠，咽痛，偶咳嗽，活动后多汗，舌尖红，舌红苔薄黄微腻。查体：双鼻腔充血、肿胀，咽充血，扁桃体 I 度肿大。血常规示 WBC 7.85×10^9/L，N 80%，hs-CRP 正常。

诊断：鼻渊。

辨证：风热上扰证。

治法：疏风散热，利咽止咳通窍。

方药：苍耳子散加味。

辛夷 10g	炒苍耳子 8g	薄荷 8g	白芷 8g
细辛 3g	金银花 8g	连翘 8g	蜜麻黄根 10g
苦杏仁 6g	蜜紫菀 6g	蜜款冬花 6g	蜜桑白皮 8g
炒僵蚕 5g	蝉蜕 5g	马勃 10g	白芍 8g
牛蒡子 8g	桔梗 8g	鱼腥草 8g	甘草 3g

煎服法：中药免煎颗粒 6 剂，每日 1 剂，每日 4 次，每次 100ml 沸水冲服。

二诊：2020 年 9 月 13 日，患儿及家长诉患儿鼻窍通，流涕减少，咽喉部疼痛明显减轻，无咳嗽，汗出已不明显，食欲欠佳。鼻腔黏膜充血情况较前减轻，咽稍充血，扁桃体无肿大，舌红苔薄黄，脉浮。去麻黄根、白芍，加建曲 10g、炒鸡内金 10g、炒山楂 6g，此方再服 4 剂，服用方法同前。

三诊：2020 年 9 月 18 日复诊，患儿家长诉患儿鼻窍通，偶发现少许流涕，食欲改善，睡眠可，查体：鼻腔黏膜充血不明显，咽无充血，扁桃体无肿大，舌红苔薄黄，脉浮；守原方不变，上方继续服用 4 剂。1 月后随访患儿家长诉患儿已康复。

【按语】　苍耳子散出自《济生方》卷五，原方组成：辛夷仁半两，苍耳子两钱半，香白芷一两，薄荷叶半钱，上晒干，为细末，每服两钱，食后用葱、茶清调下；功效：疏风止痛、通利鼻窍；主治：鼻渊，鼻流浊涕不止。原方用于风邪上攻之鼻渊。陈老认为，小儿体质娇嫩，易受风邪侵袭，加之小儿系纯阳之体，风邪入里，极易化热化火，风热上扰清窍，易发鼻渊。《医方集解》曰："凡头面之疾，皆由清阳不升，浊阴逆上所致。白芷主手足阳明，上行头面，通窍表汗，除湿散风；辛夷通九窍，散风热，能助胃中清阳上行头脑；苍耳疏风散湿，上通脑顶，外达皮肤；薄荷泄肺疏肝，清利头目；葱白升阳通气；茶清苦寒下行，使清升浊降，风热散而脑液自固矣"。陈老认为，凡是鼻渊者，咽喉皆易受侵，单清鼻窍，难胜邪气，需鼻咽皆治，方可见奇效，因此原方基础上，加金银花、连翘以助疏风清热，僵蚕、蝉蜕利咽喉开音止痒，鱼腥草、马勃清热解毒利咽喉。此小儿偶有咳嗽症状，肺气不降，上逆为咳，加入细辛、苦杏仁、蜜紫菀、蜜款冬花、蜜桑白皮等药物，止咳降气化痰治疗。此外，陈老强调，小儿肠胃娇嫩，感受外邪易累及肠胃，故祛邪同时健脾养胃调理肠道亦要重视，山楂、建曲、炒鸡内金在复诊时用意在此。患儿经治疗，疗效明显，家属甚欢。陈老指明，中医治病，辨病与辨证要相结合，诸多医家误以为鼻渊为普通感冒，经治许久不愈，殊不知病不在此矣。

张霞整理

鼻渊3

孙某，女，6岁，剑阁县人，2016年11月8日初诊。

主诉：反复鼻流浊涕2年。

病史：患儿的母亲代述患儿2年来反复出现鼻流黄浊涕，味腥，晨起喷嚏，次数不等，鼻不闻香臭，既往曾在多家医院诊断为"慢性鼻窦炎"，两年来一直不间断地服用中西药，但病情控制不够理想。近日，因感风寒，诸证加重，求治于陈老。诊时症见：形体消瘦，鼻唇沟皮肤潮红，鼻涕色黄、量多，鼻塞声重，小便频数、量少，大便燥结，胃纳较差，舌质红，苔黄腻，脉滑数。

诊断：鼻渊。

辨证：鼻窍不通，津气阻滞。

治法：开宣鼻窍、化气行津。

方药：苍耳子五苓散加减

桂枝 9g	茯苓 15g	猪苓 15g	白术 10g
泽泻 15g	茵陈 10g	苍耳子 10g	白芷 10g
薄荷 10g	辛夷 10g（包煎）		

煎服法：3 剂，每剂水煎成汁 600ml，每次温服 100ml，1 日 3 次，2 日 1 剂，并嘱忌辛辣厚腻。

二诊：2016 年 11 月 14 日，鼻塞好转，鼻涕由黄转清，量也大为减少，小便次数较前减少，食量增加，但晨起喷嚏如前，舌质红，苔黄腻，脉滑数。为巩固疗效，于前方加入山楂 15 g、防风 10g、蝉蜕 10g，3 剂，水煎服。

三诊：2016 年 11 月 20 日，鼻窍已通，鼻中已无分泌物，精神尚好。为巩固疗效，改服玉屏风颗粒一个月，以预防感冒，改善体质，避免症状再次发生。

【按语】　苍耳子五苓散，由苍耳子散和五苓散组成。陈老认为鼻渊属津气病变的范畴，治疗的重点就是积极的恢复津气在三焦的升降出入，改善鼻窍津气壅滞，故立开宣鼻窍、化气行津为其治疗大法。苍耳子散出自《太平惠民和剂局方》，是历代医家治疗鼻渊的有效良方。由苍耳子、辛夷、白芷、薄荷四药组成，该方旨在宣通鼻窍，开宣肺气，恢复鼻窍的正常功能，然其通窍之力有余，助阳化气通津，祛邪之力却相对不足，做为治标之剂可取一时之效，如想根治本病还欠火候。五苓散出自《伤寒论》，由桂枝、白术、茯苓、猪苓、泽泻五味药组成，能化气行水，是治疗太阳膀胱蓄水证的代表处方，"膀胱，州都之官，津液藏焉，气化则能出矣"，此处的气是指卫气，助膀胱气化，调节卫气有助三焦气机的通畅，气行则津行，促进津液的布散作用，从而恢复三焦津气的升降出入，改善鼻窍津气闭阻的状态。虽然该方的病位在膀胱不在鼻窍，但只要病机相同，就能异病同治。方中桂枝温阳化气利水，助膀胱气化，猪苓、泽泻淡渗利湿，所谓"通阳不在温，而在利小便"，白术、茯苓健脾利湿，佐以苍耳子散通窍宣肺，全方宣降有常，通过助膀胱气化，畅行三焦的津气，恢复鼻腔津气的升降出入，使停留在鼻道的水湿之邪从小便而去，鼻窍辛宣而畅通。此病案患儿在两年的治疗过程中，多采用宣肺泄热开窍的治法，忽略鼻窍三焦津气阻滞。所谓阻滞是指宣降失调，治法该有宣有降，畅行气机，而宣肺开窍只体现开宣忽略肃降，故难以改善鼻窍的津气闭阻，况反复使用宣肺开窍，更加损伤患儿正气，形成正虚邪恋，病必不除。患儿初诊，症见鼻流浊涕、鼻塞、小便不利、舌质红、苔黄腻，此乃典型的鼻渊的表现，宗陈老之见解，辨证属鼻窍津气闭阻、积久郁而化热，故用苍耳子五苓散加茵陈，取茵陈五苓散化气利水，渗湿泄热之意；二诊患者诸证缓解，效不更方，在原方的基础加入蝉蜕和防风，是为加强疏风止痒以治喷嚏一症，选山楂取健胃消食，顾护脾胃之功。鼻渊一证，改善症状容易而巩固疗效较难，就其原因根本在于反复感受寒热邪气之后而诱发本病，故治疗本病的关键在于改善患者的体质，增强机体防御外邪的能力，提高机体的免疫力，这也正是中医在治疗慢性鼻窦炎方面的优势。改善体质，在中医看来一方面要增强脾胃的运化能力，另一方面要益卫固表，以达到改善患者体质，故三诊选用玉屏风口服液，益气固表，补益肺脾，以防止疾病的复发。

何怡整理

鼻渊4

邓某，女，50岁，教师，成都市双流区人，2020年4月3日初诊。

主诉：鼻塞、咽痛不适5天。

病史：5天前患者不慎受凉后出现鼻塞鼻痒、打喷嚏、鼻流黄涕，微感前额部头昏痛，咽痒咽痛，痒则咳，干咳为主，咯少量黄色黏痰，晨起明显，伴见口干、口涩，既往有鼻窦炎病史，遂求治于陈老。诊时症见：鼻塞、打喷嚏、流黄鼻涕，前额昏痛、干咳，咽后壁淋巴滤泡增生，鼻黏膜充血，舌质红，苔薄黄略腻，脉浮数。

诊断：鼻渊、喉痹。

辨证：肺失宣降，上焦风热。

治法：宣肺利窍，疏风清热，解毒利咽。

方药：苍耳子散合银翘马勃散加减。

辛夷 20g	苍耳子 15g	薄荷 20g	白芷 20g
细辛 6g	金银花 15g	连翘 15g	马勃 15g
牛蒡子 15g	桔梗 30g	浙贝母 15g	射干 15g
僵蚕 15g	藿香 15g	蒺藜 15g	芦根 20g
玄参 15g	淡竹叶 15g	麦冬 15g	山豆根 10g
鱼腥草 30g	桑白皮 20g	甘草 6g	

煎服法：3剂，每剂水煎取汁900ml，每次温服150ml，1日3次，2日1剂。

二诊：2020年4月10日，患者诉鼻塞、鼻痒、打喷嚏、鼻流黄涕诸症均大为好转，咽痒咽干亦减轻，仍诉咽痛、痰多，上方去苍耳子、薄荷、细辛、藿香、蒺藜、玄参、山豆根、鱼腥草，桑白皮减为15g，金银花、麦冬加量至20g，加木蝴蝶15g、板蓝根20g、法半夏15g、茯苓20g、陈皮15g，5剂善后，后随访，已治愈。

【按语】　鼻渊以流腥臭鼻涕为特征，常因感冒风寒，疏于治疗，渐积而成。陈老指出鼻为肺窍，外邪袭肺，肺气不宣，水津不布，气郁津凝，阻塞窍隧，郁而化热，遂成此证。治以宣肺利窍、疏风清热、解毒利咽，方选苍耳子散合银翘马勃散加减。方中苍耳子散出自《济生方》卷五，原方主治风邪上攻之鼻渊，临床上常用于急、慢性鼻炎、鼻窦炎及过敏性鼻炎等疾病，为鼻科临床常用方。苍耳子入肺经，发汗通窍，散风去湿；辛夷入肺、胃经，通肺窍，散内寒；薄荷入肺、肝经，疏风解热、清利头目；白芷入肺、胃经，发表祛风，通窍止痛；细辛祛风散寒通鼻窍，上述药物均可入肺经，而肺开窍于鼻，综观全方，有散外寒、清里热之功，散外寒以开窍利鼻，清里热以透脑止嚏。银翘马勃散出自《温病条辨》卷一上焦篇，为治咽喉疾病之良方，主治咽阻、喉痹。因上焦风热、上阻咽喉所致，故用金银花、连翘清热解毒、开泄肺气，牛蒡子疏散风热、利咽散结，射干解毒利咽，马勃解毒消肿利咽。全方轻清宣开、少佐苦寒解毒利咽，属于"辛凉微苦法。"蒺藜、僵蚕祛风治喉痹，芦根清热生津，《泉州本草》记录其可治咽喉肿痛，玄参滋阴清热止咽痛，淡竹叶清热止口干，合麦冬、芦根润肺生津，则咽痒咽痛口干得解，山豆根、鱼腥草清热解毒、消肿止痛，针对咽痛效果明显，桑白皮入肺，清泄肺热，桔梗、浙贝母清肺利咽祛痰，木蝴蝶、板蓝根清热利咽解毒。此外，陈老认为，藿香、炒蒺藜、僵蚕有抗过敏作用，为过敏性鼻炎的必用药，治鼻还需配合治肺，这些经验均值得临床借鉴。

陈林整理

突发性耳聋

吴某，女，39岁，教师，成都市成华区人。2017年11月11日初诊。

主诉：突发听力丧失15天。

病史：患者于15天前无明显诱因突然听力丧失，伴有头昏，在成都市第二人民医院就诊，诊断为"突发性耳聋"，输入地塞米松等药物治疗3天，症状稍有减轻，为求进一步治疗，求治于陈老。诊时症见患者听力下降，自感耳闷，有堵塞感，时有耳鸣，疲倦，乏力，头昏，活动后心悸，腰膝酸软，阵发性汗出，不思饮食，舌质淡红，苔白腻，脉沉细。每次月经提前7天伴量少，血压90/70mmHg。

诊断：突发性耳聋。

辨证：气虚痰浊，清气不升。

治法：健脾益气，化痰除湿。

方药：钩芍六君子汤加味。

钩藤 30g	白芍 30g	太子参 15g	茯苓 15g
炒白术 15g	陈皮 15g	法半夏 10g	黄芪 30g
僵蚕 15g	蝉蜕 15g	石菖蒲 20g	藿香 15g
薏苡仁 30g	厚朴 15g	酸枣仁 20g	浮小麦 20g
炙甘草 5g			

煎服法：3剂，每剂水煎取汁900ml，每次服150ml，1日3次，2日1剂。

二诊：2017年11月18日，患者诉服药后精神状态好转，心悸、乏力，"耳闷"，堵塞感减轻，汗出已止，听力有恢复，耳鸣持续时间较前减少。上方去浮小麦，加用路路通10g，磁石20g，继续服用3剂。

三诊：2017年12月9日，患者诉听力基本恢复正常，耳闷，堵塞感现象基本消失，偶有轻微耳鸣，精神及纳食可，无明显头昏，因工作原因焦虑，睡眠差，上方加柴胡15g、郁金15g疏肝解郁，继续服用3剂而愈。

【按语】 突发性耳聋亦称特发性突聋，是指突然发生的、原因不明的感音神经性耳聋，一侧耳居多，听力损失多在数分钟或数小时内下降至最低点，可同时或先后伴有耳鸣及眩晕，发病年龄以40岁左右，中年人居多，少数患者有自愈倾向，但相当一部分患者可能成为永久性耳聋。陈老认为，从中医病因病机看，突发性耳聋可从外感与内伤、实证与虚证进行归类。外感病机多属肺气不宣、少阳经脉痞塞，以发病前有外感病史，或突发性聋初起而见有某些外感证候为辨证要点，当治以疏风宣肺，散邪通窍为主，根据风寒、风热、暑湿、少阳经脉痞塞等，酌情选择主方，灵活加减。内证分虚实。实者，肝火、痰火、血瘀；虚者心脾亏虚（气血不足）、肝肾亏虚（肝肾阴虚、脾肾阳虚）。根据证候采用不同治法方药，并根据兼证酌情加减。临床上，内外虚实各证亦可相兼，宜灵活辨治，不可拘泥。

本例患者脾气虚弱，阳气不能上奉清窍，故耳聋、耳鸣、头昏；脾主四肢，脾虚运化无权则食少不思饮食，疲倦乏力；脾虚气血不足，血不养心，则心悸；气不固津，则出汗；脾虚痰湿内生，清阳不升，浊阴不降，以致痰湿上壅而见耳闷，有堵塞感；苔白腻，脉沉细为脾虚夹湿之征。钩芍六君子汤是陈老经验方，方中六君子汤补中益气，健脾除湿，钩藤、白芍降逆平肝，加黄芪并重用之加强补气之功，加僵蚕、蝉蜕祛风减轻耳鸣，石菖蒲醒神开窍，藿香、薏苡仁、厚朴芳香醒脾，健脾除湿，酸枣仁宁心安神，浮小麦止汗。二诊时汗止，故去浮小麦，加路路通通络开窍，磁石重镇安神，聪耳明目，有加强止鸣之功效。三诊效不更方，随症加减，即收良效。

李永平整理

暴　盲

吉某，女，62岁，农民，绵阳市人，2019年7月4日初诊。

主诉：突发双目失明3天。

病史：3天前患者情绪激动后突然出现双眼失明，仅有部分光感，无头痛、眼痛、呕吐及偏瘫，无发热，就诊我院眼科，行眼底镜检查提示眼底出血，予中西药治疗（具体不详），疗效欠佳，遂就诊于陈老处。诊时症见：神疲乏力，活动后尤甚，失明，可见部分光感，大便干结，两三日一行，舌质淡，苔薄白偏腻，脉弦涩。既往有糖尿病、高血压病史10余年，长期予口服药控制（具体不详），自诉血压血糖控制可。

西医诊断：眼底出血。

中医诊断：暴盲。

辨证：脾虚湿困，肝阳偏亢，脉络瘀阻。

治法：益气健脾除湿，平肝潜阳，活血通络。

选方：钩芍六君子汤加味。

钩藤20g	赤芍20g	太子参15g	黄芪15g
茯苓15g	陈皮15g	白术20g	法半夏9g

丹参 30g	红花 10g	当归 10g	桑叶 30g
菊花 20g	枸杞 20g	熟大黄 6g	冬瓜子 30g
藿香 20g	薏苡仁 30g	甘草 6g	

煎服法：3剂，每剂水煎成汁1200ml，每次温服200ml，1日3次，2日1剂。

二诊：2019年7月10日，左眼视力明显恢复，右眼视力有所恢复，神疲乏力好转，大便稍畅，小便黄，舌质淡，苔薄白偏腻，脉弦涩。见效，前方加金钱草30g、木贼18g，3剂，煎服法同前。

三诊：2019年7月16日，双眼视力基本恢复，患者就诊于眼科，眼底镜检提示眼底出血已大部吸收，神疲乏力明显好转，大便已畅，舌质淡，苔薄白，脉涩。前方去熟大黄、藿香、薏苡仁、丹参、红花，再服3剂巩固治疗，后随访，诸症已愈。

【按语】　暴盲病名最早见于《证治准绳·杂病·七窍门》，该书指出："平日素无他病，外不伤轮廓，内不损瞳神，倏然盲而不见也。"临床以实证居多，但也不乏虚证。该患者神疲乏力、动后尤甚，结合舌淡、苔白腻，为脾气亏虚，湿浊中阻；情绪激动后暴盲，脉弦涩，结合有高血压、糖尿病病史多年，考虑肝阳偏亢、脉络瘀阻，以虚为主，虚实夹杂；患者眼外观虽无明显异常，但瞳内病变却多种多样，陈老结合现代医学眼底镜检查结果，发现眼底出血，离经之血即为瘀血。故治疗以钩芍六君子汤健脾益气，平肝潜阳；加藿香、薏苡仁健脾除湿；当归、赤芍、丹参、红花活血化瘀；桑叶、菊花清肝明目，枸杞子养肝血，大黄、冬瓜子通便，为陈老喜用之通便药对。二诊见小便黄，加金钱草、木贼清热利湿，明目，陈老认为，木贼有很好的明目功效，可以与密蒙花、菊花、桑叶相须为用。临证抓主症为陈老独特学术思想，小便黄，陈老多认为有湿热，喜用金钱草。

张利整理

口　臭

郑某，女，51岁，居民，成都市金牛区人，2020年7月11日初诊。

主诉：口臭、口干3月。

病史：3月前患者自觉口中有异味，家属及朋友经常提及患者有口臭，为求中医治疗，求治于陈老。诊时症见：患者自觉口干，口腻，纳食不香，喜饮水，晨起口苦，平素精神及纳食可，大便干结，1~2天一次，舌质红，苔黄腻，脉弦滑。既往无呼吸道及口腔疾病。

诊断：口臭。

辨证：脾胃阴虚，湿热内蕴。

治法：养阴清热，芳香化湿。

选方：甘露饮加减。

生地黄 15g	熟地黄 12g	天冬 10g	麦冬 15g
黄芩 15g	枇杷叶 20g	枳实 15g	石斛 15g
茵陈 15g	薏苡仁 30g	藿香 10g	佩兰 10g
豆蔻 10g	黄连 5g	炒山楂 10g	生甘草 5g

煎服法：3剂，每剂水煎成汁900ml，每次温服150ml，1日3次，2日1剂。

二诊：2020年7月18日。患者复诊，喜形于色，诉口腔异味明显缓解，家属未提及患者有口臭现象。口干缓解，大便仍较干，但排便较前明显顺畅。效不更方，上方加芦根20g、玄参20g增强养阴清热之功。继续口服3剂，随访痊愈。

【按语】 口臭指从口腔发出令人不愉快的气味，该气味主要成分为挥发性硫化物。单纯的口臭一般无器质性病变，但给患者日常生活和工作带来困扰，甚至造成日常人际关系敏感、焦虑及抑郁等心理障碍。巢元方的《诸病源候论·口臭候》："口臭，由五脏六腑不调，气上胸膈。然腑脏气臊腐不同，蕴积胸膈之间，而生于热，冲发于口，故令臭也。"甘露饮出自《太平惠民和剂局方·卷六》，体现了养阴为主，清热为辅，佐以宣肺除湿的配伍原则。主治"丈夫、妇人、小儿胃中客热，牙宣口气"。方中生、熟地黄、石斛、天麦冬养阴生津，佐茵陈、黄芩清热利湿。肺为水之上源，肺气不清则水津不布，化为湿浊，故以枇杷叶宣肺化湿，枳壳行气化湿，甘草泄热扶正。方中虽然有茵陈、黄芩清热利湿，但主要以滋阴药为主，故临证时加薏苡仁、茯苓健脾渗湿，白豆蔻、藿香、佩兰芳香化湿，醒脾助运，小剂量黄连清热燥湿，如此配伍达到养阴利湿之效。陈老还强调：在治疗口臭病时，加入芳香之品，起到以香治臭的作用，可以明显提高疗效。

李永平整理

口 疮

张某，男，42岁，居民，剑阁县普安镇人，2019年9月20日初诊。

主诉：反复口舌生疮1年余，急性发作2月，加重6天。

病史：患者诉出现口疮1年余，素嗜辛辣、肥甘之物，吸烟饮酒，常熬夜，经常因精神因素刺激或感冒而复发或加重，曾自服清热药，外用溃疡贴等，病情时轻时重，反复发作。2月前进食火锅后口疮急性发作，口唇内黏膜、舌体两侧有7、8处大小不等溃疡面，大者如硬币，小者如粟，溃疡表面多覆有黄白色分泌物，口渴、口臭、心烦，睡眠差，小便黄赤，大便秘结，2~3日一次。经中西医多处治疗，均不显效。6天前口疮加重，溃疡处疼痛难忍，以致夜不能寐，影响进食，遂求治于陈老。诊时症见口腔及舌体有7、8处大小不等溃疡面，刮去黄白色分泌物后露出鲜红基底面，痛甚，口渴、口臭、心烦，睡眠差，小便黄赤，大便秘结，咽部充血，舌质红，苔黄后，脉滑数。

诊断：口疮。

辨证：心脾积热。

治法：清心降火，解毒敛疮。

方药：导赤散合黄连解毒汤加味。

生地黄15g	通草10g	淡竹叶10g	黄连15g
黄芩15g	玄参15g	牡丹皮15g	灯芯草15g
生大黄10g	茯苓15g	白及15g	砂仁10g
佩兰15g	苍术15g	甘草6g	

煎服法：3剂，每剂水煎成汁900ml，每次温服150ml，1日3次，2日1剂，并嘱忌辛辣厚腻及烟酒等物，以清淡饮食为主。

二诊：2019年9月27日，患者服药后疼痛减轻，夜间睡眠改善，舌体及口腔黏膜溃疡面愈合过半，大便每日1~2次，小便转为淡黄，口渴有所好转，口臭消失，舌苔薄黄腻，脉滑数。原方加滑石15g，继服6剂。

三诊：2019年10月10日，口腔内溃疡消失，口微干喜饮，大便每日1次，小便清，舌苔薄黄，脉细滑，因患者长年口腔溃疡，更处方为四君子汤合导赤散以健脾化浊，清热泻火，连服1月以善后，随访至今未复发。

【按语】　　口疮是口腔黏膜受邪热熏灼，或失于气血荣养所致，多因平素饮食不节，损伤脾胃，而致中焦枢纽失司，上下气机不通，气滞湿阻，湿浊内生，化热蒸灼口腔黏膜，导致口疮发生。口疮之名首见于《黄帝内经》，如《素问·五常致大论》云："少阳司天，火气下临……咳嚏鼽衄鼻窒口疡，寒热胕肿"将口疮责之"火"之为患；《诸病源候论·口舌疮候》云："手少阴，心之经也，心气通于舌；足太阴，脾之经也，脾气通于口……故令口舌生疮也"；《圣济总录》认为："口疮者，由心脾有热，气冲上焦，熏发口舌，故作疮也。又有胃气弱，谷气少，虚阳上发而为口疮者"。陈老认为：舌为心之苗，诸痛痒疮皆属于心，脾开窍于口，脾脉夹舌本，散舌下，口疮与心脾关系密切。暴饮暴食，过食肥甘辛辣，吸烟嗜酒等损伤脾胃，内蕴化热；或思虑过度，郁怒忧伤化火，致使心脾积热而成本证，故心脾积热为口疮的主要病机。本案患者素体阳热，平素过肥甘、辛辣之物，且嗜烟酒，本已损伤脾胃，内蕴化热，复又因七情刺激，导致心脾伏热，郁而化火，循经上窜，熏蒸于口舌致生口疮。初诊时方用导赤散合黄连解毒汤加味，方中黄连、黄芩、生大黄清热解毒；生地黄、玄参、牡丹皮养阴凉血；通草、淡竹叶、灯芯草、茯苓引热下行；苍术、佩兰燥湿醒脾；甘草解毒、清心脾之火、和中，加入白及取其白及胶质可在溃疡面形成一层胶状保护膜，具有良好的成膜性的特点，以收敛生肌，止血消炎。全方有清热解毒、清上导下、降心火、利小便、清脾热、畅三焦的功效。临床上为陈老治疗口疮之常用方，凡心脾积热、三焦热盛者屡验。二诊时患者诸症减，效不更方，在原方基础上加入滑石是为加强祛湿敛疮、利尿清热之功效。口疮一证，改善症状容易，而更需巩固疗效，治疗本病的关键在于调理脾胃，增强脾胃的运化功能，正如《脾胃论》中说："既脾胃气衰，元气不足，而心火独盛，心火者，阴火也，起于下焦，其系系于心，心不主令，相火代之。"陈老认为土虚则阴火上浮，土厚则火自敛也，故三诊时易方药为四君子汤合导赤散加味，取其四君子汤健脾化湿，升清除浊之意。

何怡整理

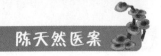

齿衄

患者何某，男，30岁，居民，成都市金牛区人，2016年11月5日初诊。

主诉：牙龈出血2月。

病史：患者2月前无明显诱因出现牙龈出血，刷牙时出血明显，查血小板及凝血功能未见异常，院外口服维生素C等药，效果不佳，于今日求治于陈老。

诊时症见：牙龈出血，口干，口臭，大便干结，两日1次，舌质红，苔黄腻，脉洪。

诊断：齿衄。

辨证：胃火上炎。

治法：清热泻火，凉血止血。

方药：牛赭莲藕汤加减。

牛膝15g	煅赭石30g	藕节30g	荷叶30g
焦栀子15g	黄芩15g	黄连15g	金银花15g
连翘15g	芦根30g	玄参20g	麦冬20g
仙鹤草30g	白茅根30g	小蓟30g	藿香15g
薏苡仁30g	黄柏15g	知母20g	甘草5g

煎服法：3剂，每剂水煎成汁900ml，每次温服150ml，1日3次，2日1剂。

三诊：2016年11月12日，患者牙龈出血明显减轻，口干，口苦，口臭等症亦得到缓解，效不更方，守方继续服用3剂痊愈。

【按语】　齿衄又名牙齿出血、牙衄、牙血，见《证治要诀·诸血门》。又称齿间血出、牙宣。《证治准绳·杂病》："血从齿缝中或齿龈中出，谓之齿衄，亦曰牙宣。"肾主骨，齿为骨之余，又胃脉络于上龈，大肠脉络于下龈，皆属阳明。故凡胃火上炎，或肾虚火旺，都可引起本证。凡胃火实证，多伴见口渴口臭，便秘龈肿，或有发热，脉象洪数。治以清热泻火为主。陈老自创方牛赭莲藕汤加减治疗齿衄可谓专方专用，效如桴鼓。藕节性味甘、涩、平，归肾经、胃经、肝经，具有散瘀止血的作用，主治各种出血症；牛膝引火下行；煅赭石降肺胃逆气，凉血止血，关键在于它苦寒沉降，所以血热妄行，表现在上部的出血证非常实适用；方中黄连解毒汤（黄芩、黄连、黄柏、栀子）清泻三焦之火解毒，加金银花，连翘以增强清热解毒之力；玄参、麦冬滋阴清热；仙鹤草、白茅根、小蓟加凉血止血。

李永平整理

牙 痛

程某，女，53岁，农民，成都市温江区人，2021年3月2日初诊。

主诉：牙龈疼痛1月。

病史：1月前患者因受凉后出现牙龈疼痛，咽喉痛，咽喉有灼热痛，无发热，无咳嗽，经院外间断口服西药治疗好转不明显（用药不详），于今日求治于陈老。诊时症见：牙痛，咽喉痛，咽部有灼热感，小便黄，口渴，大便不干，一日一次，饮食尚可，睡眠欠佳，舌红苔黄腻，脉浮滑。患者经常牙痛、1年前发现牙龈萎缩。

诊断：牙痛。

辨证：风火牙痛。

治法：疏风清火，补肾利湿。

方药：牙痛方。

葛根20g	紫苏梗15g	升麻15g	羌活15g
防风15g	细辛6g	白芷20g	谷精草30g
酒黄连15g	石膏30g	炒栀子15g	酒黄芩15g
生黄柏15g	知母15g	烫骨碎补20g	盐杜仲20g
盐补骨脂20g	秦艽15g	藁本15g	蜂房15g
广藿香15g	薏苡仁30g	豆蔻15g	甘草6g

煎服法：3剂，每剂水煎成汁1 200ml，每次温服200ml，1日3次，2日1剂。

二诊：2021年3月9日，患者服上方后诉食后略有胃脘隐痛，舌红苔黄腻，脉滑。去羌活、防风，加炒白芍30g、麸炒白术20g、地骨皮20g。3剂。

三诊：2021年3月16日，服上方后，上述症状明显好转，效不更方，7剂。

四诊：2021 年 3 月 30 日，患者诉鼻咽部疼痛基本缓解，咽喉灼热感明显缓解，脉略滑，苔白微腻。去升麻、石膏、知母、杜仲、补骨脂，加金银花 15g、连翘 15g、金钱草 30g，7 剂。

五诊：2021 年 4 月 27 日，除略有咽喉灼热感，牙龈萎缩外，余症状基本消失，脉微滑，苔稍腻，加僵蚕 10g 祛风通经，4 剂巩固疗效。

【按语】　《外科正宗》云："齿病者，有风、有火、亦有阳明湿热，俱能致之。"足阳明胃之脉入上齿，手阳明大肠之脉入下齿，故牙痛多责之阳明。阳明经多气多血，容易循经上犯致牙痛。患者有牙痛病史，此次受凉后致使牙痛复发，风邪客于咽喉，胃火循经上犯，风火相合，上灼咽喉，则出现咽喉部疼痛伴见灼热感；胃不和，则夜不安，胃热上扰心神，致心烦不寐；肾主骨生髓，齿为骨之余，肾虚则牙龈萎缩；舌红苔黄腻，脉滑，为脾胃湿热之征。牙痛方为陈老治疗牙痛的经验方。方中葛根、紫苏梗、升麻、羌活、防风、细辛、白芷、秦艽、藁本、蜂房疏风散邪止痛，黄连、石膏、炒栀子、酒黄芩、谷精草清胃火，除湿热；广藿香、薏苡仁、豆蔻芳香化湿；骨碎补、盐杜仲、盐补骨脂补肾精不足；甘草调和诸药。

二诊时患者胃脘略有隐痛，且脉无浮象，故去羌活、防风等祛风药，加用白芍、白术健脾缓急止痛，地骨皮清虚热。四诊时患者鼻咽部疼痛明显缓解，但咽喉部仍有轻微灼热感，热像已去大半，故去清胃热药物，改用金银花、连翘及金钱草清热利咽，解毒利湿。五诊时患者略有咽喉灼热感，除牙龈萎缩外，余症状基本消失，加僵蚕祛风通络续服收功。

陈老认为：风火牙痛之火，除了要清它，还要散它。就好比夏天的屋子里太热，把门窗打开，空气流通，热气自然就散了。故方中有很多辛散流通之品，如葛根、紫苏梗、升麻、羌活、防风、细辛等药，都具有辛散之性，如此，清散结合，能清顽固郁火，牙疼自然缓解。这是中医治疗这类剧烈、顽固牙疼的思路，业界称之为"风火牙痛"，用清火散风之法。

聂晓琳整理